海派中医流派传承系列

上海市中医文献馆　组编

海派中医董氏儿科

主　编　王霞芳　倪菊秀　董幼祺

副主编　封玉琳　李　战　董继业

上海科学技术出版社

图书在版编目(CIP)数据

海派中医董氏儿科 / 王霞芳,倪菊秀,董幼祺主编. —上海: 上海科学技术出版社,2018.1
(海派中医流派传承系列)
ISBN 978-7-5478-3756-6

Ⅰ.①海… Ⅱ.①王… ②倪… ③董… Ⅲ.①中医儿科学—中医流派—上海 Ⅳ.①R272

中国版本图书馆CIP数据核字(2017)第267139号

海派中医董氏儿科
主编　王霞芳　倪菊秀　董幼祺

上海世纪出版(集团)有限公司
上海科学技术出版社　出版、发行
(上海钦州南路71号　邮政编码200235　www.sstp.cn)

开本 720×1000　1/16　印张 22　插页 4
字数 300 千字
2018年1月第1版　2018年1月第1次印刷
ISBN 978-7-5478-3756-6/R·1483
定价: 48.00元

编委会

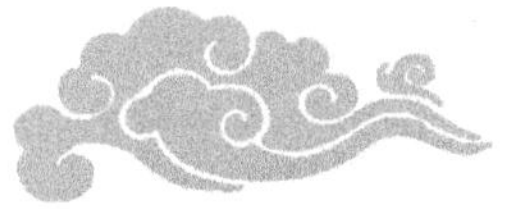

主　　编　郑　锦　颜德馨　石仰山　沈自尹

执行主编　严世芸

顾　　问　朱南孙　蔡小荪　陆德铭　陈汉平
施　杞　夏　翔

编　　委　（按姓氏笔画排序）
王文健　王松坡　王霞芳　方松春
石印玉　严隽陶　李飞跃　沈卫东
张怀琼　陆金根　柏连松　徐　燕
黄素英　董　莉　虞坚尔　裴　建
颜乾麟

编写办公室　王春艳　张　利　聂爱国

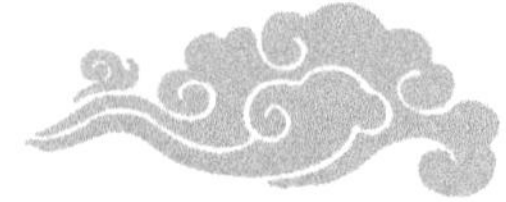

编委会

主　编　王霞芳　倪菊秀　董幼祺

副主编　封玉琳　李　战　董继业

编　委　（按姓氏笔画排序）

丁惠玲　许　莉　李　华　李一凡

吴岚莹　何　媛　汪永红　沈佳颖

陈　雯　陈伟斌　林　洁　林外丽

罗春蕾　侍鑫杰

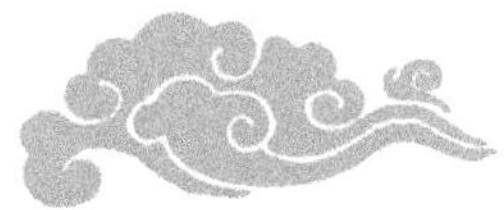

内容提要

董氏儿科历史渊源悠久，至今历经七代，第四代传人董廷瑶被全国中医儿科界誉为当代中医儿科之泰斗，是董氏儿科的真正奠基人。董廷瑶的代表性传承人王霞芳、倪菊秀、董幼祺均为中医英才，传承与发扬了董氏儿科的学术，尤其是临床的宝贵经验，疗效显著，享誉盛名，患者慕名而来，摩肩接踵。

本书共分为三个部分：上篇渊源与发展，主要讲述董氏儿科的渊源以及董氏儿科代表人物事略；中篇学术与临床，从学术思想、临床经验、用药特色及验方、经典医案、医话心得、流派优势病种等方面系统总结董氏儿科的理论、诊治经验、用药特色；下篇介绍董氏儿科流派发展与创新等内容。

本书可供中医临床医师、中医院校师生以及中医爱好者参考阅读。

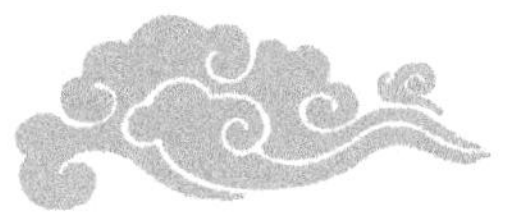

前　言

中医药是我国劳动人民在几千年生产、生活实践，以及与疾病做斗争的过程中逐步形成并不断丰富发展起来的医学科学，为中华民族的繁衍昌盛做出了重要贡献。新中国成立，特别是改革开放以来，党中央、国务院高度重视中医药工作，2009年《国务院关于扶持和促进中医药事业发展的若干意见》出台，为中医药学术的继承、创新和发展迎来了千载难逢的机遇。

近代以来，随着商品经济的快速发展，上海成为东西方文化汇聚、碰撞、融合之地，海派中医应运而生。各地医家纷纷踏入上海，在西方医学冲击、疾病谱不断变化的历史背景之下，他们坚持开放，勇于创新，博采众长，敢为人先，吸纳新知，兼容中西，不断发展变化，在全国率先兴办满足不同需求的医疗机构，开展多种模式的中医教育，组织影响广泛的中医社团，创办形式多样的报纸杂志。他们在有效地丰富、拓展中医医疗和教育的实践基础上，进一步传承和发展了中医的学术理论，形成了各自独特的学术思想和诊疗方法，从而产生了大批的名医和名著，上海呈现出名医荟萃、流派纷呈、百家争鸣的空前盛况。据不完全统计，20世纪三四十年代，上海中医各科流派已多达50余家，伤科八大家、妇科八大家及内、外、儿、针、眼、喉等一大批社会公认的流派皆独具特色，疗效突出，家喻户晓，影响深远，共同促进了上海近代中医学术的繁荣和临床优势的发挥。

海派中医既是海派文化的重要组成部分，也是我国近代中医学史上的一枝奇葩，异彩纷呈，在我国中医药学的发展历史中占据着重要地位。

新中国成立后，上海的中医药事业得到了长足发展，在中医药继承与创新、中医医疗服务、科研教育、适宜技术推广应用、中西医结合研究、中药新药研发、中医药国际交流合作等领域取得了丰硕成果。但由于各方面原因，中医流派传承没有得到应有的保护和发展，三分之一流派销声匿迹，三分之一面临

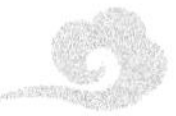

乏人乏术、优势淡化的困境，流派传承形势严峻。

为进一步发挥中医药在促进上海经济社会发展和医药卫生事业发展中的重要作用，全面加强中医药工作，开创上海中医药事业全面、协调、可持续发展的新局面，上海市人民政府于 2010 年出台了《关于进一步加快上海中医药事业发展的意见》，意见明确提出实施“海派”中医流派研究工程，以在上海市具有重要影响和良好基础的若干中医流派为重点，开展以中医理论研究为核心，以继承发扬中医学术经验和诊疗技术为目标的中医流派继承研究，重塑“海派”中医辉煌。2011 年上海市中医药发展办公室启动“海派中医流派传承工程”并试点启动顾氏外科、石氏伤科流派传承基地建设，2012 年正式启动丁氏内科、张氏内科、颜氏内科、蔡氏妇科、朱氏妇科、董氏儿科、徐氏儿科、魏氏伤科、丁氏推拿、陆氏针灸、杨氏针灸、夏氏外科、恽氏中西医汇通等 13 家流派传承基地建设项目。三年建设期间，15 家流派基地积极工作，挖掘整理流派家底，梳理流派学术脉络，积极开展临床优势病种研究，建设流派网站或信息数据库以加大宣传推广，一批后备梯队人才脱颖而出，一批行之有效的特色技术和研究成果得到推广应用。通过建设，海派中医学术底蕴日渐深厚、特色技术更加鲜明、临床疗效显著提高、中医人才梯队完善、群众影响广泛，体现海派特点、时代特征、上海水平的中医药学术传承与创新基地初见成效，正焕发出勃勃生机。

海派中医流派传承工程，开创了全国中医学术流派传承的新起点，为全国地域性流派传承研究提供了可供借鉴的思路和实践经验。

“海派中医流派传承系列”丛书编写工作是对海派中医流派传承工程阶段性建设成果的系统梳理和总结凝练，将全方位展示各流派的历史文化、传承脉络、学术思想、临证经验、特色技术、医德医风、当代发展，力求体现海派中医流派的鲜明特质和深厚内涵，为中医药学术传承、文化弘扬、临证实践提供综合的具有系统性、创新性的史料和学术资料。当然，这一工作只是落实流派传承创新各项举措的第一步，海派中医流派的传承发展内涵丰富，需不断加以完善和提高，是一个漫长而艰巨的过程，不可能一蹴而就，需要同道们齐心协力、长期关注，各方也需不断扶持投入，还要与当代的中医药教育、人才培养、临床实践、文化宣传、传承模式创新紧密结合。中医药流派传承必须要跨越以往单一的家族传承、师徒授受模式，迈向更加广阔的发展领域。在新的时代背景下，这些都需要我们有更加深入的思考、科学的规划，一步步地向前推进。

本丛书的编写得到了丛书编委会各专家的鼎力支持，同时也凝聚了各分册作者的辛勤汗水、聪明才智和历史使命，在此对他们致以深深的谢意！由于时间仓促，丛书有疏漏和不妥之处在所难免，还请各位同道、读者批评指正，以便再版时修订完善。

“海派中医流派传承系列”丛书编委会

2014 年 11 月

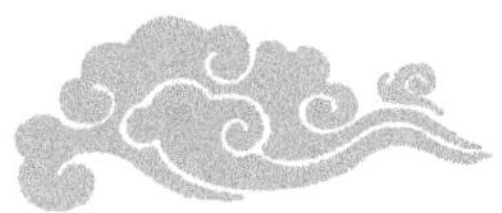

序 言

恩师董廷瑶教授(1903—2002),首批上海市名中医,全国首届500名老中医药专家学术经验继承工作指导老师之一,享受国务院特殊津贴。出生于浙江鄞县(今宁波鄞州)南乡董家跳村的中医世家,为第四代传人。自幼天资聪颖,经史医籍悉皆熟读背诵。为继承家学随父侍诊学医,严父督教3年尽得真传。17岁时父病仙逝,即承亡父遗志,悬壶独立应诊。又虚心求教于医界前辈,博采众方,既精于儿科,又旁及内科、妇科,临诊潜心诊治,常获佳效,医名日盛,求诊者摩肩接踵,享誉宁波城乡。

1937年抗日战争期间,董师避难来沪,继续开业悬壶济世。后被聘为上海市静安区中心医院中医科主任,兼儿科主任,精通医术,药到病愈,诊务繁忙,应接不暇,名扬沪上城乡。1980年市卫生局为振兴中医,重建上海市中医文献馆,董师以八旬高龄,被聘为上海市中医文献馆馆长、上海市中医门诊部顾问等职。上任即努力恢复停止10余年的文献研究工作,聘请名老中医任馆员,立即创办上海市中医研究班为中医事业培养高层次的人才。这些人才学成后大多成为各级医院中医科主任。董师又见中医儿科队伍薄弱,后继乏人,特召集上海市静安区中心医院和上海市中医门诊部的门生,即以倪菊秀、宋知行、王霞芳等原中医儿科学生组成董氏儿科继承组,每周一次小讲课,重点讲授董师数十年积累的宝贵临床经验,终于培育出上海市海派中医董氏儿科流派传承研究基地的三位代表性传承人:上海中医药大学附属市中医医院的王霞芳,上海市静安区中心医院的倪菊秀,宁波市中医院的董幼祺。

董师从事中医工作80余年,以其学识渊博,医术精湛,医德高尚,救治危重患儿无数,被尊为当代中医儿科泰斗。

本书为"上海市中医药三年行动计划项目海派中医研究基地董氏儿科基地"研究成果之一,编著者均为董氏儿科门人。全书共分上、中、下三部分,其

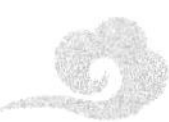

中上篇较为系统地整理了董氏儿科传承谱系、发展脉络等概要情况，中篇阐述了各主要传承人的学术思想、临床经验、用药特色及验方、经典医案、医话心得、流派优势病种，下篇为近年来董氏儿科发展与创新等相关内容。

本书的编写自 2016 年底启动，耗时 1 年终于付梓，总结了董氏儿科的学术思想及临床特色。本书的出版要感谢每一位参编人员，他们在繁忙的医、教、研工作之余坚持编写，感谢他们的辛勤劳动及兢兢业业、一丝不苟的奉献精神，感谢他们为董氏儿科学术思想的弘扬所做出的贡献！

本书的出版对董氏儿科流派的传承与发展意义重大，董氏门人将为进一步弘扬光大传统中医特色而不懈努力！

王霞芳

2017 年 8 月

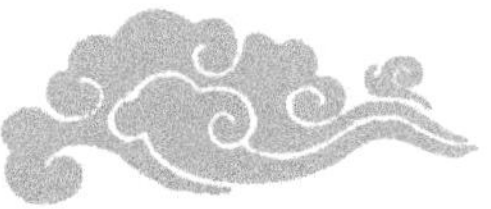

目录

上篇

渊源与发展

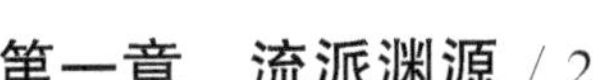

中篇

学术与临床

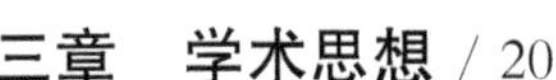

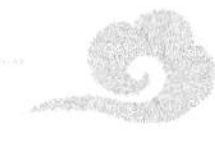

现状与创新

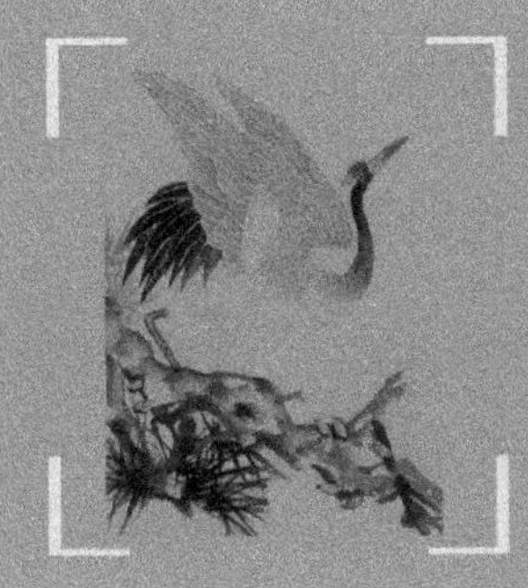

上篇

渊源与发展

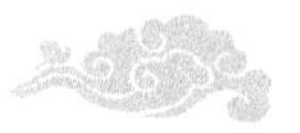

第一章 流派渊源

董氏儿科历史渊源，至今历经七代，其医术名蜚海内外，特别是第四代传人董廷瑶被誉为当代中医儿科之泰斗。他在80多年的中医临床数百万人次的从医生涯中，为中医事业发展，为广大儿童的身心健康，建立了卓著的功绩，是董氏儿科的真正奠基人。

浙东水乡钟灵毓秀，自古名人辈出，位于宁波市鄞州区最南端的姜山镇董家跳村，南濒四明山余脉，北枕阡陌纵横，一条奉化江支流蜿蜒穿梭而过，环境优美，处处透露出一派江南水乡的灵秀之气。董氏儿科就是起源于“董家跳”。说起董家跳，历史非常悠久，在2008年第三次全国文物普查野外调查中，考古工作者成功勘查了董家跳遗址，采集到史前稻类、木炭、石斧、陶片等文物，经鉴定，距今大约5 000年。而“董家跳”村，原先不用此名，据说过去村里的范家女儿招了3个董家的男子做女婿，后来由于范家逐渐衰落，而董家家族不断壮大，董家人认为董家的发展是“跳”进范家的原因，因而名其村为“董家跳”，一直沿用至今。

考查清乾隆四十八年(1783)所作《传家之宝》的董氏家谱，董氏儿科可追溯到董云岩(1798—1876)。据家谱所述，云岩系出名宗，代传望族，为人刚方，秉性孝友，治田尽职，兼以酿酒，并能医治病，惠及乡里。可见董氏儿科已起源于此。

云岩之子董丙辉(生、卒无从考证)，家谱记载其品重儒林，名誉乡里，早能勤学，壮岁兼医，得范公之要术，长桑授灵异之方，扁鹊妙药，因之不但善治内妇，更专儿科，在当地及周边颇有名望，每日求诊者络绎不断，为董氏儿科的发展打下了良好的基础。

丙辉之子，董水樵(1857—1920)，字乾增，号质仙，堂名四勿轩，户名“隆盛

房”，家谱记述：“志在岐轩，功深《灵》《素》，橘井之深，杏仁之精，芳名远播。”在民国《鄞县通志》(第四文献第一册，甲编上人物一）中亦记其名，并注释：其以儿科名其学，受自父丙辉而加精研，察食指关纹，即能知所受病，方宗叶天士，明其医理医术。

董水樵初受训于丙辉公，旋游学于同邑儿科前辈石霖汝之门，以其勤学苦研，尽得父辈与石氏之心传。尝谓为医者必深究《内》《难》《伤寒》诸经典之旨，而对诸家学论，庶可取长补短，融会贯通。故其处方用药，崇古而不泥，应温则温，应凉则凉，不惑于一家之见而墨守成规。

水樵公以小儿痘、疹、惊、疳四大要症为擅长，如对天花的辨治研究更切，认为天花之治应着重于气、血、水、火四字，审其顺逆虚实，以解毒化毒，救偏制胜为其要图。他认为盖痘之发也，以血化为水，水化为脓；若脓已成，则毒尽化，此时尚饮食如常，诸事皆吉，即可无忧。此譬若豆之苗长然，必赖阳光之火以煦之，阴寒之水以濡之，始克成实，是即“阳生阴长”之《经》旨也。夫痘毒之起，从至阴以达阳，藉身中气、血、水、火领载充长，必须苗而秀，秀而实，而后毒始外泄，元气内返，斯无变症，徜有变挟，要在医者详辨而善治之。并明确指出：痘之将发，类似伤寒，壮热憎寒，身痛头疼；唇红腔赤，呵欠惊惕，卧则不安。若耳后起红筋，中指、鼻尖、耳、尻骨冷，颈项有核起者，名曰“痘彩”，此皆为出痘之先兆。并明确指出痘症与五脏的关系，认为痘是自里达外，由深及浅始于肾而至肝、至心、至脾，络而及肺。如病在心，则舌上可见黄、赤、红、白、黑等苔；心不宜病，病则胃不开；又一时单声哑者，乃少阴心血不能上荣于舌，名曰“瘖痱”。眼闭为肝病；肝宜病，若肝不病，反为不灵，故云：“肝病心不病，自然而安；心病肝不病，还气复血尚未定(十二日还气，十四日复血)。”唇之四周，乃脾部位；凡痘起浆，其色应白，灌脓后，自由变黄，至人九日之间，若浆色不黄，是脾病也，名为“发脾传胃”，则谷气伤可以致死。鼻为肺窍，痘出时鼻流长涕者，是肺不病；如见干黑而声哑，是为肺燥。肾病则耳不闻，主浑身生黑疔，或发紫疱。此痘与五脏病变之大概。

至于痘之顺逆，认为顺者一日如麻，二日如粟，三日如痘，四日要出齐，五日要圆浑，六日要起浆，七日要浆足，八日要老浆，九日要回头，十一日要渐渐收靥落痂，为此按期收功，是为正常。总之痘之顺者要出尽，要起发，要浆足，要靥厚也。视其症见颗粒稀而分明，能出到脚心，精神如常，睡卧安宁，饮食频进，二便均调，不怕灯火，不惊悸，不呕吐，不烦渴，眼鼻滋润，声音响亮，面色光彩。反之若壮热目赤，神倦烦躁，昏狂谵语，不思饮食，衄血便血，喉痛舌黑，惊惕呕恶，鼻燥唇裂，音哑痰鸣，喜饮吐蛔，蚊迹蚤斑，面色焦枯，此为危逆矣。

至其治疗原则为：用攻不致伐元，用补不使助邪；实热则清解之，虚寒则温补之，务使正气无损而邪气得释，则毒火可清，而气血自调。在选方用药上尝谓解表诸方为初热期时所必用，唯升麻一药，以其能升阳于至阴之下，故不可妄施，免使毒气尽升头面，反多难治。因之宁用葛根之轻扬解肌，或少佐桂枝，乏其毒尽散于四肢，即险逆之症，亦可为也。其解余毒，亦以不伤胃气为主，即用芩连，亦用酒制。并指出痘之六日之前，亦不宜温补，补则滞腻，反令毒壅；六日以后，毒已出表，可用温补，以托其脓，可免痒疡之患。总之，执其中和，寒热温凉，随症施治，使阴阳平和，是为得计。今痘之症虽已绝有，但仍较详义述之，一是使其宝贵经验得以留存，二是可举一反三，学其辨证之思路矣。

另如董水樵对麻疹的治疗，首重透发，并认为在运用一般常法外，尤须注意气血，因之为表，血为里，气血本互根，疹毒自内达外，与血分有莫大关系，故凡见气虚、血热、血瘀等致疹发不畅之逆症，常用桃仁、红花、赤芍、川芎、当归、紫草等，一方面为毒邪打开出路，另一方面帮助药物发挥更大作用，用之常能迅发见疹透而病安。

对小儿急惊之病，董水樵认为其病机之初多属于伤寒化温、化热之三阳证。以小儿体脆神怯，不耐高热，易致惊搐。此若不先祛邪，遽投金石重镇，脑麝开窍，是舍本逐末，引寇入室。治惊之法，不必拘泥其名，当求治病之因。《经》有“诸痉项强，皆属于湿”“诸暴强直，皆属于风”，此其不同之病因也。而火有虚实，实火宜泻，以钱氏泻青丸、葛根芩连汤、承气、白虎及紫雪等为常用之剂。湿为寒水，辛温可化。风寒束表，桂枝汤主之，吐甚加玉枢丹，其发热汗出而渴者加天花粉，或佐以葛根。风由热化，寒由风聚，风热夹痰之惊，则用抗滥丹、金粟丹、抱龙丸等，此乃治惊之大略。

对小儿慢惊的形成，董水樵则认为是：伤寒之阴证也，为五脏俱受病而属虚。多因吐泻，脾肺俱虚，肝木乘之，或水反侮土因而瘛疭；亦有过用寒凉，或攻下太骤，传变而成。其候搐无休止，身冷面黄，口鼻气寒，二便青白，昏睡露睛，筋脉拘挛。董水樵尝云：“治此证宜注意于未成之先，使惊不自成；至其既成，定须温法，唯治之较难矣。昔钱氏谓：‘慢惊为无阳之证，因脾土虚甚，而阳不能以胜阴，是为阴盛阳虚定候也。'是以无风可逐，又无痰可驱，但以温补脾胃，斯为得耳。"

又如对痫痰，董水樵常法陈飞霞与杨仁斋，以治痫首在祛痰。痰在上者吐之，痰在里者下之，兼以清心开窍，抑肝顺气，此先治其标，痰祛以后，再治其本。古语虽有见痰休治痰之说，乃指正虚有痰者而言，苟有邪实，有痰在里而不祛之，是为实之，反令益痰。据此经验，用牛黄抱龙之类豁痰利窍，使痰得上越吐出；或用保赤散以下其顽痰，盖风痰一去，神态即清，后再以金箔镇心丹培元宁神，希痰不再生而心清神安，痫不复作。

对于疳积之治，董水樵认为，疳必于积而成，但积久由脾胃虚弱所致，固虚为积之本，积反为虚之标，治疳不离乎脾胃，且当消扶兼施。如脾胃尚未十分衰弱者，可先去其积，而后调其胃气；已衰者，先扶胃气而后消之，视患儿之消化情况，以施半补半消、七补三消、九补一消等法；其后根据消化功能恢复情况，而逐渐增加滋养强壮之剂，以期脾健胃和，促进体力复元，同时必须配合针刺四缝穴治疗，其效更速。

其治疳之药善用五谷虫、三棱、莪术、蟾皮等。认为五谷虫气味咸寒，专入脾胃，功能消积化食行滞，无克伐之弊，若在剂量与配伍上加以掌握，几可通治疳积虚实各证，为一治疳之良药，加以醋炒，增加其消食之力。三棱、莪术，两品均能行气消积，散结除胀，且三棱善破血中之气，莪术则行气中之血，为"坚者削之"之谓，适用于腹部胀满、按之硬满者。若兼见腹部青筋，尚须佐以活血之品，如当归、赤芍之类，并认为二品在攻积药中，尚属平稳之剂，与益气健脾药相伍，可保无损。干蟾皮，其性辛凉微毒，有消积除胀之功，对于体壮实证，腹满膨大者，用之甚效，但需中病即止，不可久用。

董水樵之子董廷瑶(1903—2002)，字德斌，号幼幼庐主。董氏上有六位姐姐，长兄早逝，是独生子，因此父母虽对其钟爱逾恒，但教督甚严。7 岁时即延请秀才老师教读经史子集，朗读背诵，日夕熏陶，由于领悟较深，因之早已能文。15 岁起读《素问》《灵枢》及汉唐方书，并随父待诊。经 3 年悉心培植，勤学苦练，根基渐深，学业猛进。然其 18 岁春，父亲感温不治而病故(时年 63 岁)，自此，其勉承遗志，边以行医，并请举子，齐头并进，得能立足于医林之中。

董廷瑶一生亦多坎坷，其 21 岁时，突遭土匪绑架，藏匿于奉化深山，勒索巨款，终以 8 000 银元赎回脱险。其时董氏深悉乡居不宁，并尊母命移居宁波城内，悬壶行医，并撰写《匪窟十日记》发表于当时的《时事公报》，连载 15 日，其惊险曲折的经历轰动乡城，亦更以其精湛医术、高尚医德，而渐名扬甬城。自此求医者日众，可谓门庭若市，因其夙存幼幼之心，故以"幼幼庐主"作为堂名。然其仍感不足，发奋图强，昼夜门诊出诊应接不暇，夜间又挑灯攻读不倦，久则心身憔悴，肺痨缠身，形瘠咯血，时无特效之药，生命可虑。在知医之下，试服野山参，每日 3 g 炖服，1 个月以后，形气渐复，脾健胃和，土能生金，其疾自愈。此后于每年春节生发之时，分 10 日连服野山参一两，连用 10 年，并于冬至膏方调料，自此精神矍铄，思路清晰，高寿之百年。

1926 年董廷瑶与吴涵秋等人成立了鄞县中医公会，1927 年更名为宁波中医协会，并为该会的执行委员兼常务委员、经济科长。1929 年国民党政府歧视中医，突然通过《废除旧医以扫除医事卫生之障碍案》，并制定了消灭中医 6 条措施。消息传来，激怒全国中医界和社会各界，并于 3 月在上海召开了全国中医代表大会，董廷瑶、吴涵秋、王宇高作为宁波代表出席了大会，会间又组成请愿团赴南京抗争，在全国中医界的努力和社会各界的支持下，最终取得胜利。为中医事业的生存和发展，董氏之功不可磨抹。

1937 年抗日战争中，甬城迭遭日寇轰炸，宁波势必沦陷，不得已董氏于 1938 年携眷逃难上海，暂安身租界，希战事结束，重回宁波。由于旅沪及逃难来沪同乡众多，诊务渐渐繁忙，不能脱身，自此安居上海行医终寿。

董廷瑶长子董维和(1919—1972)，字味和，号纯学。弱冠之年即随父于左右，临诊抄方，阅读医书，得益匪浅。1934 年宁波效实中学毕业后，从师于宁波名医王宇高。1937 年又旋回父身边专攻儿科。1939 年随家迁居上海。1941 年 9 月考入上海中国医学院，1943 年 7 月毕业，为该院第十七届毕业生。通过 9 年的师从儒医，家传督教，学府深造，董维和之医理医术日臻完善。

为使一技之长报效故里，1943 年 8 月，董维和毅然回甬，在宁波东马弄 2 号开设儿科诊所，并在当时的中医师公会担任编辑委员。1953 年 5 月，他响应号召，组织成立了宁波鼓楼联合诊所(现为宁波海曙区鼓楼医院)任副所长。他曾历任宁波市第四、第五、第六届人大代表兼第四届政协委员，第五届人大财政预算审查会委员、市人民委员会委员，先后被评为市卫生科普模范积极分子、浙江省名中医。

在学术上董维和常尊祖训，能"推理论病，推理论治"，对痧、痘、惊、疳诸多疑难，恒能匠心独运，自成一体，疏方遣药，精细微妙，随机应变，救治之药，求精弃繁，古今之方，单味复合，验之有效，咸能录用。对于临床辨证，强调做到详审、细察、勤检、多闻。详审者，详细询问小儿发病之过程，或治疗用药之经过，充分掌握一手资料；细察者，结合病史，仔细观察患儿形体、状态、精神、舌象及至大小便，并认为舌候五脏六腑，小儿稚阴稚阳，无七情内伤，其致病性质、部位、程度及转归，最易从舌体上反映出来，是为临床辨证之主要依据；勤检者，其一检查发病部位，其二进行必要的理化检查，中西参和，便于明确诊断；多闻者，闻听患儿的声息、咳嗽（辅以听诊），嗅泄泻患儿的大便气味等。如是将中医的四诊辨证，细化之溶于儿科辨证之中，为明诊求效打下了良好的基础。临床治疗，他擅抓主症，明于立法，巧妙施药；门诊工作，虽门庭若市，拖班饿肚，带病坚持，但从不马虎，毫无怨言。由于其以医术取信，医德取心，故在甬城百姓中，享有极高的信誉，成为中医儿科之名医。可叹壮年之时，适值“文革”，不能从笔总结其宝贵经验，年仅五十又三，不幸病逝。仅留下遗稿《小儿麻疹防治》《〈金匮〉之刚柔二痉与流行性脑脊髓膜炎论治的探讨》二文和十几篇心得，所幸其丰富的临床经验已为其弟子所继承。

1958年，为响应政府号召，董廷瑶放弃了收入丰厚的个人开业行医，进入上海市静安区中心医院（当时名新城区中心医院，后来江宁区中心医院和新城区中心医院合并成静安区中心医院，即今复旦大学附属华山医院静安分院）工作，开启了为人民服务，为中医药事业发展服务的生涯。

在静安区中心医院工作期间，他会同施梓桥、沈跃先等医生组建了静安区中心医院中医科，并任主任。中医科下设内、外、伤、儿、针灸等科室，董廷瑶兼任中医儿科主任。当时医院中医科各分科室都由经验丰富的老专家主持工作，如中医内科有景怀琦，中医外科有施梓桥，妇科有沈跃先，伤科有陆氏伤科传人陆云响，针灸科有御医后人曹寿民等，儿科更是由董廷瑶亲自主持工作。所以当时静安区中心医院中医科业务为全市各区中心医院中医科中的佼佼者。除了大量的门诊业务外，中医科还担负全院病房的中医会诊及院外会诊，特别是儿科，前来请求会诊的均为市级医院的重症病例或者疑难病例，如长征医院、上海市第一人民医院等，并且前来请求会诊的外院医生或者患儿家长均指定董廷瑶前去诊治，充分展示了董廷瑶当时在中西医儿科界的医术和声望。1975年上海市第一人民医院曾收治一5个月大的婴儿。患儿发热腹泻不止，经治疗多日虽热降，但泄仍不止。等董廷瑶前去会诊时，患儿全身羸瘦，精神萎靡，已呈现一派全身衰竭的表现。董廷瑶会诊后只予两剂药，患儿即泻止津回，病情转危为安；后以中药调理而痊愈。患儿家属感激不已。当该患儿长大结婚时，还专门到静安区中心医院来送喜糖。

除了诊务繁忙的日常门诊，董廷瑶还积极参加院外卫生部门的医疗救治工作。1958 年上海地区儿童麻疹大流行，在市卫生局的要求下，董廷瑶积极参与到救治工作中，并取得了很好的临床疗效。患儿的病死率由流行之初的 10%下降到 0。为此董廷瑶还受到了上海市卫生局的表彰。

在静安区中心医院工作期间，董廷瑶还对中医药事业的继承和发展做了大量的工作。在此期间，他开办中医带徒班，并亲任班主任和教研组组长，亲自编写教材，按照大专院校的课程设置安排教学。董廷瑶教医古文及儿科的课程。此学习班一共举办了 5 届，共培养了中医药人才 200 余人。日后其中很多人都成为各单位的学科带头人和专业技术骨干，这其中就包括了静安区中心医院董氏中医儿科现任主任倪菊秀。

静安区中心医院领导对董廷瑶的学术成就非常重视，于 1977 年 6 月专门成立了董廷瑶学术经验整理小组。为此医院特意在当时的住院部腾出 60 m^2 的房间，由唐光福院长亲自挂帅主持整理工作。整理组成员有董廷瑶本人、医教科科长、学生等八九人。大家在一起制定整理方案，讨论工作节点，协商编写方法，并每隔 1～2 个月召开总结会议，检查工作进度。最终经过大家近 1 年左右的努力，总结了董氏儿科的“证治九要”，小儿各类疾病的临床经验，董廷瑶的临症随笔、医案医话、方剂运用等。这些总结资料即是董廷瑶两部经典著作之一《幼科刍言》的初稿。

董廷瑶还参与了医学会的重要工作。20 世纪 70 年代，上海市中医学会恢复学会的年会工作。当时由上海市中医学会领导率先召集中医界的老前辈如黄文东、姜春华、王曦明、张镜人、朱春霆、陆南山、唐吉夫、王正公等筹备中医学科年会。中医儿科由董廷瑶、徐蔚霖、徐仲才、王玉润、朱瑞群等老前辈分工负责。在他们的努力下，全市中医儿科年会在 1978 年 4 月 20 至 21 日胜利召开，盛况空前。由此，上海市中医儿科界在学术组织和学术交流方面开启了新的局面。

除了医疗工作外，董廷瑶还担任了许多社会要职。他于 1956 年被推选为新城区(静安区前身)第三届人大代表,并历任静安区第三、第四、第五、第六、第七届人大代表。1977 年当选为上海市政协委员、上海市农工民主党市委委员,1977—1978 年两次被评为静安区先进工作者,1979 年被聘为上海市高级技术职称评定委员会委员。

董廷瑶在静安区中心医院工作了 20 余年,直至 1980 年被调往上海市中医文献馆。他把毕生的很大一部分时光献给了静安区中心医院,为静安区中心医院的中医科和董氏儿科做出了巨大的贡献。直至晚年生病后他仍然选择在静安区中心医院诊治和调养。

1984 年,经市中医门诊部的领导和上海市卫生局中医处多次商洽协调,将王霞芳调入上海市中医门诊部儿科工作,并正式组成董氏儿科继承小组。她带领科内 6 位医师继承董氏儿科学术思想和经验,收集病例,及时总结疗效。她全面地整理了董廷瑶系列经验方,从中选题,设计董氏独创的"指压法治疗婴儿吐乳症的疗效观察及机制研究课题",总结显示疗效达 95%左右,获得科研成果奖;为解决厌食儿服苦药难,她又从董廷瑶治疳验方中,筛选药物,组成新验方,进行剂型改革,创新研制出"开胃散"外敷法,治疗目前国内外发病率高,又无特效方药的小儿厌食症,取得理想疗效,分别获国家中医药管理局及上海市科委科技进步三等奖。

目前董氏儿科在三位代表性传承人的带领下,将董氏的精湛学术思想及宝贵的诊疗经验进一步继承发扬,培养出一批又一批学验俱丰的董氏儿科专业人才,为广大儿童的身心健康做出应有的贡献。

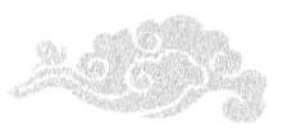

第二章 流派人物

第一节 董廷瑶

董廷瑶(1903—2002),一生以“幼吾幼以及人之幼”作为座右铭,悉心治疗了患儿达百多万人次。他的学术思想主要体现在“推理论病”“推理论治”上,并在此思想指导下制定出“证治九要”,即明理、识病、辨证、求因、立法、选方、配伍、适量、知变。此“九要”是个有机的整体,环环相扣,既体现了中医治病的特色,又是董氏80多年为医精髓所在,并在实践中形成了一套较完整的理论体系。在此理论指导下,结合古代医家之经验和小儿体质病机之特点,创立了诸多治疗原则和方法。

如他认为“诊察儿病,望诊为首”“调治儿病,注重脾胃”“外感热病,择途逐盗”等。再如他用解毒活血汤治疗麻疹之逆证,活血利气治疗复发性肠套叠,温脐散治疗小儿肠麻痹,熊麝散治疗小儿腺病毒性肺炎,金粟丹治疗小儿高热惊厥,金箔镇心丹治疗小儿癫痫后期,桂枝汤治疗小儿因营卫不和造成的厌食症,指压法治疗婴儿吐乳症(无器质性疾病引起)等,其宝贵的学术经验,将在其后部分详细介绍。

董廷瑶除自身学术造诣精深外,还对中医事业的发展做出了积极的贡献。20世纪50年代,他时任上海市静安区中心医院中医科主任、主任中医师,他不但忙于门诊一线,而且还创办了中医带徒班,任班主任、教研组长,亲编教材,按中医大学课程安排,认真结合临床教育,共举办了5届,培养了近200位中医骨干。1980年,为振兴中医事业,他高年受命上海市中医文献馆馆长一职,期间创办了《杏苑》杂志,开办了上海中医研究班,共5届,日后这些学员多已

成为中医的学科带头人和业务骨干。在从事中医临床、教育、研究中他不敢自怠，精心撰写了50多篇学术论文，并于1983年出版了《幼科刍言》，1990年出版了《幼科撷要》(二书分获上海市卫生局、研究院著作奖二等奖和上海市科技进步三等奖)，其承担的国家中医药管理局课题“董廷瑶老中医诊治婴儿吐乳症(火丁按压法)的临床研究及机理探讨”荣获国家中医药管理局科技进步三等奖、上海市科委科技进步三等奖、上海市卫生局中西医科技进步三等奖。该课题经进一步研究，已被国家中医药管理局评选为2008年全国中医适宜推广技术之一。

董廷瑶一生历任许多要职，并获诸多殊荣，早在1956年被推选为上海新城区第三届人大代表，后为静安区第三、第四、第五、第六、第七届人大代表。1977年当选为上海市政协委员、上海市农工民主党市委委员。1977—1978年两次被评为静安区先进工作者，1979年被聘为上海市高级技术职称评定委员会委员，1980年担任上海市中医文献馆馆长并兼任上海市中医研究班班主任、上海市中医医院顾问、《上海中医药杂志》顾问。1983年被聘为上海中医研究院专家委员会委员，并被评为市级先进工作者。1988年被聘为上海中医药大学客座教授。1990年获国务院颁发的特殊津贴和奖状，同年12月被中央二部一局核准为首批500名全国老中医药专家学术经验继承工作指导老师之一，并确立学术继承人王霞芳，带教成才。1984年中央卫生部拍摄《杏林春色》录像资料，董廷瑶被评为上海十大名医之一，此录像是其医学生涯的珍贵资料。

董廷瑶不但术精而且德高，平时加班工作是常事，且在困难时期常出钱帮贫困者买药，其“仁术”之心可见一斑。此外他还十分关心公益事业，如1988年宁波地区遭受洪水灾害，他捐款5 000元，获得了宁波市人民政府的荣誉奖状；1997年又将自己节约的10万元捐给市农工民主党，作为发展中医药的奖励基金(已设立董廷瑶中医奖励基金，2年1次颁奖给在临床医教研方面有杰出成绩的中青年医师)；此外还捐款给上海的爱心活动等。纵观其一生，“弱冠继祖业，穷研《内》《难》，名噪浙北，亲赴上海，抗争废除中医案，名留青史；而立承师传，熟谙伤寒，蜚声上海，奔走全国，奋力振兴岐黄，功载千秋”。原全国中医儿科学会会长张奇文缅怀董廷瑶挽言，可谓是对董廷瑶的最好写照——难怪者也，病者视其“活人”之救星，医者尊其为儿科之泰斗，当之无愧。

第二节 王霞芳

王霞芳(1937—),女,主任医师。自幼体弱多病,嗜素厌荤,形体消瘦,营养不良。因病辍学在家,其父督教甚严,自幼学习努力,成绩良好,喜爱文学,小学时已读完《三国演义》《水浒传》《红楼梦》等古代经典著作,其后又涉猎世界名著,初步打下了古文汉语知识的基础,对她以后学习中医经典著作大有裨益。1956 年高中毕业,王霞芳因肺结核空洞未钙化,不能报考大学继续求学,在家休养。

1961 年上海肝炎大流行,她不幸又染上了慢性肝炎。她父母受西方教育,带她去各西医医院求治,但经西医药长期治疗未果,无奈之下,改求中医药及针灸治疗。同时,王霞芳就购买了中医药书籍开始自学,试图了解中医学之奥秘。日久阅读,她渐渐认识到中医学的内涵精深,虽未入门,但已滋生了浓厚的兴趣。1962 年中央领导提出中医药是祖国的瑰宝,要振兴发扬中医事业,号召名医子弟,跟随父母学习中医药,通过师承带徒的关系,继承先辈家学,成为中医的接班人、后继者。上海市卫生局立即举办名中医带徒班,公开招生,贯彻师承教育,她有幸获静安区内科名医黄曼夷、夏谓英的首肯,收为弟子,报考了静安区卫生局举办的中医带徒班。幸亏少年时代打下的文学基础,使她顺利地考入学医之门,从此开始了正式求学中医之路。

1978 年王霞芳考入电视大学医学专业,系统学习西医知识 4 年,1982 年毕业,初步掌握了西医学基础理论,能鉴别诊断,使西医的辨病结合中医的辨证,从而临床的诊治水平大有提高。她深切地体会中西医结合在医疗上的重要性。

1981—1983 年,王霞芳参加了由上海市中医文献馆承办的中医研究班,结业后,经市中医门诊部的领导和上海市卫生局中医处多次商洽协调,调入上海市中医门诊部儿科工作,并正式组成董氏儿科继承小组。自此,老、中、青三代组成团队,由董廷瑶带教在中医儿科医疗、教学、科研方面再度努力研习进取。

1991 年经中央"二部一局"核准,王霞芳再度正式拜师,紧随董廷瑶临诊研习深造,全面继承董氏儿科精湛奥妙的学术,出版了《幼科撷要》《中国百年百名中医临床家·董廷瑶》及《董廷瑶验案》等专著 3 部。她擅治小儿热病、哮喘、反复呼吸道感染、各型腹泻、慢性结肠炎、复发性肠套叠、癫痫、儿童多动综合征、抽动秽语综合征、血尿等疑难病症。临床擅用经方治疗小儿热病和一些病因不明的热病、久热、低热，常从伤寒六经或温病卫气营血辨证，以"开门逐盗、祛邪退热"理论，指导选药制方，退热迅速，达到热清不再复升境界。对小儿哮喘、反复呼吸道感染、支气管炎等呼吸系统病，重视"阴阳五行""天人相应""整体观"理论，按患儿体质及病因病机，脾肺同治，辨证分三期施治。形成"肺脾同病，治肺为先，健脾为要"和"分证分期，内外兼治"等学术观点。对小儿疳证、腹泻、慢性结肠炎等脾胃病，进行内外综合治疗，总结出确有疗效的系列方药。

王霞芳同时团结带领科内6位医师继承董氏儿科学术思想和经验，10余年来刻意关注董廷瑶的特色经验，收集病例，及时总结疗效。全面地整理了董廷瑶系列经验方，从中选题，设计董氏独创的"指压法治疗婴儿吐乳症的疗效观察及机制研究课题"，总结显示疗效达95%左右，大大优于西药对照组，获得科研成果奖；为解决厌食儿服苦药难，又从董廷瑶治疳验方中，筛选药物，组成新验方，进行剂型改革，创新研制出"开胃散"外敷法，治疗目前国内外发病率高，又无特效方药的小儿厌食症，取得理想疗效，价廉简便安全，既可不必服苦味中药，又可避免药物的副作用，使患儿乐意接受，家长欣慰放心。对名师有佳效的手法、验方加以观察研究，前后设计科研题7项，目前已完成了4项，分别获国家中医药管理局及上海市科委科技进步三等奖及上海市卫生局中西医科技进步三等奖各1项。继之获得国务院颁发的"特殊贡献奖"。

由于继承了董氏儿科的学术经验，又发挥了继承组的团队精神，上海中医药大学附属市中医医院儿科成立了董氏儿科学术继承工作室，培养了一批高级人才，在上海市具有较高的学术影响。并批准成立上海中医药大学名中医王霞芳工作室，王霞芳被聘为教授。王霞芳担任世界中医药学会联合会儿科分会名誉会长；第一批全国老中医药专家学术经验继承工作指导老师董廷瑶学术经验继承人，结业后获得"高徒奖"；第三、第四批全国老中医药学术经验继承工作指导老师，荣获"优秀指导老师奖"，她从学徒到导师，潜心苦学，悉心传教，全身心地投入传承重任；同时被评为上海市名中医；2011年批准建设全国名老中医王霞芳传承工作室；2012年成为上海市董氏儿科流派建设总基地的学科带头人。

第三节 倪菊秀

倪菊秀(1940—),女,祖籍浙江绍兴,大专学历,副主任医师,上海市静安区中心医院董氏儿科主任和学科带头人。

20世纪50年代末,董廷瑶进入静安区中心医院工作,20世纪60年代末,倪菊秀即被安排跟随董廷瑶学习,自此开启了倪菊秀和董廷瑶40余年的师徒关系。倪菊秀白天跟随董廷瑶临床抄方侍诊,在董廷瑶的指导下学习中医经典著作,夜晚挑灯温习一天的功课并写作心得体会,很快倪菊秀掌握了中医儿科基本理论知识,并经常跟随董廷瑶外出会诊,进一步开阔了自己的视野。倪菊秀一边学习,一边将学习所得运用于临床实践,逐步掌握了董氏儿科的诊治特色。1980年董廷瑶被调往上海市中医文献馆工作后,倪菊秀独立主持静安区中心医院董氏儿科的工作。虽然不在同一个单位工作,但是倪菊秀还是经常向董廷瑶请教学习,并照顾董廷瑶的家庭生活。晚年董廷瑶因病住进静安区中心医院,倪菊秀一直陪伴在董廷瑶左右,悉心照料,直至董廷瑶的生命尽头。

倪菊秀继承了董廷瑶的学术思想和诊疗特色,并结合时代的变化将其进一步发扬光大,形成了自己的特色。对小儿消化系统疾病的诊治一直是静安区中心医院董氏儿科的特色。随着人民生活水平的提高,发生于生活困难时期的小儿疳积已经逐步减少,取而代之的是小儿厌食症的不断增多。倪菊秀根据二者发病规律上有类似之处,继续沿用董廷瑶治疗小儿疳积的针刺四缝穴疗法来治疗厌食症。临床实践表明,本方法同样可以振奋厌食症患儿胃气,取得较好的临床疗效,尤其是近期疗效。在针刺工具上,为了适应"一人一针,避免交叉感染"的要求,倪菊秀改传统的三棱针为一次性采血针,达到了同样的治疗效果。她在辨证上发现,随着生活水平的提高,厌食症的证型已经由原来的虚证、寒证为主演变为实证、热证为主。她在辨证分型上突破了中医儿科教材的三分型,修改为更适合临床实际的七型。对小儿疳积和厌食症诊治的这种转变是"在继承中发展,在发展中继承"的典型例子。

她对气管炎、哮喘等呼吸系统疾病,发时治标,平时治本;并根据脾肺之间的母子关系、小儿的生理特点和董氏儿科"治疗儿病,勿忘脾胃"的学术观点,注重肺脾同治。在治疗手段上，除了药物内服，她还根据经络腧穴理论，采用穴位激光照射和敷贴治疗；并在夏季采取“冬病夏治”和冬季服用调理膏方，以减少疾病的发作。

她对儿童多动综合征、抽动秽语综合征采用中药结合针灸治疗。尤其是对抽动秽语综合征，单纯采用中医药方法治疗，疗效可靠、稳定，往往经过 1 个疗程的治疗，病情即可得到控制，并且没有西药神经系统用药的副作用。

她辨证施治小儿发热，特别是病毒感染引起的高热有较好的疗效。对一些持续不退的发热，采用中药汤剂和羚羊角粉蒸服，往往都能够退热。

她采用穴位治疗结合中药内服治疗过敏性鼻炎，对急性期症状多能较好地控制住，配合夏天的冬病夏治敷贴治疗，可以减少患儿发作频次；她发现对一些鼻炎因病程较长导致增殖体肥大进而引起的打鼾，采用穴位治疗，可以缓解打鼾症状，减轻气道阻塞程度。对扁桃体炎急性期症状控制后久治不愈的咳嗽，采用中药内服加穴位治疗，往往可以使症状得到清除。并且经过穴位治疗，可以减少急性发作的频率。对小儿高热惊厥采用自拟经验方“加味金粟丹”，惊厥发作几次服用几个疗程，可以起到预防作用。治疗婴儿肝炎综合征，采用清热(温中)利湿活血退黄，取得了较好的临床疗效。

在 20 世纪七八十年代，全市中医儿科门诊开设不多，而上海市静安区中心医院的中医儿科门诊由于董廷瑶的声望，儿科患者纷至沓来。尽管当时只有三位医生，1 周只开设 4 日半门诊(其余时间处理整理工作)，但是门诊量还是很大的，最高每日可达 300 人次。业务量走在全市中医儿科界的前面，也为董氏儿科在上海市静安区中心医院的持续发展打下了坚实的基础。至今有相当部分的老人带第三代来诊治时就再三强调，小孩父母小时候就是在上海市静安区中心医院中医儿科诊治的，包括一些重症泄泻和高热等。

倪菊秀还积极参加学术组织和教学工作。20 世纪 80 年代在担任静安区医学会中医学组组长期间，她积极组织学术活动，平均每年开展 6～8 次学术讲座，邀请市内各科名老中医专家前来传授学术经验，如儿科医院的时毓民、曙光医院蔡淦等。参加的学员均为静安区一、二级医院的中医师，每次均有 30～40 人参加。这些学术活动提高了静安区中医整体学术水平。1985 年受当时市卫生局委托，倪菊秀担任黄浦区卫生学校所办推拿班中医儿科教学工作共计两学期。1999 年受美国加利福尼亚州中医联合会邀请，前往旧金山讲授有关中医儿科学术经验。

除此之外，倪菊秀还积极参与科研工作，多年来先后主持或者参与了多项市区级课题：小儿疳证的临床研究，董氏针药对小儿厌食症的作用研究，针灸结合心理行为支持治疗儿童多动综合征研究，紫贝止咳汤对儿童呼吸道支原体感染的作用研究。其中“小儿疳证的临床研究”2000 年荣获静安区第六届科技进步奖三等奖，“董氏针药对小儿厌食症的作用研究”2009 年荣获上海市第九届医学科技奖三等奖。多年来在各级期刊上发表学术论文 40 余篇。2015 年倪菊秀基层名老中医专家传承研究工作室成立。

由于在学术和临床上的重要贡献，倪菊秀还担任了多项职务和获得了多项奖项。她先后担任过全国中医药高等教育学会儿科分会理事，上海中医药学会儿科专业委员会副主任，上海中西医结合学会儿科专业委员会副主任，静安区中医学组组长。并获得了 1991—1993 年度上海市“十佳”中青年医师提名奖，两次被评为静安区优秀中青年专业技术拔尖人才称号，1998 年荣获陈香梅妇女基金奖，1999 年获得国务院颁发的政府特殊津贴。

第四节　董幼祺

董幼祺（1953—　），浙江中医药大学附属宁波市中医院副院长、儿科主任、主任中医师，研究生导师，国家级非物质文化遗产董氏儿科传承人，全国及浙江省董幼祺名老中医传承工作室建设项目专家，第四批全国老中医药专家学术经验继承工作指导老师，浙江省名中医，宁波市名中医，世界中医药学会联合会儿科专业委员会顾问，中华中医药学会儿科分会副主任委员，中国中医药研究促进会小儿推拿外治专业委员会副主任委员，中国民族医药学会儿科分会专家委员会专家，中国中医药研究促进会综合儿科分会顾问，全国中医药高等教育学会儿科教学研究会常务理事，《中华中医药杂志》编委，浙江省中医药学会常务理事、儿科分会副主任委员，宁波市非物质文化遗产协会会长，宁波市中医药学会副会长、儿科专业委员会主任委员，中华医学会宁波市分会儿科专业委员会副主任委员等。宁波市第七至第十三届政协委员，宁波市第四至第六届青联副主席、浙江省青联委员。

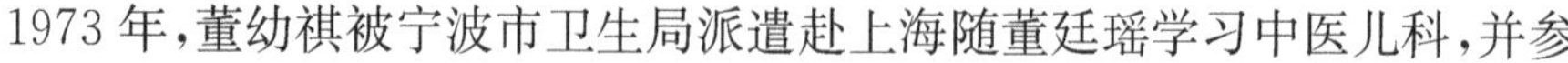

1973 年，董幼祺被宁波市卫生局派遣赴上海随董廷瑶学习中医儿科，并参

加上海静安区中医班的学习,1976 年学习成甬,并于 1977 年调入新成立的宁波市中医院工作,一直至今。1980—1981 年又赴上海随董廷瑶进修 1 年,由于勤奋好学,深得祖父之真谛。

学术上他能继承祖业,又能随疾病谱的不断变化而有所创新,认为任何疾病的发生,既有它的普遍性,又有它的特殊性,特别是对一些新病种,更要在临床中细细摸索,不断研究总结,从中找出它的普遍规律与特殊规律,从而找出中医正确的治疗方药。因此对许多疾病的诊断与治疗要做到拘古不泥,既做好辨证论治、推理论病,又要根据疾病的特殊性或辨证与辨病相结合,从而对某些疾病的诊断与治疗起到更好的效果。

如对小儿皮肤黏膜淋巴结综合征的治疗,董幼祺认为病属温病范畴,其热势虽盛,但始终介于气营之间,故清营转气为其治疗原则,清营汤为其治疗主方,加上清气养阴或益气养阴善后,配合西医对症治疗,其不但效快,且能减少并发症的发生;霉菌性肠炎多为迁延难愈,其病机为阴分已耗,而余热(湿)未滞,故用升清运脾法,自制洁肠汤一方,不但制菌效果与西药相仿,而且疗效巩固,脾运恢复,大大优于西药;他目今多见小儿胃炎、胃窦炎之病,其因多为湿食化热、气机不畅之故,治以清热化湿(食),理气和胃,创理胃煎一方治之,临床效快,且无副作用;对肠系膜淋巴结肿大引起的腹痛,认为多为痰、湿、食瘀阻,导致气机不畅,不通则痛,因此治疗当以理气、消化湿食为主,达到通则不痛之目的,用自拟理气消瘀汤,效果显著。

对有些病种,董幼祺根据不同之特点,采用分步治疗方法,从而达到巩固不发之目的。如认为小儿发热惊厥的多次发作,其因多是卫外不固,脾肺不足,痰浊内恋之故,故初以陈飞霞“金粟丹”(或散方),祛风化痰,继以汤药,益气固表,健脾补肺,均可使该症不发或发则症状减轻;对小儿过敏性紫癜反复发作,认为多是脾运不健,湿久蕴热,复感风热之邪相搏,灼伤脉络所致,故治当清疏化湿为主,用金蝉脱衣汤加减,其效较快,待紫癜消退,湿热得清,再以调补肝、脾、肾可使其不反复发作。

董幼祺对经方善以组合使用而治难病,如麻杏石甘汤、小陷胸汤、葶苈大枣泻肺汤合用,治疗痰热型哮喘;麻杏石甘汤合葛根芩连汤治疗肺炎、支气管炎(风热型)合并肠炎(湿热型);小建中汤合小柴胡汤治疗土虚木侮之腹痛;葛根芩连汤合七味白术散治疗脾虚热恋之泄泻。临床上只要辨证正确,可谓疗效卓著。

他如内外合治法，如移位性皮炎之严重渗水者，或尿布炎臀部糜烂者，既用汤药内服，又用自制“青香散”外涂，常可起到意想不到之效果。皮肤患脓疱疮者，外用新鲜丝瓜叶捣烂合六一散涂患处，兼以汤药内服，不但可阻其脓疱蔓延，更可使其迅速结痂愈合。

在结合临床经验的基础上，他主持和参与多项国家、省级课题，并获中华中医药科学技术奖三等奖、中华中医药学术著作奖二等奖、浙江省科学技术奖三等奖、浙江省中医药科学技术奖二等奖等11项；主编《董氏儿科》《董廷瑶儿科医案精选》等4部、协编9部专业著作和4部“十二五”“十三五”国家规划教材；在国家、省部级学术刊物上发表论文50余篇；发明专利2项；制作专题讲座DVD 30余部；先后创制有金粟丹、金箔镇心丹、厌食灵、敷脐散、防感香囊等，用以临证治疗，效果明显；培养带教全国老中医药专家学术经验继承工作临床医学中医师承专业研究生、海外留学生、浙江中医药大学硕士研究生、浙江省基层名中医等。

由于其理论与临床能融汇一体，继承与发扬能齐头并进，所以治疗水平日臻完善提高，并被聘为上海中医药大学附属市中医医院、上海市名老中医诊疗所特聘专家，在浙、沪两地已享有较高的威望。由于他的突出贡献，从而得以享受国务院政府特殊津贴，先后获评中国医师奖，全国卫生系统先进工作者，浙江省卫生系统优秀共产党员，宁波市有突出贡献奖专家，宁波市劳动模范，宁波市卫生系统优秀共产党员，宁波市十大名医，宁波市第二届白求恩式医务工作者，宁波市卫生系统创先争优群英谱，宁波市重点学科中医儿科学带头人等荣誉称号。

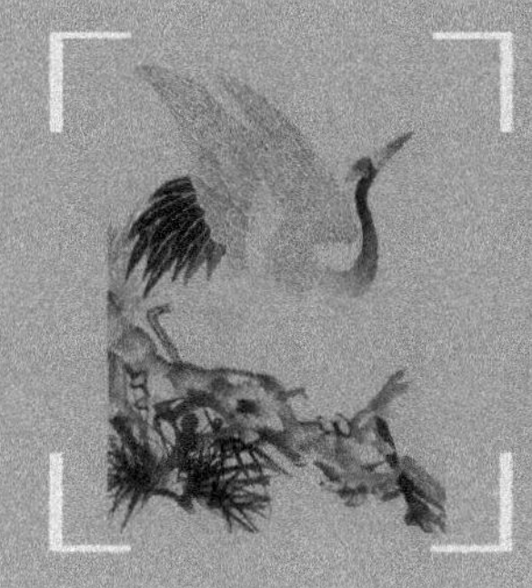

中篇

学术与临床

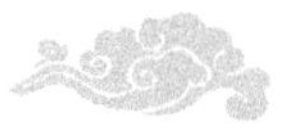

第三章 学术思想

第一节 董廷瑶学术思想

一、推理论病，推理论治

董氏儿科的学术思想主要体现在“推理论病，推理论治”上。所谓“推理论病”就是根据天、地、人、外界自然和身体内在的因素，来分辨致病的真正原因。所谓“推理论治”，就是在辨别致病原因的基础上明确疾病的发生的机制，然后作出治疗的原则。所谓的“理”，有生理、病理、脉理、舌理、方理、药理等，这些“理”已包含了中医认识人体疾病和诊治规律。因此要学好中医首要关键是明理，而要做好中医，更要掌握和运用这些“理”的规律与变化，因疾病无论千变万化，总离不了其中之“理”。前贤有云：“医者书不熟则理不明，理不明则识不清，临证游移，漫无定见，药证不合，难以奏效。”张景岳更是明言：“凡事不外乎理，而医之理尤为切。”所以为医者唯有明理，才能在临床上有辨证思维和正确的治疗方法。

从思维与治学的角度分析，运用“推理论病，推理论治”的辨证思路和治疗方法，必须具备一定的研究分析能力，因而就要有一些基本必备的要求，要有扎实的基本功。只有具备了较高的中医理论水平和积累了一定的临床经验，才能在面对复杂和疑难病症时，具有较开阔的思路和较活跃的探索，并且作出相应的抉择。显然，选用什么治则和方剂，做些什么化裁，或者另辟蹊径，或创以新方等，都必须依赖于平时深研博学的基本功夫。所以学之以理，实践于临床，反复积累，始能有获。古人有云：“求之而后得，为之而后成，积之而后高，尽之而后圣。"正是反映了这样一个不断学习，不断追求，厚积薄发，而后才有出神入化的境界。二要悟性，且能灵变。中医的典籍，文简意奥，即使反复诵读，亦难以完全领会全部之含义。只有通过临床体会，有了相互印证，理会始能加深。但需勤于思考，善于分析，开动脑筋，活跃思维，这样遇到疑难，才能触机而颖悟，创新之意识才能应机而生。同时要有灵变。庄子言："知道者必达于理，达于理者必明于权。"荀子亦谓："宗原应变，曲得其宜。"这就是说，广闻博识，达理而悟，既循规律，复有权变，才是真正的知与明矣。三要求神似，而不停留于形似。每一个中医大约都得经过攻读典籍和从师随诊的学习过程，在自己初步临证时，难免会按照书本或老师的经验方药照转照抄，机械搬用，这就是所谓的"形似"。但作为一名好的中医，绝不应停留于斯。应该逐步领会中医学术体系的精髓和临证制宜的精神实质。也就是说，要对每个病症做到具体分析，在处方选药时，均能因人制宜、因时制宜、因地制宜等，这样的施治，就不会再是照搬照抄的形似，而是进入到神似的水平。明确地说，我们吸取前辈与名师的精华，不在于一病一方，而只要学其辨证识病之思路和方法，虽有气候环境等诸多因素使疾病谱不断发生变化，但理既明，病既治，则无愁法药之施也。

临床上在"推理论病，推理论治"的思想指导下，董廷瑶解决了许多儿科疑难之证，如董廷瑶对麻疹重症、逆症运用解毒活血汤，使1958年冬上海地区麻疹大流行的病死率从10%降到0。又如小儿腺病性肺炎，用熊胆、麝香二味药，力专而直达病所，转危为安。

对小儿厌食纳呆，屡用消导理气、健脾运中而难奏效者，而其又肌疏易感，从调和营卫着手，用桂枝汤，虽属隔二隔三之法，实乃有奇效。小儿之皮肤黏膜淋巴结综合征，我们认为当属温病范畴，且其病机特点，始终在气营之间，故以清营汤为主加减施治，退热效果甚快，热后益气养阴收功，更可减少其心脏疾患的并发症。凡此种种，都是以推理论病作为指导思想，然后作出正确的论治，所获得的效果。临床若能深悟之，必获益匪浅。

二、临证辨治，九点为要

在"推理论病，推理论治"的思想指导下，制订出临床"证治九诀"，即明理、识病、辨证、求因、立法、选方、配伍、适量、知变。这是董廷瑶长期临床实践，并结合丰富的理论根底所总结出的一套宝贵经验，亦可以说是对"推理论病与推理论治"思想的细化与发展。

（一）明理

明理，即泛指一切医理、生理、病理、舌理、脉理及病家之心理。

科学的理论，是千百万人实践经验的总结，又对实践有极其重要的指导作用，它必须通过实践才能检验是否符合实际。中医学理论，是我国劳动人民和古代医家几千年来在防治疾病的实践中所积累的经验总结，内容渊博精湛，是中华民族一重大的科学文化遗产；它对于中医临床实践和科学研究，发展提高和创造祖国新医药学的重要理论基础，具有极大的指导作用。这一伟大宝库，我们应当努力发掘，加以提高。要做到这点，首先必须踏实、认真地学习和钻研前辈所遗留的卷帙浩繁的经典著作，参透其中的科学性所在，并在临床中不断加以验证、丰富、充实提高。所谓"明理"就是此义。

中医学理论，历史悠久，内容丰富，早在 3 000 多年前，甲骨文中已有关于多种疾病的名称、证候和卫生保健的记载。到战国时代，医学理论的基本体系已经形成。其中《内经》一书奠定了我国古代医学理论的基础。秦汉以来，我国医学发展迅速，著述浩如烟海，医学理论和医疗经验都达到较高水平。诸如《脉法》《阴阳脉死候》《五十二病》《治百病方》《灵枢经》《诊籍》（西汉淳于意）、《伤寒卒病论》（东汉张仲景）、《诸病源候论》（隋代巢元方）、《千金方》（唐代孙思邈）及宋元时期以刘完素、张从正、李东垣、朱丹溪为代表的四大学派，进一步发展了病机理论和辨证施治的法则，丰富了中医学的内容。直到明清以后，逐步形成治疗传染病的独特体系，如温病、瘟疫等学说。药物方面，汉代成书的《神农本草经》，奠定了我国药物学的基础。嗣后，历代医家和药物学家进一步发挥阐明，修订补充，使其更为丰富完善。明代李时珍的《本草纲目》和清代赵学明的《本草纲目拾遗》等书，表明在人类医药史上，全世界没有一个国家像我国那样能使用 2 000 种以上载上典籍的生药医治疾病。

中医儿科学是中医药学的组成部分之一，它随着中医学的发展而发展，它在防治小儿疾病等方面也积累了丰富的经验。

儿科作为专科可追溯到战国时代，那时的扁鹊在秦即为小儿医，到唐代太医署专设少小科。最早的儿科专著，可能是 3 世纪的《小儿颅囟经》，惜已失传。但在《内经》《诸病源候论》《千金方》《外台秘要》诸书中，均有儿科证治的大量记载。

现存最早的儿科专书是宋代钱乙的《小儿药证直诀》，他在诊断和治疗小儿疾病上都有较大成就。稍后的《幼幼新书》和《小儿卫生总微论方》分别在小儿肠胃病和外科上有所贡献，而《小儿痘疹方论》（陈文中）和《活动心书》（曾世荣）也是那时的代表作。

到明清时期，由薛铠记载的烧断脐带预防脐风，和由俞天池记载的种人痘以防天花，这一重大发明，那时达到了世界上领先地位。在那时，《育婴家秘》（万密斋）、《幼科证治准绳》（王肯堂）、《医宗金鉴·幼科心法要诀》（吴谦等）、《幼幼集成》（陈飞霞）都具有一定的学术水平。此外，儿科推拿、针灸疗法已迅速发展，如《小儿推拿秘诀》（周岳甫）、《幼科铁镜》（夏禹铸）就有详细的论述，成为中医治疗小儿病的独特技术。

所有这些古代医学的经典著作，内容虽各有所长，也各有不足，但总体上看，它们都是经过实践检验的。由于时代不同，地域差异，气候环境的变迁，以及人体正气的盛衰和疾病发展变化等原因，我们在学习和钻研中，必须深入细研体味，绝不能囫囵含糊。这些著作论述疾病发生、发展与转归的规律，是包含着朴素的唯物辩证思想。因此，作为一个中医，就必须认真精读。

《内经》总结了秦汉以前的医疗经验，并且把医疗和保健的原则，提高到古代唯物主义哲学的高度，从而把中国医学奠定在较为坚实可靠的理论基础上。后世医家的许多著作，都是在《内经》基础上逐渐丰富、发挥，以臻于完善的。

《内经》中对于阴阳学说的阐述，占有很大比重。阴阳学说，原是古代哲学理论，是古人对自然界事物性质及其矛盾与统一的发展变化规律的认识，所谓“天地之道，一阴一阳也”。认为天为阳，地为阴；日为阳，月为阴；火为阳，水为阴等。并由此推演，凡一切活动的、兴奋的、明显的、在外的、向上的、前进的、无形的、火热的、光明的、刚强的、积极的事物都属于阳的范畴；而一切沉静的、抑制的、隐晦的、在内的、向下的、后退的、有形的、寒冷的、黑暗的、柔弱的、消极的事物都属阴的范畴。以阴阳的对立与统一，盈虚消长与寒热转归的观点，来说明人与自然界的关系，并概括医学领域中的一系列问题。如古代唯物主义哲学流派中有人认为，人类生命的源泉是由天地间自然存在的最细微、最精致的流动变化的“精”“气”构成。《管子·内业篇》云：“凡人之生也，天出其精，地出其形，合此以为人。”《内经》中亦有所谓“天人合一”的说法，即把人视为一个小宇宙，凡宇宙中所有的，人身上也有，从而说明：气属阳，血属阴，动属阳，静属阴……

由于人们生活在自然界中，自然界四季气候——春温、夏热、秋凉、冬寒的更替，昼夜寒暖的转变，这种阴阳相互交换消长的过程，必然相应地关联到人体。如某些病本属于寒，因寒极而产生热的症状；或病本属于热，因热极而产生寒的症状等，都需用阴阳的道理来解释。因此，《素问・阴阳应象大论》里有“重阴必阳，重阳必阴”的说法。

《素问・移精变气论》指出：“治不本四时，不知日月，不审逆从，病形已成，乃欲微针治其外，汤液治其内，粗工凶凶，以为可攻，故病未已，新病复起。”这是提出在治疗方法上也必须与自然规律密切结合。因《内经》认为人体结构是自然界的一部分，自然界的变化发展的原则也是人类身体发育变化的原则。我国古代医学就这样把生理现象、病理现象与自然现象密切联系起来的，从而提供了从自然规律中探寻病理的唯物辩证观点的医疗理论。

更因天地间一切事物都不是绝对静止的，而是处于不断地运动和变化的。所以阴阳不仅是对立地存在，并且是相互联系、相互制约、相互促进的既矛盾又统一的关系。阴阳必须维持相对平衡，若平衡失调，人体就会发生变化，故疾病的治疗，无非是调整阴阳的平衡，从而达到康复的目的。总之，《内经》中的阴阳学说，既是它的基础理论的主要组成部分，又是辨证施治的临床实践的指导，它与五行学说有机结合，形成一个比较完整的理论体系。

我们可以毫不夸张地说，古代的阴阳五行学说，是古代唯物主义哲学的原则，也是古代自然科学的原则。举实践病例，说明如下。

案 1 一小儿 5 岁。

患肺痈（肺脓疡），数月不愈，病房医师除予体位引流术外，每日注射青霉素 300 万 U（其他药物也用）。2 个月来热度虽退，肺脓疡基本控制，但数次胸透均示右上肺部空洞不见愈合，因体弱不宜手术，故请中医科会诊。开始我们仍是见病治病，用治肺痈药物治疗，用药 2 周，透视依然如故。再经仔细诊察、探求，见到患儿面色枯萎，毛发稀落，拔之即起，口馋嗜食，舌腻口臭，便泄不化，腹部膨满，追询之下，方知病前有此现象，因此诊断其疳积在先，肺痈在后，脾运不健，土虚不能生金也，此其一。肺痈本属阳证，而疳积则是阴证，阴阳莫辨，治必无效，而脾更虚，肺更弱矣，此其二。李东垣不是说："脾胃一虚，肺气先绝。"毋怪肺部空洞久不吸收也。嗣后着重于消疳补脾，并针刺四缝穴，挤出大量黏液，使脾健胃和，水谷精微，上输于肺，肺得其养。2周以后，胸透完全愈合。此法在五行学说叫培土生金法。

案2

塑料厂女工，30余岁，患干咳无痰已2月余。日夜连咳，痛苦万状，口服各类中西药物及注射青、链霉素，均无效果，门诊求治。细察舌脉无变，形体无损，胸透正常，只是干咳。因此悟尤在泾有言："干咳无痰，久久不愈，非肺本病，乃肝木撞肺。"方用乌梅、牡蛎、白芍、川连、当归、茯苓、甘草，药只七味，且无一味止咳之品，因师其法，讵意3剂安，续3剂愈，致谢不置。此谓制木安金法也。

他如滋水涵木法之治慢性肝炎；崇土填臼法之治脾虚肿胀；温土敛火法之治久年阴火口疮等，无不以五行学说来解决特殊性的病症，要在医者如何来明理而施治耳。

我们在研究《内经》同时，还应进一步通晓张仲景的《伤寒》《金匮》。然后识病有定法，疗病有主方。前哲徐灵胎曰："医者之学问，全在明伤寒之理，则万病皆通。仲景之书有二，《伤寒》治时病之法也，《金匮》治杂病之法也。而《金匮》之方，则又半从《伤寒》中来，则伤寒乃病中之第一症，而学医者第一功夫也。"俞东扶曰："伤寒为大病，治法为最繁，必熟读仲景书，再遍读后贤书，临床方有把握。"读仲景书，首先要弄通三阴三阳的六经辨证，逐条细研。然其文辞简奥，每易淆惑。书中每论一经之证，而杂引他经；非本经而见他经之证，其实引他经之证，以校勘本经耳。如果分别不清，则矛盾丛生。故当讲究文法，庶几宾主不混。

清代的温病学说，是从伤寒发展而来。章虚谷曰："仲景论六经外感，止有风寒暑湿之邪。论温病由伏气所发而不及外感，后人穿凿附会，以大青龙、越婢等汤证治为温病，而不知其实治风寒化热之证也。"其所云："太阳病发热而渴者为温病，是少阴伏邪出于太阳，以其热从内发，故渴而不恶寒。若外感温邪，初起却有微恶寒者，以风邪在表也，故亦不渴，以内无热也，似伤寒而实非伤寒。如辨证不清，多致误治。"叶天士曰："温邪上受，首先犯肺……辨营卫气血，虽与伤寒同，若论治法，则与伤寒大异也。”然而陆九芝有不同的见解，他说：“秦越人发几种之问，作五种之对，乃知五种之伤寒，并隶于伤寒之一论，则伤寒者，明是五种伤寒之总论，而温病之治即在其中。”我们认为，温病有伏邪、有感症之不同，伏邪者即陆氏所谓五种伤寒之一也。若外感温邪的温病，自不能相提并论。伤寒所感为寒邪，温病所感温邪。其感受途径亦不同，伤寒先入太阳，温病袭自口鼻。治法更有区别，伤寒须汗，温病忌汗；伤寒忌误下，温病则下不嫌早。一汗一下，已是大相径庭，即使是伏邪化温，则少阴已从热化，汗之更竭其津，岂不危哉？此叶氏所谓“若论治法，则与伤寒大异”之说韪焉。而世上任何事物，终是发展的、前进的，医学科学更是如此。陆氏囿于偏见，且于叶氏所汇集如许病案中，检出二三例不足之处，大肆攻讦。这样的求疵遗珠，未免有春秋责贤之讥？一个医生，在几十年临床中，岂能个个求全，天下宁有是理乎。然而事实就是真理，我们在处理温病时，如果不跳出《伤寒论》的框框，则掣肘殊多。何况叶氏之《外感温热篇》、王氏之《温热经纬》、吴氏之《温病条辨》都是精辟论述，确是渡津宝筏。大家承认：没有《内经》就没有《伤寒论》，没有《伤寒论》，就没有后世的温病学说。这就是发展，就是前进。

治病不外乎理，推理及病，因病施治，这是中医学的主要精神。对治疗任何热病，首先是给病邪找出路。发汗、攻下、利尿、涌吐，或发疹、布痧、引痘等，不同的热病，以不同的方法，给邪毒出路，我们叫作“开门逐盗”。流行性乙型脑炎的邪毒炽盛，剧变迅速，临床教训，若不迎头截断，跟在病后跑，则治多不及。前贤喻嘉言早就说过：“《金匮》治痉为病，胸满口噤，卧不著席，脚挛急，必龂齿，可与大承气汤，乃死中求生之法也。”虽不够全面，但给我们很大启发。及早用白虎合承气，清热泻火，使毒有出路。再结合西医物理降温、补液制菌等法，共同救治，每能获救。其中还须根据年岁季节气候的变化灵活施治。

再论伤寒六经，太阳为开，阳明为合，少阳为枢，此阳经之离合也；太阴为开，厥阴为合，少阴为枢，此阴经之离合也。故太阳以“脉浮项强，头痛恶寒”八字为提纲；阳明以“胃家实”三字为提纲；少阳以“口苦咽干目眩”六字为提纲。太阴以“腹满而吐，食不下，自利益甚，时腹自痛，若下之必胸下结硬”二十三字为提纲；少阴以“脉微细，但欲寐”六字为提纲；厥阴以“消渴，气上撞心，心中疼热，饥而不欲食，食则吐蛔，下之利不止”二十四字为提纲。以提纲为主，参以论中兼见之证，斯无遁情矣。陆九芝谓：“三阳寒热之分，身虽大热而仍恶寒者，太阳也。寒已而热，热已而寒，寒热往来者，少阳也。始虽恶寒，一热而不复恶寒者，阳明也。太少两阳，病在肌腠。两阳合并，病归中土。故论经，则以太阳阳明，少阳为次，论病则太少之邪入阳明也。”又曰：“病至三阴，宜温者多，宜清者亦不少。太阴为寒脏，尚有桂枝加芍药和桂枝加大黄二方。少阴火为本而水为标，亦有大承气法。厥阴阴之尽而阳之初，亦有白虎小承气以及乌梅丸的温清之法。所以不可偏废也。”

总的说来，伤寒也好，温病也好，都要弄通不同的理论，了解伤寒与温病相互间关联，深入渗透，就能心明眼亮，胸中有数，易于识别，掌握疗法。

夫医之疗疾，为求生气也。故尤拙吾曰：人受寒邪，腠理固密，营气不行，仲景麻黄汤，即是生气。人受风邪，卫气伤，腠理开，汗出恶风，仲景桂枝汤，即是生气。风寒两伤，则有大青龙，邪去而正气不伤，即是生气。寒邪直中三阴，真武、四逆，即是生气。阳明经邪热汗渴，白虎汤即是生气。传入阳明腑，痞满燥实，承气通之，即是生气。肝郁不舒，脾土受克，逍遥之用生姜、薄荷，即是生气。推而言之，则对症之药，皆生气也。举例如下。

案3　一龚姓子，12 岁(邮电医院会诊)。

患哮喘 10 年，新邪引发，宿饮阻络，胸胁牵痛，喘鸣肩息，昨午突然手足抽搐，搐停神清，连发不已，按脉弦大而滑，舌红苔垢，目赤齿燥，便闭数日。是病根在痰蒙蔽心窍，引动肝木，症势固重，亟先豁痰攻痰，希制其惊。遂以麻黄 3 g，竹沥 30 g，鲜石菖蒲 6 g，紫苏子 9 g，白芥子 9 g，生炒莱菔子各 9 g，全瓜蒌 12 g，浙贝母 9 g，黄郁金 9 g，钩藤 6 g，橘红、橘络各 6 g，礞石滚痰丸 12 g，煎服。

服药 1 剂后，痰仍未下，神志略苏。由于饮浊盘踞，壅积胸中，清窍蒙闭，抽搐仍作，但无热度，其主因在痰，故原方去滚痰丸，另易控涎丹 1.5 g 化服。

2 剂后，浊痰尽下，神志顿清，饥而索食，惊搐亦定，唯胸腹仍痛，舌绛化燥，脉象软滑，是津液内耗，胶痰尚留也。续进润燥化痰之品，如川贝母、全瓜蒌、天花粉、杏仁、橘红、橘络、桑白皮、竹茹、竹沥半夏、石斛、麦冬等，数剂而安。

该病例，因宿饮盘踞，新邪引发，痰阻络道，胸胁牵痛，喘息抬肩，随后浊痰蒙心，引动风木而发惊搐。是祟由痰作，故用大剂攻痰，痰祛以后，则生气已得。虽阴液受耗，再以清润法善后而康。

然而，如果相反，病在里而攻其表，伐生气也；病在表而攻其里，伐生气也。虚而误攻，脱症旋见；实证误补，壅闭不行。邪热内伏，投以辛温；寒邪未解，饮以清凉。致伤生气者，医之过也。有例可证：

案4 一高年人，65岁。

素患便闭，自感腹胀，气如下注，虽强力努责亦不得便，有时竟至旬日，一般五六日，习以为常。医者曾用泻下剂，虽通亦不畅，而腹胀更剧，反致疲惫不堪，不得已屡用灌肠法以通之。如是者已有数年，精神萎靡，终日不适。求商于余，余按其脉，虚迟无力，舌苔薄润，胃纳一般，腹部尚软，小溲亦长，殊无他病。因对渠曰：此乃老年气虚下陷，所谓"清阳不升，浊阴不降"，以致便艰也。若得气升陷举，其便自通。遂予补中益气汤，暂加大黄一味。2剂后，大便通下，先坚后软，腹部较舒，且得频转矢气，以后即去大黄，连服补中益气汤30剂，中气一足，便通自如。此即虚而误攻，致伐生气也。

前哲有言：凡为医之道，必先正己，然后正物。正己者谓能明理以尽求也；正物者，谓能用药以对病也。然后事先济而功必著矣。若不能正已，则岂能正物，不能正物，则岂能愈疾哉。

医者明理就是明古人治病之理，这个"理"是古代医家经千百次临床实践的经验和科学总结。我们掌握了它，就能从纷繁复杂的现象中看到它的本质，从而再结合我们的具体实践得到较好的效果。所以熟读古代医家的著作，参透其中原理，应为医家最基本的修养。同时，还必须端正思想，对患者有高度的责任心，在辨证论治过程中切忌主观主义的片面性。

中医理论，有很多特点：

第一，整体观念。优秀的中医，是能从整体来分析病情的，认为五脏六腑都是相互关联的，必须从通盘考虑。故局限性的头痛医头，脚痛医脚，见病治病，不求病因，乃为中医所不取。如：

案5 刘某，女，40岁，教师。

患咽痛音嘶，两耳如塞，身无热度，形寒怕冷，病经月余，用过消炎药物，及青、链霉素等。中药清咽泻火、外吹锡类散均无效果，来门诊求治。通过四诊观察：① 望其面色不泽，舌淡苔白，咽虽痛而不红。② 自觉怕冷，喉痛如梗，口和不渴，两耳如塞，便通溲清。③ 闻其语声，嘶哑不亮。④ 切脉沉而微细。

从四诊的分析，再结合上述治疗的经过，这是阴性喉痹，不同于阳热实火，所以消炎清火，未能奏功。

临床上实热的喉痛，其咽必红，且有热度，舌质红，口必燥，脉数面赤，尿黄便结。以此对比，适得其反，此辨其虚实之要旨也。

然则，阴寒何以而为咽痛耶？其源出于肾虚（根据上列证候，俱是明证），肾属少阴，以少阴之脉，入肺中，循喉咙，挟舌本。以其新寒夹阴火而上泛，发为喉痛，所以本病初诊时，即予麻黄附子细辛汤，既解表又温经。3剂以后，咽痛较和，且仍不红，声音稍亮，右脉有力，左脉仍细。二诊时原方加甘桔汤，合西藏青果的甘辛苦泄。数剂以后，病已缓解，因其体虚，续用附桂八味以善其后。此即整体上考虑问题，《内经》所谓上病治下之法也。

第二，疾病的发展。疾病是不断变化和发展的，绝不会始终如一。但也有一定的规律可循，中医基本上就是掌握规律诊治疾病。上述之《伤寒论》三阴三阳的传变，都说明了发病规律和治疗规律。举例如下。

案6 朱某，女，18岁。

发热6日，无明显诱因，开始发热稍恶寒，微咳嗽，伴咽痛不吐，昨晚体温上升到40℃，因上述症状加重而住院。拟诊：发热待查（检查血常规阴性，胸透阴性），未用西药，由中医处理。

因观察到的症状，为发热而微恶寒，并有寒热往来的现象，汗出不彻，咽干口苦，胸胁苦满，舌质红，苔薄白，脉弦数，便结2日，小溲短赤。根据上列症情，属少阳见证，很为明显；由于仍有恶寒，则太阳表证未罢。因此，即予柴胡桂枝汤一法。2剂以后，汗出较多，寒热不作，表里均和，清利而愈。

此为《伤寒论》少阳篇151条的治疗法则。《医宗金鉴》云："此方以柴胡冠桂枝之上者，意在解少阳为主，而散太阳为兼也。"程知曰："其主要作用为和解少阳，发散太阳，此为不易之法也。"这就说明在明理基础上，得到辨证施治而见功效也。

第三，任何疾病，都有主要矛盾，要懂得抓住主要矛盾，从许多错综复杂的病情中，找出其起决定作用的主要病因，然后分清主次缓急，何先何后，进行处理。疾病发展过程中，只要用全力找出主要矛盾，则一切问题迎刃而解的。举例如下。

案7 张某，女，22岁。

住院已有多月，西医诊断为风湿性心脏病，久久不愈，肝脾肿大，腹部胀满，心悸气急，唇紫汗淋，咳嗽潮热。月经不潮，已2年余，形销骨立，治疗上用过多种多样的方法和药物(病史记载)。曾有医者以其体质虚极，投以中药补剂，内有太子参重至30 g。服后，患者胸闷加剧，气急难忍，大汗淋漓，辗转不安。2日来自感必死，请中医救治。根据一系列症状，乃室女“干血痨”也。嘱亟停前药，另做处理，既解前药之误，又从血分着手。干血痨一症，不同于瘀血积聚者所可比拟。因之，迨其病情稍缓，即采用《金匮》大黄䗪虫丸法，或丸或汤，参伍施用，间亦夹以调济气血兼和胃气诸方。经治3个月，月经见潮，虽其量不多，是则生气已得，病情好转，嘱令出院调治。

前贤告诫：干血痨一症，与寻常瘀血不同，其体征必见极虚，若误用补法，则反助其病。这是因其旧血不去，则新血断不能生。而治瘀血的行气活血之法，亦相隔无用。因之，非䗪虫、虻虫、水蛭、蛴螬等啮血诸虫以蚀之，去其干血，不能见功也。此经验之说，应深思之。

我们体会，理论指导实践的过程，也就是实践检验理论的过程。从以上列举的不同病例，在其处理经过中所得出的结论，都是证实理论的实践。当然它包含着很多复杂的诸如病理、脉理、方理、药理等结合而成的一整套内容。我们说的“明理”即是领会和掌握中医学的理论，同时把理论付之于实践并接受实践的检验。唯有这样，我们才能“在实践中不断地开辟认识真理的道路”。在临床实践的基础上，不断总结新鲜经验，发展祖国的中医药学。

(二) 识病

识病，就是既要认识疾病，又要了解疾病的发展过程，以及发展过程中的转归。

人们要处理事物，首先是认识事物。认识事物不能只看表面现象，而必须了解事物的本质、事物内部的联系及其发生发展变化过程，从而预测到事物发展的趋势和前景。唯有如此，我们才以恰当而有效的方式，主动而正确地处理好这个事物。

中医治病其义亦同。它是通过不断实践，不断认识，临床中经无数次悉心观察细研，日积月累，逐一地识别各种疾病的发病规律，初步掌握了治疗准则。

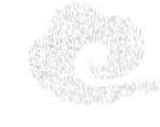

因人之禀赋有厚薄，体质有强弱，邪气有盛衰，病期有新久，证候有兼夹，时令有四季，地方有南北等不同因素，就需因时、因人、因地而制宜。须从疾病的全过程，患者的整体与局部症状，进行诊察，细听主诉，望闻问切，辨析病情，尽量避免差之毫厘、失之千里之谬。更应注意勿被一种主要倾向掩盖另一种倾向。譬如，病有真热假寒，真寒假热，阴盛格阳，阳极似阴等疑似假象。若粗枝大叶，辨别不清，则危害立至。故我们既要看到疾病的正面，又要看到疾病的反面；既要注意已经出现的迹象，又要估计到我们尚未察觉到而又有可能出现的问题，紧紧抓住其主要方面，同时兼顾次要方面，作出正确的治疗方案。“识病”的关键即在于此。举例如下。

案8 陈某，男，13个月(7个月早产儿)。

因发热3日，泄泻2日，已在他院经补液、抗生素及中药葛根芩连汤、紫雪丹等治疗，热度不退，吐泻更剧，转入我院。大便水样有黏冻，日6～7次。粪检：红细胞0～2个，白细胞10～20个。精神萎顿，有脱水征，腹部胀满。西医诊断：① 菌痢。② 中毒性消化不良。给予呋喃唑酮、新霉素、制霉菌素及消化、收敛剂和静脉补液、纠正电解质等措施。第三日，体温上升(39.5℃)，大便次数频多，腹部胀气，有肠麻痹趋势，病情严重。当晚9时会诊时，泄泻已6日，身热，腹痛，口舌干燥，作恶吐呕，哭剧无泪，大便稀黏，次多量少，小溲尚长，腹部膨胀，扣之中空。此乃脾气虚惫(肠麻痹)，证势危险，速需救急，先予外敷温脐散(丁香、肉桂、木香、麝香)希其能转矢气，以察变化。2小时后更换1次，因时间太晚，未处汤剂。翌晨再诊，知略转矢气，肠鸣腹软，热度渐退，但泄泻仍剧，日7～8次，小溲通长，经仔细观察，形神更软，舌质由红转淡，舌苔薄腻，睡时露睛。脾阳虚矣，亟予附子理中汤加白芍、木香。连服2剂，泄泻减至3次，热平胃动，形神较振，哭已有泪，腹亦转软，因便仍溏黏，续用原方去白芍加炒石榴皮、炒扁豆，连服5剂，痊愈出院。

这一病例，由阳盛转为阳虚，通过明辨而应变，使患儿得到救治。正确的治疗方法，来自正确的诊断，而正确的诊断则基于对疾病正确认识。识病的意义就是这样。

然正确识病，谈何容易。疾病的发生和发展，往往是错综复杂的，它会由各方面的因素影响而呈现出千差万别：有大同小异，有小同大异。这些异或同，有的在表面现象，有的却在本质。如举中医学说中“火”字来谈。《内经》病机十九条中，属火者有五条；所谓“诸热瞀瘛”“诸禁鼓栗，如丧神守”“诸逆冲上”“诸躁狂越”“诸病胕肿，疼酸惊骇”等是也。但只限于“至真要大论”范围，不能包罗一切。结合后世医学来充实病机十九条，一般可分两个方面：① 外感六淫之火，乃指部分壮热。导致壮热不一定是火邪，寒邪也能引起壮热，所谓六淫之邪皆能化火也。若于壮热之中，伴有口渴、舌绛、苔糙、神昏谵语等情况，则变为火邪了。② 内伤五志之火，是指功能偏胜及无热而精神异常等。例如：因功能偏胜，虽无发热，而自觉心烦易怒、头晕耳鸣、舌红等，一般称为肝火、虚火。又由于精神刺激，五志之火内燔，神志失常，骂詈不避亲疏的狂疾，一般称为痰火。

又如风寒湿邪，闭郁表气，郁而化火者；内伤饮食生冷，遏而化火者。此二者，皆为郁火，《内经》所谓“火郁发之”之火也。外感温暑燥热，助其内热成火者；内伤饮食辛热，致火得热愈炽者。此二者皆为实火，丹溪所谓气有余便是火，《内经》所谓实者泻之是也。气不足，致令脾阳郁而成火也，李东垣所谓阳虚发热也；肾水虚，致令肝火冲而上炎者，朱丹溪所谓阴虚发热也，此二者皆为虚火，《内经》所谓精气夺则虚，虚者补之是也。郁火、实火、虚火之外，尚有阴火者，如阴盛格阳之火，亦即阴极似阳之火。木华《海赋》所谓阳冰不治，阴火潜然者也。其于病也，虽见种种火象，如面赤戴阳，除中能食，手足躁扰，欲入泥水中坐。而用药宜大辛大温，直破其阴以回阳，少佐甘咸，以引火归原。以上各类火证，均有其不同的病因，治则亦就据因而异。尤以阴火之证，更难辨识，倘或误诊则祸不旋踵。然温热伏邪致病，每多假阴火证，其热壅于上，气不下行，而见热深厥深，手足冰冷，似下寒上热之证，切不可误认为阴火，而妄施附、桂，美其名曰迎阳破阴，导龙归海，以致酷灼胃液，烁涸肾阴，死生立判，不可不细审也。

火之为病，郁火可发，实火可泻，虚火可补，人皆知之。而阴火可温而引者，以其得养而火反敛也，奈每多不敢者，何也？盖恐误用而致偾事耳。然而火病之发，必有其因，当有其理。故能明理识病，准确施治，见效可必。举例如下。

案9　工人，男，27岁。

初诊(1969年9月20日)　患口疮8年，选用西药多种抗生素；中药则泻

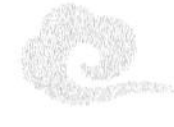

火、滋阴、清热、口涂药物不计其数，均未见效。其口舌龈颚咽喉，或烂或痛，层出不穷，精神委顿，夜班工作后加剧，肢末怕冷，饮食困难，两脉软缓，腰脊疼痛。据其发病和治疗经过，以理推论，诊断其为真阴亏损、阳虚假火上逆而成口疮也。方用温养敛火法。处方：

熟地，怀山药，麦冬，山茱萸，怀牛膝，珠儿参，熟附片，淡干姜，炙甘草。

服药后有所好转，继以此方为主，随症加减，由于久病无近效，故服药 53 剂，方得平愈。为了巩固，嘱以人参养荣丸常服，辄未再发。

尤在泾《读书记》中有录。他说：王肯堂治许少微口糜，谓非干姜不愈，卒如其言。又从子懋铻，亦患此，势甚危急，欲饮冷水。方与人参、白术、干姜、茯苓、甘草，煎成冷水，日数服乃已。盖土温则火敛，人多不知此。所以然者，胃虚食少，肾水之气逆而乘之，则为虚中，脾胃虚衰之火，被迫上炎，作为口疮。其症饮食少思，大便不实，或手足逆冷，肚腹作痛是也。这对我们启发很大。但上例兼证不同，脾胃未虚，故以滋水药物与姜附同用，以温养敛火也。

所举病例，主要是为了发扬中医学特点，说明在治法上，不能执一方以治一病，必须考虑到每一病种的正反两面，整体和局部的关联，在八纲中阴阳、表里、寒热、虚实，这些相对问题上来分清，从而进一步深入认识，切不可只看表面现象而不求本质。全面观察分析才能得到正确的治疗。

火的衍义，包括西医学所谓“发炎”。但对“炎”的处理，不外是制菌、消炎、清热等对症疗法，在多数情况下，确有一定疗效。然于临床实践中往往不是那样简单，对此古人是很有研究的。虽说水能灭火，人尽皆知，用寒凉药能消炎，亦为治疗上有效常法。然天下事往往会适得其反。譬如：油脂水燃，化料焚烧，用水灌浇，其火反烈者，何也？这种反常现象，从物理上看，恐怕亦非仅有吧？

前哲有言：“岱石出火，汉井出烟，是土生火也。海中阴晦，波如火燃，是水生火也。火热而水干，是火反克水也。水冲而土溃，是水反克土也。丛灶燎原，火亦克木。锄圃耜田，金亦克土。生克之道，不亦乱而无序乎。”因此五行生克，有正克，有反克。火亦有阳火、阴火之分。上例即指反常的“阴火”，这类疾病，用制菌、消炎、清热均不能起到作用的，必须运用中医学的辨证施治，方能中病。以下再举两个病例以说明识病的关键。

案 10 女孩,7 个月。

发热不清已 40 余日,日间热达 38.5℃左右,晚上有时常度,时或低至 36℃。面色不华,形体瘦弱,夜烦汗多,舌苔薄润,纳呆便泄。住院检查均无确诊,X 线胸透正常,抗生素针药、片剂均无效果。按上述症情和检查,根据我们临床经验,诊断其为营卫不和之发热。于是给予桂枝汤以调和营卫,加龙齿、龙骨、牡蛎潜阳敛汗,谷芽、白术调扶脾胃。3 剂后初步见效,7 剂后热平汗止,大便成条,胃动睡安,再进调补而愈。

我们在识别过程中,从整个发病情况来找出症结所在:第一,物理检查无确诊,用抗生素无效。第二,素体羸弱,夜有寝汗。第三,发热不高,退时反低。第四,胃纳减少,腹软便泄。第五,病程已 40 余日,除面白无华体弱外,均无特殊变化。通过观察分析,既非阴虚发热,又无阳虚可凭,更无气虚现象,尤不是邪热不解,故推理诊断其为营卫不和,自是吻合。因识病准确,对症下药,见效迅速也。

案 11 男孩,8 岁。

体质坚实,荤腻杂进,新寒外袭,发热 39.8℃,头晕,目珠上视,四肢逆冷,腹部较满,苔厚便结,萎软困顿,然唇燥尿短。根据外露病情,辨认为夹食伤寒。以四肢虽为诸阳之本,因其食停胃中,加以寒邪夹滞,以致胃气郁而不能四达,故厥逆昏沉,乃大实有羸状,即此类也。且舌苔垢腻,大便不通,尤系先热后厥,明是热深厥深,自非阴证寒厥可言。即与木香槟榔汤剂处方煎服,下大量胶黏杂物,人事遂醒。但厥回复厥,再以四逆散升散表邪,推泄里热,再经过微热得到微汗,而诸逆悉平。此等病候,若不先攻后和,两法互施,殊难解决。如此阴阳疑似之证,所以最宜详辨而识别也。

综上所述,我们认为能不能识病,乃能不能治病的关键问题。所谓识病,乃是凭借医家对医理、病机知识的理解与掌握。在临床实践中面对纷繁复杂的证候,必须抓住疾病的病理,应该看到,各种疾病,都有它的本质和发病的机制。在病情发展过程中是有规律可循和预后可测的。只有掌握了疾病的发展规律及其本质,才能制订治疗方案。同时必须注意同一种疾病,在不同个体,不同时节,不同环境,不同阶段,以及不同治疗过程中会有不同的转归,应灵活巧思,区别对待,变化出入,随症施治。只有不断深化对疾病本质的认识,才能不断提高诊治疾病的本领。病理不明，焉得辨证施治？

（三）辨证

辨证，就是要正确认识人的整体与局部的关系，通过望、闻、问、切四诊参合，归纳总结，从而取得病家的一手资料。

中医学是以朴素的唯物辩证的观点所指导的。藏象学说指出：人体始终处在对立统一之中的。人体内各部分之间保持密切而有机的联系，互相资生，互相依存，互相联系，互相制约。人体某部分发生病理变化，可以影响到整个身体或其他器官；而全身的状况，又能影响局部病理的变化过程。只有全面地辩证地认识和妥善处理这种局部与整体的关系，通过现象，抓住本质，方能正确认识疾病，取得治疗上的主动权，达到愈病的预期目的。

临床诊病，先察其出现于外的"病形"，其次调查其病理活动的"病能"，通过其外形的表现以测其内在的变化，即从现象求取其本质。疾病的发生与发展是邪正盛衰，阴阳消长，相互转化的过程。我们运用四诊的望形察色，观舌看苔，切脉闻声，结合主诉，全面归纳分析，作出诊断和治则，这就是中医学诊治疾病的辩证法。

所谓"病形"，是指临床表现所能看到的病候。从病候来辨病之属外感还是内伤，如是外感，就须区别其为伤寒，或为风热；如果是伤寒，又须从六经区分。六经各有不同见证，即所谓"病能"。概括来说：太阳、阳明、少阳皆为阳病、热病、实病。而太阴、少阴、厥阴皆为阴病、寒病、虚病。阴阳寒热虚实之中，又有在表、在里、在半表半里之不同。太阳为表，少阴亦为表。太阳之表为热为实，症见发热恶寒，可汗而已；少阴之表为寒为虚，无热恶寒，不可汗也。阳明为里，太阴亦为里。阳明之里，为实为热，是为胃实，可予下法；太阴之里为虚为寒，症见自利，不可再下。少阳为半表半里，厥阴亦为半表半里。少阳之半表半里，为热为实，症见寒热往来，治可清解；厥阴之半表半里，为寒为虚，厥逆进退，不能清解。六经见证不同，治亦各异，此其辨证之要诀也。

若是风热，则有内外标本之别，如因风生热者，乃外入之风，风胜则热遏，散其风而热自解，所谓"火郁发之"也。此风为本，热为标也。因热生风者，乃内出之热，热胜则风旋，清其热而风自息，所谓"热者寒之"也。此热为本，风为标也。倘或"风热"二字，义犹未明，模棱施治，治必失误。有风从热化而为温病，则病情进展须辨卫气营血，应按病势辨证施治。温病学说是后世医家从

《伤寒论》发展而来的，也是中医学进展的学说。风温四时皆有，唯春为甚，但有新感、伏气之分。新感从口鼻而内袭三焦；伏气多匿于膜原，或内舍于营，然二证皆属肺胃。此类病，其属肺胃者，重则麻杏石甘汤加连翘、牛蒡子、桑叶、薄荷；轻者桑菊饮少加麻黄1～2 g，但取其轻扬之性，疏肺透表，效如桴鼓。虽有初恶风寒者，但忌用桂枝，以桂枝辛热灼营也。

应当说明伤寒邪在太阳，必恶寒甚，其身热者，乃阳郁不伸之故而邪未化热也。如传到阳明，邪已化热而不恶寒，始可用凉解之法，若有一分恶寒，仍当温散，盖以寒邪阴凝，故须麻桂猛剂。若温热则为阳邪，就须轻清解肌，倘或重剂大汗而伤津液，反化燥火，则难治矣。故初起解表宜用辛凉，并须避寒凝之品，恐遏其邪，反不易解也。即或挟有风湿，应于清热药中兼以渗化之品，不使湿热相搏，治则易解。故伤寒一发汗而表寒即解，温热一发汗则里热愈炽。伤寒以发表为先，温热以清里为主。伤寒后期多伤阳，其末路以扶阳微急务；温热后期多伤阴，其末期以滋阴为要法。但扶阳或滋阴，均宜侧重阳明，此又一辨证之大关键也。

然伤寒之背恶寒，又有不同的辨证焉。一为阳明证背恶寒而用石膏；一为少阴证背恶寒而用附子。辨之之法，阳明证为身热而口燥渴；少阴证为无热而口中和。故病有相同者，当求其同中之异，因说明之，以免上述"若有一分恶寒，仍当温散"之论有所矛盾以致误解也。

从内伤来说，人多以内伤为不足，然劳倦伤固有不足者，若饮食伤则有余者多。所以云内伤者，为明其不因于外感耳。内伤有实证，亦有虚证。譬如，世多郁病，治法则以达、发、夺、泄、折为主，故凡郁无虚证。张戴人曰："郁之未成，其初甚微，可呼吸按导而去之，若强补而留之，留而不去，遂成五积，此病成即难去矣。"他又说："养生之与去病，本自不同，今人欲以补剂去病，宜乎不效。"更说明辨证不精，在实证有羸状时，而误补以益疾也。张仲景以"杂病"二字，统括全体脏腑之内伤证，可见内伤杂病者，不是单属虚损病也。由于现今郁病之多，故择其要者以分辨之。郁有气、食、痞、瘀四大类。"气郁"者由郁怒伤肝也，胸胁串痛，郁积伤中，情志隐曲，女子最多，男子亦有。以其郁闷不得发泄，治宜开郁理气。"食滞"者与气郁初起时症多相同，食郁每见嗳腐吞酸，恶心腹痛，中有实物，为实邪，舌苔厚白微黄，胸膈满痛拒按，而亦不移，治宜消导下积。气郁中空无物，为虚邪，舌苔薄白，胸膈满痛，软而可按，为不同点耳。

“痞气”则满而不痛，痞满不舒，虚热烦闷，宜用泻心法治之。古人经验，治痞要药，在干姜、黄连二味，半夏、黄芩、甘草、大枣辅佐耳。偏于寒则多用干姜，亦可参以附子，偏于热则多用黄连，亦可参以大黄；偏于中虚则多加人参，或涉表邪则加生姜，此治痞之心法也。至于因瘀而郁者，为宿疾不愈，气阻血滞而成瘀积。心下虚痞，腹中胀痛，食难运化，形成癥块，妇人则经闭作痛，治宜大黄䗪虫丸或桃仁、红花、三棱、莪术等均可选用。以此为经血瘀阻，故宜润之、去之、通之、补之而入血分也。唯《内经》有云“大积大聚其可犯也，衰其大半而止”，即调脾胃以养正，使积自除，以积去须大补也。内伤之病不外气血，其虚实之理，不能不辨。《内经》所谓补不足泻有余，即此义也。举一反三，余可类推矣。

在儿科领域中，以幼儿不能自诉，则辨症方面更须医者观察周详，见微知过，方能无误，兹举2个不同病例。

案12 女孩，2岁。

咳嗽3日，发热气急只有1日，但来势严重。西医听诊，两肺有湿啰音，以左侧为多，胸片为支气管肺炎，发热仅38℃。抗生素等应用无效。中医观察到其形体羸弱，咳逆气急，鼻煽色青，痰声辘辘，自汗淋漓，眼眶凹陷，身热而四末厥冷，舌苔白腻，脉沉细而数，大便泄利，辨识到已呈阴盛于内，阳亡于外，正虚欲脱，势已危急，亟拟麻附细辛合真武汤以救其逆。处方：

麻黄(带根节)4.5 g，淡附片4.5 g，细辛2.4 g，茯苓9 g，淡干姜3 g，五味子2.4 g，焦白术9 g。

上方服1剂后，阳气稍回，面色转润，而且见泪，自汗亦减，舌苔转腻，察势里寒有外泄之机，唯四肢不温，喘逆未平，便泄日五六次，小溲短少，脉象细数，热度如前38.3℃。病势虽初露转机，殊仍未脱险境，再宗原法出入。处方：

桂枝2.4 g，淡附片3 g，细辛1.8 g，淡干姜2.4 g，五味子2.4 g，陈皮3 g，姜半夏9 g，茯苓9 g，焦白术9 g，川贝母粉3 g。

此剂服后，阳回肢温，面色滋润，苔已薄腻，脉象滑数，泄利亦和，唯虚汗尚多，痰多气逆，这是肾气不纳，水饮不化也。再用下方连服3剂。处方：

竹节附子4.5 g，川贝母粉4.5 g，紫苏子6 g，炒莱菔子6 g，白芥子3 g，橘红3 g，姜半夏9 g，紫菀6 g，远志6 g，黑锡丹9 g(包)。

3日后苔化舌清，热退思食，气平痰少，脉软汗多，便下转厚，续进六君子汤调治而愈。

我们对此病例，从辨证角度来看，是较复杂而严重的。以其既见少阴之里(脉沉细)，又见太阳表证(身热而脉数)，舌苔白腻，更以咳逆气急，鼻煽面青，自汗淋漓，热微肢厥，故用麻黄宣肺，附子回阳，细辛温经。但汗多眶陷，肢厥痰壅，津液越出，微阳外亡，已呈虚脱之象，故合真武汤救治虚寒，制水气上逆(虚痰)，又以汗多，故麻黄带根节，使发中有收。因其下利，去芍药易五味子以酸收，生姜易干姜以守中阳。服药1剂即见好转，遂去麻黄易桂枝以安表。续服1剂，阳回肢温，进步较大，其尚有痰多气逆者，乃肾不纳气，水饮不化也。故除温化痰浊之剂外，加黑锡丹以镇纳之，病得以安。

案13　男孩，15个月。

初诊　患麻疹，有先天性心脏病史，发热6日，疹出隐不透，发热39.6℃，咳嗽不爽，气急鼻煽，面色苍白，涕泪均无，舌红苔薄润，此为血分瘀阻，疹向内陷，故拟活血透痧法。处方：

当归4.5 g，桃仁6 g，赤芍6 g，土红花4.5 g，连翘9 g，荆芥4.5 g，葛根6 g，枳壳4.5 g，生甘草2.4 g，浙贝母9 g，前胡4.5 g。

1剂。

二诊　次日服药后，血得活而疹重见明透，热度尚高39.2℃，涕泪已有，咳嗽轻松，气急略平，症象好转，再以表里双解。处方：

荆芥4.5 g，连翘9 g，牛蒡子9 g，前胡4.5 g，浙贝母9 g，杏仁6 g，赤芍6 g，当归4.5 g，蝉蜕2.4 g。

1剂。

三诊　第三日麻疹齐透后已呈回象，热度亦减至38℃，咳嗽尚多，大便秘结，小溲短赤，舌红苔黄腻。此为毒火内恋，急以清泻，以泄热毒。处方：

桑叶9 g，连翘9 g，金银花9 g，白茅根30 g，枇杷叶9 g，杏仁6 g，生栀子9 g，瓜蒌仁9 g，知母6 g，紫菀6 g，生大黄9 g。

第四日大便4次，呈酱黄色，热净痧回咳减，苔薄舌绛，再经清利而愈。

这一患儿，从辨证上来看，主要是麻疹不透，其不透的原因，因患儿原有先天性心脏病史，在血分的运行方面，自与常儿不同，故疹出即没，显系血分瘀阻。而麻疹之发，是自内达外，由里出表，必经血分，主要赖气行血活，其痧自透，如痧毒不从外泄，则变起仓卒，危害立至。我们用活血透痧为临床实践有效方法，至于后期便秘溲赤，予以清泻之剂以清余毒，则是随证而施的善后之治也。

总的说来，中医辨证是在识病的基础上加以分析。众所周知，小儿最常见的是消化系统疾病和呼吸系统疾病。即以小儿消化系统疾病而言，种类很多：如伤食、腹泻、疳积、痢下、诸虫、腹痛、呕吐、纳呆、口腔溃疡等。呼吸系统疾病则有感冒咳嗽、肺炎、哮喘、咽蛾、喉炎、喉痧等。所有这些疾病，我们可以看到一个症状的出现，却有其不同的病因。正因其病因不同，则牵及的脏腑也不同，导致的后果也就不一样，于是治疗方法也该因之而异。故欲达到准确的治疗目的，必须辨析症状，探求病因，明了病理机转。而病因、症状、病机等都属于“病能”的范畴，此是临床中必须掌握的环节。所以说“病能”和临床医学有着不可分割的关系。如果我们不能掌握病因和病理功能，以及辨析临床症状，对疾病的诊断就没有预见性。治疗上，往往会流于见症治症了。

进而言之，小儿稚阴稚阳，易虚易实，对这方面更须密切关注。我们从具体征象可以测知，如面赤、口渴、气粗、烦扰、腹胀、便秘、脉弦大数急等，多为实证。面白无华、不渴、短气、神倦、睡时露睛、脉细小软弱等，多属虚证。唯有辨清虚实后，方能作出正确的治疗。

此仅言其常，未论其变，变则有错综复杂的现象出现：例如真虚假实，假虚真实，或虚实互见。

《素问·通评虚实论》：“邪气盛则实，精气夺则虚。”是指外感六淫之邪后，若邪气盛，正气充沛，为实证；邪气盛而正气虚弱，则精气不能与之抗争，而为邪气所夺，转为虚证。说明在邪正相争过程中：正长则邪消，正消则邪长，正邪消长反映出“实证”或“虚证”两种不同类型的病理现象。故虚实的转化，是医者必须掌握的。

其间尚有真假之别，互见之异。临床上体强者多实，体弱者多虚。但在病中儿质脆弱，虽实亦易转虚。至于禀赋素弱则尤须注意其虚之更速。因之治疗上务必严密防范，见微知著，不可草率从事。一露虚象，即须顾其元气，或扶元逐邪，或养胃安正，则不致偾事。此即儿科与内科在辨证方脉上最大区别的关键。

（四）求因

求因，就是对疾病所表现出来的症状，通过辨证，透过现象，抓住本质，从而对疾病的性质作出正确的判断。

《内经》曰：治病必求于本。“本”即中医所谓病源，或者是说发病的原因。医临斯证，必先辨其病属何因，继必察其性质何似，更审其有无宿恙，然后权其先后之宜，对证发药，庶可药到病除，无枘凿之不入矣。

任何疾病的发生，都有发病因素，在辨证要点之下，又必须求其发病原因。人身内部病变可以影响外部，外部的疾病也可影响内部。所以在疾病过程中，病情变化是相当复杂的，但在治疗上却不能见症治症，或但凭现象，不究本质，不探求病因，就会失却主次而影响疗效，甚或药不及病，或药症相反，以致益疾。

发病因素，有内因与外因，或内外互因（不内外因另作别论）。岐伯：“从内之外者调其内，从外之内者治其外；从内之外而盛于外者，先调其内而后治其外；从外之内而盛于内者，先治其外，而后调其内；中外不相及则治主病。”这说明治病求因的原则。此五种不同情况，应分别说明其基本精神，从标本内外的先后缓急，领会这里面包括了病因病理的内容，以及治疗原则上主次方面的精神实质。

上述五条经文说明对任何疾病在治疗上均有一定规律可循，遵循法则可使我们据理推析。无论其病因属内属外，症情变化如何复杂，唯一关键是要探求发病的根源，掌握其标本先后以定治疗步骤，也就是治病“求因”的关键，其他自可隅反。

在儿科领域中，其发病因素以外感六淫之邪与内伤饮食之积，二者最为多见。若先天不足，本元虚弱，再因脏气娇嫩，更易引起外感与伤食。在外感与伤食的发病过程中，尤须注意虚实两个方面。虚实互见，或虚多实少，则又不可不明辨而细察之。从病因论，外感多实，内伤多虚。从时间论，初期多实，后期多虚。此为常理。但是，小儿患病客观上并不完全如此。外感发热如属体弱元虚者，则须用参苏饮之类既祛其邪，又扶其正。内伤饮食或恣啖生冷者，其脾胃先伤，运化无权，易致积滞，则实者先消之，久而内虚当须消补兼施。小儿尚无七情内伤，故可在虚实的证候中测知其病因，正确地辨证施治，自能奏效。

上述外感与伤食，仅举其概要。至于其他各种不同的病症，有其不同发病原因，临床上掌握其主要关键，切莫从枝节处看问题。病情虽复杂多端，只要

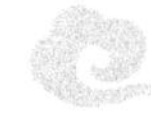

分清其主要矛盾和次要矛盾，抓住病因是治病的首要问题，然后认清证候立方遣药，据理以治，自能丝丝入扣，而病可愈也。

（五）立法

立法，就是通过辨证求因以后，对疾病作出正确治疗的方法。

如果说，明理、识病，是反映了医学理论方面的修养和程度；而辨证、求因则属于观察、研究、分析、综合的能力。那么在上述基础上得出的结论，接下去就是如何着手治疗眼前的疾病了。在这阶段中，医家必须先确定采取什么方法祛除病痛，达到恢复健康的目的。

治法，是一个十分具体和重要的问题。方法对头，则问题解决就顺利有效；方法不恰当，往往事倍功半，收效不大；如果方法错误，那就造成无穷危害。治病关系着人的健康和生命，实非儿戏，更应慎重选择正确的治疗方法。

治疗方法的确定，本于对病情深入细致的观察调查。但确定正确的治疗方法既是一个实践问题，又是一个理论问题。所以，它是理论与实践相统一的结果。中医诊病通过从外到内，见证推理，以常衡变的诊断，从而确定治疗的基本方法，也就是我们所说的“立法”。

由于人体所患疾病种类极多，故治法也多种多样。我们前辈在临床实践的基础上总结了自己成功的经验，为后学提供了一整套治疗规律和多种多样的治疗法则，是我们临床中极好的借鉴。但借鉴并不等于照搬、照抄，还应从现实的环境条件和疾病情况出发，分析继承和吸取前辈研究成果的精华，巧思而灵活地运用它，并在这个基础上不断有所发明，有所创造，有所前进。

下面我们简单地介绍一下历代医家所总结的一系列治疗方法和法则以资参考。

古有七方（大、小、缓、急、奇、偶、复）之法则。大方者，以邪气强盛，病有兼证。如《伤寒论》阳明腑证非用大承气汤之大力推荡而不能克制也；小方者，其邪气轻浅，兼证不重，只需剂量较轻的小承气汤之类即可；缓方者，一般的虚弱病症，不求速效，用药缓和，如四君子汤的平补是也；急方者，在病情危急之时，须迅速抢救的，急用药力峻烈的四逆汤等方剂以回阳救逆；单数药味叫奇方，一般指病因单纯，而用一味药物治疗即可，如独参汤之类；双数药味叫偶方，系病因复杂，用二种以上的主药，如金匮肾气丸；复方者，即是二方或三方或数方相合配成，如清瘟败毒饮之类是也。

北齐徐之才，则有十剂之法（宣、通、补、泄、轻、重、滑、涩、燥、湿）。以宣可决壅、通可行滞、补可扶弱、泄可启闭、轻可去实、重可镇怯、滑可去着、涩可固脱、燥可胜湿、湿可润燥等是也。

从七方十剂基础上，明代张景岳另立"新方八阵"（补、和、攻、散、寒、热、固、因）。"补"适用于元气亏损，体质虚弱的患者。"和"是调和之意，即调和人体中之偏胜。"攻"适用于急证实证而攻之下之。"散"适用于风寒外束之表证。"寒"适用于热证，或为降火，或为补水之用。"热"适用于寒证，有助阳祛寒作用。"固"适用于各种滑泄不禁之证。"因"为因证立法之意。

上述各法，都是中医治病中的基本大法，也是辨证施治中运用的必要法则。我们既要利用这些立法来为患者治病，还应明了其有禁忌而不能随便使用的一面。如从程钟龄医门八法来讲：

1. *汗法*　使病邪从汗孔排除出去，以达到祛邪安正的目的。医者既要明其可汗之症，又要知其不可汗之禁。《内经》有动气不可汗；仲景有失血者不可汗；小溲淋痛不可汗；疮家不可汗；伤寒病在少阳不可汗；又虚人坏病以及妇人经水适来均不可汗。而伤寒太阳表证，自非汗之不可。以太阳为一身之外卫，主皮毛，而皮毛又为肺之合，故足太阳与手太阴二经之病，往往互见。如《伤寒论》头痛恶寒，固为太阳经证；鼻鸣而喘，即肺经证矣。此时以麻黄汤去桂枝，麻黄带根节，使发中有收，杏仁连尖取其发，连皮取其涩，甘草生用，补中有散，汤名改称"三拗"，再佐荆、防疏风，甘、桔宣上，百部止咽痒除咳，变峻剂为平剂，以治风伤肺，寒伤太阳的头痛无汗而喘、咳嗽痰白等症，效如桴鼓。这是化裁法。若风寒紧束，自非麻黄汤不可了，因桂枝可助麻黄发汗。

2. *吐法*　是利用具有催吐作用药物，促使郁结在咽喉之间或胸膈以上的有形实邪（痰壅食阻）从口中吐出的方法。但对体质虚弱的患者，慎用。必要时可用人参芦 3～6 g 研末调服，可以催吐而不伤元气。但吐法在临床上用者很少。若咽喉壅塞，必要时用稀涎散或雄黄解毒丸调匀催吐，确有起死回生之功。

3. *下法*　就是攻法。以病在里，攻而下之法。然大便秘结一证，有热结，有气滞，有液枯三种不同。如是热结，则诸承气为正治。但用大承气有八禁：① 表不解，恶寒未除，小溲清长，病尚在表，故宜汗不宜下。② 心下硬满。以心下为膈中上脘之间，硬满为邪气尚浅，若误下之，恐利遂不止。③ 合面赤色。面赤为邪在表，浮火聚于上而未结于下，故不可攻。又面赤娇艳为戴阳证，尤须细辨。④ 平素食少或病中反能食。盖平素食少，为胃气虚，故不可攻。如果病中有燥矢，则不能食矣，若反能食，则尚无燥矢内结，不过便硬耳，只需润之，亦未可攻也。⑤ 呕多。呕属少阳，邪在上焦，虽大便不通，仍不可攻也。⑥ 患者自汗出，小便自利，此为津液内竭，便闭者不可攻之，宜导下法，导而通之。⑦ 脉迟。迟为寒，攻之则呃。⑧ 患者平日小便日三四行，今小便少，虽不大便，知其不久即入大肠，宜姑待之，不可妄攻也。知此八禁，庶免误投。

吴鞠通于阳明下证，峙立三法：热结液干的大实证，用大承气；偏于热结而液不干者(旁流)，用调胃承气；偏于液干，而热结少者，用增液，所以固护其虚，务存津液也。

如气滞则必求所以致滞，而去其滞。如食滞则枳实导滞，痰滞则加味凉膈，瘀滞则桃核承气，饮滞则控涎、十枣蠲饮逐痰，热滞则厚朴七物，寒滞则六磨饮子，皆足奏功。“液枯”多兼热结，则养荣承气为正治。若液枯而兼气滞，轻则五仁陈皮；重则张氏济川煎，注重肝肾。肾主二便，故以肉苁蓉、牛膝滋阴下行以通便。肝主疏泄，故以当归、枳壳，一则补润肝阴，一则苦泄肝气。妙在升麻，升清气以输脾；泽泻降浊气以输膀胱；佐茯苓以成润利之功。张景岳谓病涉虚损，而大便不通，则硝黄攻下等剂必不可用。若势有不得不通者，宜此方主之。此寓通于补，临床有奇效。

4. **和法** 伤寒在表者可汗，在里者可下，半表半里者唯有和之一法。所以病在少阳，有汗、吐、下三禁之训。仲景用小柴胡一方，最为切当，所见明确，立法精微。少阳的半表证即往来寒热，胸胁苦满，指在腠理之风寒而言；半里即口苦、咽干、目眩，指在胆腑之里热而言。不使寒热互拒，故有和解一法。柴胡解少阳在经之表寒，黄芩清少阳在腑之里热；半夏、参、草和胃阳以壮里气；姜、枣助少阳生发之气，调和营卫以解表。人参扶正补虚，此方可使上焦得通，津液得下，胃气因和，不强发其汗，而自能微汗以解，此为和解少阳风寒，助胃化汗之良法也。

5. **温法** 温者，温其中也。脏受寒侵，必须温剂。《内经》“寒者热之”之谓也。脏寒属里，故曰里寒。而里寒有两种来源：一是寒邪乘虚而直中于里；或表寒不解而传里；另一是脏腑阳虚，寒从中生的内寒，但究因本身的真阳不足而发生里寒。因此祛寒之法,用温热药为主外,还应根据里寒的轻重、部位,分别配合温脾阳,补肾阳,以及温通经络等法来适应运用。

客有问曰:用清法易,用温法难,何也?余曰:医如寒热不分,虚实莫辨,用温法固难,用清法岂易哉?譬如劳力过度,中气已虚,发热倦怠,心烦尿赤,证属虚火,无阳以护其荣卫,虽似外感热病,设或清之,反致益疾。又如阴虚之体,日晡潮热,或小儿营虚血弱,发热烦躁,证象白虎,如果误投,则势必难救。又有阴盛格阳,真寒假热,其人面赤狂躁,欲坐卧泥水之中,数日不大便,或舌黑而润,脉反洪大,按之豁然,或口渴欲饮冷而不能下,法当用温,倘误施清凉,下咽则危矣。大凡直中阴经,其症恶寒厥逆,口鼻气冷或冷汗自出,或呕吐泻利,腹中急痛,厥逆无脉,下利清谷,种种寒证并见,必须温剂,当无疑义焉。又如寒湿痹痛,四肢拘急,亦宜温散。更有盛夏遇寒证而用热药,隆冬遇热证而用凉药,此则舍时从证之治也。所以辨证清,审因明,合宜而治,温清而治,温清自无难易也。

6. *清法*　大凡清热泻火,凉血解毒的方剂,都属清法之类。清者,清其热也。《经》曰"热者寒之"是也。但热有不同的病因。表邪发热,用解毒法以退热。腑实内热,用攻里法以去热。而清法的适应证,为里热炽盛的较为恰当。然而里热有气分、血之分,所以必须分别用清气与凉血的方法来治疗。如白虎汤清气分之热,犀角地黄汤清血分之热。如果气分之热不解,血中之热亦炽,形成"气血两燔",则须清气和凉血并进之,如清瘟败毒饮这类的代表方剂。假如邪热内陷,侵入心包,昏厥狂乱,即须清热泻火与开窍安神法互用,必要时配伍养阴生津药物,以济高热烁耗的阴液。

倘因七情内郁,内脏功能失调的里热,须分清虚实,辨明脏腑,或用苦寒泄热,或用甘寒清热,或酸甘生津,养阴除热。至于虚劳骨蒸,夜寝盗汗,程度较深,则须根据其不同的病情而调治之。但尤须保护胃气,培养后天,和谷者昌,此之谓也。

7. *补法*　人体气血阴阳不足,而发生的种种疾病,则必须用滋补强壮的药物,以补其不足。《经》曰"虚者补之"。然补必须分其气血,辨其寒热。以气主煦之,血主濡之也。故气虚者当补气,血虚者当补血,此为常法。如血热之证,宜补血行血以清之;血寒之证,宜温经养血以和之。在无形之气不能生有形之血时,则须补气以生血。在气虚不能摄血时,亦须补气以摄血。更有失血过多，如大吐、妇人大量血崩，则无分寒热皆当补益，所谓血脱者益其气，乃阳生阴长之理也。盖有形之血不能速生，无形之气所当急固。补有平补、清补、峻补、食养之补，各随其宜而施治之。在五脏则有正补之法，所谓肺虚益气，心虚和营，脾虚调养，肝虚缓中，肾虚益精。尚有相生而补之法，如培土生金、益火生土、补木生火、滋水生木、养金生水等，皆为补法之要也。然药既补矣，而平日身心的锻炼，饮食的调节，较药物之补更为重要。

8. 消法　就是消散积滞也。小儿乳食不节，饥饱失调或恣啖零食、生冷瓜果，最易积滞，初起即当消导，所谓“结者散之”。若日久成疳，则脾胃受损，就须消补兼施了。然疳积一症，用消补之法，须分浅深，浅者以消为主，略和脾胃。其次三补七消，半补半消，或七补三消，或九补一消，视其重轻，进行治疗。否则，治不及时，病日益深，而成“丁奚”“哺露”，甚至形成“猢狲疳”，则治疗上更感困难了。用消法必须顾及胃气，初期即消，保其胃气也。病久用消补兼施，亦为使其不损中土也。所以消而伐胃，实非其治也。

再就《伤寒论》来说，张仲景既曰太阳证、少阳证、阳明证、太阴证、少阴证等，而又曰麻黄证、桂枝证、柴胡证、白虎证、承气证、四逆证等，既以病名证，而又以法名证。这是因病施治，以法合证也。同时既有正治，又有反治。由于病情万绪，变化莫测，且有秉受之异，老少之异，脏病腑病之异，七情六气之异，寒热虚实之异，均宜各审其所属而明辨施治。正治者，热因寒用，寒因热用，实者泻之，虚者补之也。反治则不然，如下气虚乏，中焦气壅，如果不知其本，反治其标，而用散满之法，则更虚其下，病必转甚矣。若能峻补其下，则下可实，而中满自消也，这是塞因塞用之反治法。又如协热下利，或凝寒而泄，则热者以寒下之，寒者以热下之，是为通因通用之反治法也。此所以能明确正治反治之法，何愁病之不愈也。立法的重要，于此更可明悉。

“法”是古人已验之成规也，前人立法，为使我们后人触类旁通斟酌而运用之，则为效不既易乎。然而“大匠诲人以规矩，不能使人巧”。因之，拘法以论病，执方以用药，而病多不瘳，何哉？此未明受病之因也。故一方者，乃一定之法也。法者，不定之方也。古人之方，即古人之法寓焉，立一方必有一方之精意存于其中，不求其精意而执其方，是执方而昧法，此为中医所大忌也。

当然，临床斟证，全凭胆识。望形察色，辨舌诊脉在于识。选药制方，定量减味在于胆。所以必先有定识于平时，乃能有定见于俄顷。但是临证断病，必须眼到、手到、心到，三者俱到，活泼地治病，始能无误，熟能生巧，非粗心草率者所能得其精髓也。

以上这些方法和论述都是历代医家在临床实用的已病却病的金科玉律，医者必须熟练掌握，取其精华，灵活运用。

（六）选方

选方，就是据法而选方，此犹作战之战略战术，用兵遣将，用先人已验之成规，合今人不断创新之经验，才能有的放矢。

方剂之多，浩如烟海，从古至今，何只亿万。明代以前，有《伤寒论》113 方，《金匮》见于各篇的实 177 方，《千金方》6 000 余首，《外台秘要》4 000 余方，《圣济总录》2 万余首，《普济方》61 379 首，以后则难以统计了（当然内有重复的）。所有这些方剂都是古代医家临床实践总结。我们今天如何正确运用，都是值得研究的问题。所谓“千方易得，一效难求”。我们还是只有从实践中予以检验，逐步地运用前人的经验理论，结合自已通过临床实践所得出疗效加以识别，得到新的知识。

儿科临床中所选用效方也甚多，诸如桂枝汤加麻黄根治小儿表虚汗多者。或因营卫不和而发热的，桂枝汤作为主方。葛根芩连汤为热利所常用，兼治小儿炎热重而泄泻者。止嗽散治感冒咳嗽效果很好。银翘散、桑菊饮治温邪初感而高热，二三剂可以见功。钱氏益黄散治乳儿消化不良，泄泻而呕者。七味白术散治腹泻烦渴。保和丸治初期积滞。王氏清暑益气汤用治小儿夏季暑热证，如上盛下虚，多饮多尿，加连附六一汤，确有功效。小建中汤治幼童虚寒腹痛，百治无效者，见功迅速。王清任少腹逐瘀汤治小儿复发性肠套叠，甚有连发 10 余次者，服此方不过十数剂，就能根治不发。星附六君治小儿脾虚痰鸣。自制金粟丹服一二料，对小儿发热性惊厥可预防制止，不使再发。幼儿胎痫，用自制金箔镇心丹，疗效很好。一味羚粉治婴儿面疹奶癣，数剂可退。腺病毒肺炎，处方中用熊胆 1.5 g，麝香 0.06 g，退热消炎，效如桴鼓。麻疹不透，由于血瘀气滞，用王氏解毒活血汤，能使血活、痧透、毒泄、热和而安。这些不过是举其一部分在临床上已摸索到尚称满意疗效的，针对一定的发病规律和治疗规律的方剂。但对某种疑难症，我们也曾走过弯路，而且现在仍在走弯路而不能选择到有效的方剂，不能得到及时解决的，也不在少数。

所谓的选方并不是执一方治一病，而是需要深究其旨，在应用时慎思选用。世界上任何事物的特殊性，决定了没有一把钥匙可打开所有的锁。治病也是同理，药物同方剂并没有什么“神仙一把抓”的灵丹妙方和特效药，只有根据不同的情况采取不同的方法，因人、因时、因地明确辨证，灵活运用，方能曲尽中医之妙。运用中药方剂如果只是站在某一角度强调“特效”“有效”，或者把方剂中的药物从配伍中分裂出来单味去研究，这样做法是片面的，甚至是错误的，因为它背离了中医学的基本原则——整体和辨证的观点。

前人制方，多重化气，如补方中兼用通药，乃防其气不化，补中益气汤用柴胡、陈皮，归脾汤用木香，逍遥散有生姜、薄荷，皆系此故。六味地黄用泽泻，异功散用陈皮，亦皆所以化气也。

临床上黄芩汤与活人败毒散同治痢疾，然有区别。黄芩汤治太阳少阳合病，热邪下行肠间之自利。对秋天伏热成痢，效果颇佳；败毒散治时行外风夹湿之痢疾，即喻嘉言所谓“逆流挽舟”法也。同为痢疾，因病因病机不同，治法选方亦异也。

有人说：“熟读汤头四百首，不会治病也会治。”这种说法是想走捷径，不思深造。如果说中医是一门科学的话，则绝无如此轻易简便的。当然，汤头必须熟读，备以巧思运用，但应结合理法方药耳。陈自明说：“世无难治之病，有不完善治之医。”那么要做一个完善治之医，必须明理、识病、辨证、求因、立法。

（七）配伍

配伍，就是药物的搭配，君、臣、佐、使，来达到愈病的目的。

中医处方，大都是多味药物组成的，每方把几种或十几种药品搭配起来。而每味药品的配伍，有其不同的意义，同时药品之间，还有药性的相互关联。

处方的配伍，古人称其主次曰君、臣、佐、使，以分重轻。君为一方之主药。臣则辅之，佐则制止，使则引之。这是为了提高药物的疗效，通过配伍组织后，可发挥它们的综合作用，同时在配伍中还能减少个别药物的副作用，借以消除和防止有害于人体的不良反应，使用于临床更加熨帖地有效于病情。

药质之轻者，能浮能升，上入心肺。质之重者，能沉能降，下行肝肾。中空者发表，内实者攻里。枝可达四肢，皮可走皮肤，为心为干，内行脏腑。枯燥者入气分，润泽者入血分。酸咸无升，辛甘无降。寒无浮，热无沉。以此定其升降浮沉，以类相从之用。如升者引之以咸寒，则沉而直达下焦；沉者引之以酒，则浮而上至巅顶。能明以上种种，然后方能得配伍之要旨。

在古方的组成上，颇有法度准绳可循，方中药物的配伍，甚合现实的处方意义。例如："四逆汤"之附子合干姜，伍以甘草；"大承气汤"之大黄配芒硝，伍以枳朴。附子合干姜，大黄合芒硝，都能加强显出其药效。而参草之与姜附、枳朴之与硝黄，则更具有很深的意义了，因为药物的作用，常因配伍的关系而有加强（协同作用）和抑制（拮抗作用），以变更其方向。不但如此，即一药因其用量的多少不同，亦往往可呈相反的作用。众所周知，其中最显著的如附子一药，它的成分有镇痛的乌头碱和强心的去甲基乌药碱等作用，可是中医所常用的是炮制过的熟附子，其中"乌头碱"成分含量已经是极少的小量，而强心成分则不变。在"桂枝加附子汤"中附子加 1 枚（今常用药约 1.5 g），主治汗漏恶风，以其强心成分加强桂枝之振兴功能。可是另一个"桂枝附子汤"中附子的用量是 3 枚（今常用约 4.5 g），特别用得重，以治风湿烦疼，这里的附子正是用它作镇痛剂了。仲景方像这样的例子很多，这些地方，可以看出古代在实践中累积经验的伟大，是值得我们钻研的。

又如对黄芩有三种配伍：如配柴胡治气分结热，配芍药治血分结热，配黄连则治湿热中阻。其道理在于柴胡能开气分之结，不能泄气之热；芍药能开血分之结，不能清血中之热；黄连能治湿生之热，不能治热生之湿。这样严密的配伍，才能有不同的疗效。

吴鞠通谓："在温病初起时如需用普济消毒饮者必去芩连，盖畏其入里而犯中下焦也。如方内必须用芩连时必加大队甘寒以监之，但令清热化阴，不会化燥也。"他又说："如阳亢不寐，火腑不通，则重用之。湿温症则不唯不忌芩连，且重赖之，盖欲其化燥也。"此则因症情不同而在配伍之上又一变法也。

夏禹铸曰："四物汤补血，内有熟地。若心有火而血热，以生地易熟地，却是慧思；若心无火血不热，而生地易熟地，便是鄙见。"

以上所举，看起来似乎细小，严格说来，值得我们思考。

《伤寒论》113 方中，用人参共有 18 方。如新加汤、小柴胡汤之用人参，则以桂枝、柴胡以达表，而以人参和阴。白虎加人参汤、竹叶石膏汤则以石膏退阳，而以人参救阴。附子理中汤、吴茱萸汤则以刚燥之剂，唯恐其伤阴，而人参养阴以配阳。这样运用之妙，必须师法。

嗣后不少前贤在方剂配伍上亦有独到之处，如香连丸用黄连以泻火，配木香以治痢；交泰丸用黄连配肉桂，使心肾相交以治不寐；水火散用黄连之苦寒，配干姜之辛热，燥湿逐寒散冷；姜黄散用黄连生姜散表寒以止呕；又黄连、细辛寒温互济，直达少阴可治口疮。以上皆一冷一热，寒因热用，热因寒用，阴阳相济，最得配伍之妙也。

朱丹溪云：凡治吞酸胸满，必以黄连为主，而佐以吴茱萸；其治腹痛，则倍用栀子，而以炒干姜佐之。丹溪之寒热互施者，皆因火热郁结之病，夫火热宜清，郁结宜散。吴茱萸、干姜盖资其散，不资其热也，且云佐者，其量不多，自无掣肘矛盾之虞，而有相助为理之益也。临床试用屡有功验，其亦配伍之妙欤。

陆定圃《冷庐医话》云：用药最忌夹杂，一方有一二味即难见功。他说：治一陈姓病温，壮热无汗，7 日不食，口渴胸痞，咳嗽头痛，脉数，右甚于左，前医定方，连翘、瓜蒌皮、牛蒡子、桑叶、杏仁、黑栀子、浙贝母、竹叶、芦根，药皆中病，惜多羚羊、枳壳二味，服 1 剂病不减，胸口闷热转甚，求治于余。为去羚羊角、枳壳，加淡豆豉、薄荷 1 剂，汗出遍体，即身凉能食。复去豆豉、牛蒡子加花粉 2 剂而愈。因思温热病动手便用犀、羚，其邪本在肺胃，反能引之而入心肝，轻病致重，职是故耳。此亦配伍之当否，可为后学之诫也。

李东垣尝谓：头痛必用川芎，如不愈加引经药。如太阳能配羌活，阳明配白芷，少阳配柴胡，太阴配苍术，厥阴配茱萸，少阴配细辛。此为分经配药之又一法焉。

前人的制方，与集书的选方，都是为使后学能知法度。但每一疾病，很难预测其后来变幻如何。或者另有什么的兼夹，或者因气候的转变而发生变化，这就需要医者随时慎思注意，运用巧思慧眼，准确对待。孟子曰："大匠诲人，能与人规矩，不能使人巧。"谈到"巧"字，则不易传，亦不可传，也可遇而不可求，这只有医者心领神会，务先识其所以然之故，而后增减古方之药品分量，宜轻宜重，宜多宜寡，自有准的，所谓神而明之，存乎其人。

后人对李东垣"补中益气汤"有很多评价，仔细研究，答案是：责任不在制方者，而在用方的人。临床上能用之得当，效如桴鼓。倘使非是病而用是药，当然会起相反作用。应当体味，所有制方，有其一定的精义存乎其间，我们在应用时，必须根据具体病情，深入细研，有所加减，灵活配易，自不能照抄全搬。譬如：患者脾胃虚弱，不能照护营卫，卫气空疏，寒热汗出，则升麻、柴胡应须考虑，而易以桂枝、白芍，则可护卫益气，殊为合理。如遇阴火灼肺，少气乏力，口渴自汗，升麻、柴胡自是禁药，改入麦冬、五味的生脉法，可以生津益气，当然合宜了。设或虚火上乘，干心犯胃，面如火燎，心中烦热，升、柴必须去除，另易黄连、黄柏以降火清热，比较妥当。他如脾阳不足，胃冷身倦，肢冷便泄，则应加附子、炮姜而去升麻、柴胡，可使扶阳益气，则方与病合，见功可必。正如东垣调中益气汤中以白术、当归易苍术、木香，清暑益气汤中去柴胡易葛根等加味，治法变化，而仍不失补中益气汤的原意。在这个问题上，要从理、法、方、药等实验中来研究，得出其配伍上作用和原理，不断提高临床的疗效。

再举桂枝汤一方而言，它是适用于营卫不和、表虚有汗的外感发热证。而在桂枝汤另加一味不同的药物，就可治疗不同的疾病。如加附子一味，常用以治阳虚背恶寒的外感证，一二剂阳和背就不恶寒了；如加饴糖倍芍药，名小建中汤，治小儿虚寒腹痛，功效很为理想；小儿寒性喷吐不止者，加玉枢丹 0.3～0.6 g，不出二剂就能止吐，神效无比；加龙骨、牡蛎，可治小儿心阳虚而汗淋者；成人表虚里实，大便不通者加一味大黄，即可和表通里；加入小柴胡汤治少阳证而太阳表证尚在者，服后二阳均和；加石膏治太阳阳明表热证；加黄芩治感冒咽痛；加党参治表虚体弱的外感。另外，我们治疗小儿虫积方面，用乌梅配以川椒以伏虫，再加川连为末，和饴糖为丸，可以缓攻杀虫。如以乌梅、川椒、槟榔、川连、使君子等煎汤，冲入大黄浸出汁，可以急攻杀虫，而下虫迅速。这些都是我们临床所常用的有效配伍法。

综上所述，虽仅只是中医学中的一鳞半爪和临床实践中的微细体会，但足以说明方剂配伍对临床治疗的重要意义。配伍，可增强药物疗效，可调和药物偏性，也有用以监制某些药的毒性，可以适合复杂病情的需要等。因此配伍不是简单地凑合，也不是机械地相加，而是有理论、有原则，应当下功夫研究的课题。同时应当运用现代科学知识进行研究，使之更臻完美，进一步掌握其规律性，这对中西医结合和发展中医药学是一个非常重要的关键。

（八）适量

适量，就是临床用药，必须抓住主要矛盾，该重则重，但须中病即止；该轻则轻（犹轻可去实），在用量过程中，要时时注意保护胃气，做到既稳又准，既合病又合小儿体质之特点。

临床处方对药量的重轻，确亦是一个重要问题。假如病重药轻，则药不及病，延误病机。病轻药重，则药过病所，诛伐无过，反能益疾。所以在方剂学中，一方之药品，除有药品配伍的意义之外，其用量方面，亦有一定的规律性，既要分清其主次的不同，又要适合病情内外的变化，则药症相当，见效可必。然而我们有时因治效不高，而加重药量，甚至增到超过常用极量，同时增加药味，这不能不使人有所疑虑。古人治病，着重胃气，药之变，全赖于胃，胃能承受，药效就高，倘或病中胃弱，尤以幼孩弱质，过量重剂，何能胜任？譬之食谷，一升之量，逾倍而增之，则不病亦病矣。况药有偏性，重在救弊，如果胃不任药，不但不获补救之益，恐其不反增疾者几稀焉。此所以用药适量之不能不讲也。

试举用于胃实热的白虎汤来说，石膏是主药，用量倍重，知母次药，较石膏只用五分之一，甘草是辅药，则只用十分之一了，用粳米以佐之，可以酌情加减。而麻杏石甘汤，是为汗出而喘，身无大热者而设，石膏虽为要药之一，但较白虎汤只用二分之一。喻嘉言清燥救肺汤的石膏用量仅二钱五分，主要是配甘草、麦冬以清火养胃，其量故轻。再举小承气汤同厚朴三物汤而言，同是厚朴、大黄、枳实三药，小承气汤用量为大黄四两，厚朴二两，枳实三枚；而厚朴三物汤则是厚朴八两，大黄四两，枳实五枚。前者为尿数便闭，邪渐入里，胃虽实而非大实，取其和非大攻也。后者腹满而痛便闭者，所以开其下也。再如，当归补血汤，其用量为当归二钱，黄芪则用八钱或一两，名为补血，而重在补气，以气为血之母，有形之血，赖无形之气以生，所谓阳生阴长，其血自足，此在用量上又一格局矣。举方不多，只是说明由于药量的不同，其适应的证候和作用也就不一样了。

对小儿来说，其用量更应精炼，所以但求清灵，毋事过剂，免伐生生之气，且也影响疗效。昔叶天士为幼科名家，用方工细，药简量轻。徐洄溪评为和平精切，可法可传，得古人真诠而融化之，不仅名家，可称大家。我辈读其书，究其方意，得其精髓，用于临床，确为指南航筏。因之在实践中有深刻体会，同时认识到必须时时顾及胃气。乳婴幼儿，嫩芽弱质，偶罹疾患，易受摧残，药物偏胜，中病即止，转而养胃，以维生机。而医之用药，全凭巧思。譬之吐泻，最为常见，易损脾胃，治不及时，或不得法，后果严重。当此之时，首辨其因，分析处治，藿朴五苓、六和汤、益黄散、七味白术散等，随宜而施，药简而轻，见效自高，乳儿如停乳二三日，效果更速。否则，因乳汁之不吸收而反增吐泻，且绝不会因暂停奶而影响其营养丧失，这是实践的经验。

又如外感风寒，每多咳嗽，有发热或无热，用药更须轻简，三拗汤（麻黄 1.5～2 g，杏仁 6 g，生甘草 2 g）为常用，咳多加百部。如肢冷无汗则加桂枝

2 g。药少量轻，二三剂就可见功，运用古法，妙不堪言，初病邪浅，速战速决也。

再如婴儿便闭(西医名曰巨结肠症)，大便不能自通。这类疾病，以其初生弱质，如用苦寒攻下，大便虽可通，则胃气先戕，况通而又秘，若再服再伤，绝难胜任。因之用玄明粉 6 g，白蜜一匙，润下之剂，开水冲服，药仅两味，效果满意，即使连服多次，也不伤正。

昔徐忠可，治幼儿未进谷食者，患疟久不止，法用浓煎冰糖成汤。王士雄则曰：此法屡试屡验。说明用药清灵，一味单方，合病而宜，此亦可为喜用重量多药者作一镜鉴也。

以上所举，只是说明药量重轻的不同，其适应证和作用就不一样了。另一方面，在儿科领域中，其体质不同于成人，所以用药上必须精简适量，以保幼苗。当然我们用古法以治今病，不能泥古不化，同时也应机巧地用变法来治今病。所谓“检谱对奕奕必败，拘方治病病必殆”。但不能逾越其理和法，则是不言而喻的了。

(九) 知变

知变，疾病的发展有其一定的规律，但亦会发生特殊的情况和不同的转归，因此临床必须随证应变，做到病变，法变，药变，方能达到愈病之目的。

任何事物的发展过程，都有常有变，常和变是对立统一的。疾病的发生和发展，一般都有其规律性，但在发展过程中，会发生这样那样的变化。因此在发展的各个阶段，会产生特殊变化。我们既要知其常，又要知其变。在治疗上既要掌握常法，又要随机应变地运用变法。吴又可所谓的“因病知变，因变知治”即此意也，这是辨证施治中的很重要的一环。

张仲景《伤寒论》，其方仅 113，而法则有 397 条，而方方皆古，法法循经，治伤寒已无余蕴焉。然而病变不常，气血有素，穷不常之病变，葆有素之气血，则就须门门透彻，息息通灵，斯可以言医治之方药矣。

伤寒之邪，自表传里，里证皆表证所侵入。若伤寒而成温者，阳经之寒变为热也。须知其归于气，或归于血。阴证之寒变为热者，则归于血，而不归于气。所以伤寒由气分陷入血分；温热由血分转出气分。以伤寒多始于太阳，温热多始自阳明，或始自少阴(伏气温病)。此即热归于气或归于血之须明辨也，辨之如明，则法亦备矣。方书有：“六经实热，总清阳明；六经虚寒，总温少阴；六经实寒，总散太阳；六经虚热，总滋厥阴。”此治六经寒热虚实之总决。温病辨卫气营血，最虑温邪内陷，但在证势上有轻重之不同，叶天士谓："在卫汗之可也，到气才可清气，入营犹可透热转气，入血直须凉血散血。否则前后不循缓急之法，虑其动手便错。"其间的变化，殊非博历知病者不能道。

然而，伤寒一发汗而表寒即解，温热一发汗而里热愈炽，前文均已阐述。故伤寒以发表为先，温热以清里为主。伤寒多伤阳，故最后以扶阳为急务。温热多伤阴，故最后以滋阴为要法。但扶阳滋阴，均宜侧重阳明，此为全部伤寒温病"存津液"总的精神。

中医治热病，重在及时给病邪找出路。伤寒汗下两法，就是在邪未入腑者可汗，已入于腑者可下而已。但发表不仅只是一汗之法也，如小儿疹布则热退，斑见则热松，瘖齐而热和，痘痂而毒尽，病中而见痱瘖，知其尚有生气。这使邪从表出，亦可谓之汗法。下法也是一样，如导痰、逐饮、消食、去积、通瘀、利尿等，使邪从里而出者，亦可称之为下法，出路既得，则邪去正乃安，而正足邪自去也。以上略举热病的常法，然既知其常焉而更应知其变。

读《伤寒论》太阴篇 279 条有感矣，论曰：本太阳病医反下之，因而腹满时痛，属太阴也，桂枝加芍药汤主之，大实痛者桂枝加大黄汤主之。此为太阳转属之证，被误下而太阳之气陷于太阴之中，因而腹满时痛，用桂枝汤倍加芍药以启下陷之阳，以和不通之络。此病变而法亦变也。如果因满而为大实常痛不定时者，则病又有不同之变也，而同样用桂枝倍芍药汤加大黄，权开阳明之捷径，以去脾家之腐秽，则又是不同的病变和法变也。举此一条，以启来者。而少阴证之急下急温，厥阴证之清温互用，变化更多，当参以论中兼见之证以作进退。此又非深入体味，殊难得其精奥也。

小儿每当夏月，恣啖生冷，冰饮不断，脾胃先伤，一有感受，动辄吐泻，屡见不鲜。

案 14

有顾姓儿，年甫 3 岁，时当盛夏，因饮食不节又时啖冷饮，突患吐泻烦渴，请医曾服香薷、扁豆、半夏、六一散、藿香、佩兰、川连，未效而剧。视其饮水即吐，泻利稀薄，唇红舌赤，尿短烦渴，然其面白神慢，气急痰多，脉息微细，已呈脾虚现象，此未可专谓暑热之燥也。论理分利止泄，解暑除烦，固为医门之法则。然必因人而异，因证而施。今其苗窍脉色为脾胃大虚之象，则此法殊不相涉。斯疾之唇红舌赤者，其津液因吐而上虚者也。尿短烦渴者津液由泄而下耗也，即予钱氏七味白术散 2 剂，烦渴渐和，吐利稍瘥，再以原法加扁豆、怀山药，不数剂而安。

夫形寒饮冷则伤肺，古有名训，恣啖冷饮，董廷瑶认为不但伤肺，事实上脾胃先伤，所以易罹吐泻。斯儿气急痰多者，亦肺气受损之见证也。当然盛夏酷暑，偶啖冰饮，未始不可，然而肆意太过，其不影响肺胃者，吾不信也，为保稚质，时诫病家，实亦业儿科者之职责也。

城市小儿，痰喘甚多，但寒热虚实，最宜详辨。

案 15

一王姓儿，年甫 2 岁，形体尚实，时值秋凉，偶因感冒，突然咳嗽气促，医用解表之药，其气愈急，又加大汗。医再复视，误为气脱，即予生脉散加味，药后反胸高喘迫，不能出声，目瞪上视，汗大如雨，痰声雷鸣，势甚危急。经过详察，知为胸膈积热，心火凌肺，肺胀喘急，实痰壅塞。当此危急之际，除非豁痰下痰，或可获救，即予保赤散 0.6 g，开水冲服（一般每次只用 0.15 g），下咽即吐，均系稠痰，移时又下大量稀黏涎沫，危状即平。保赤散内有巴豆霜、胆南星、神曲、朱砂，其主要作用为泻其实痰，有时也能涌痰上出，但对体虚痰多者，则需慎重考虑之，以后再予清化痰药数剂而愈。此证乃实喘痰壅，不是少见，然不能同一般喘证来混治，所以在这样应急变化的过程中，我们更有深刻的教训。

进而言之，有既知其病变矣，亦应知其法变。如果法中之方，不善其变，亦致偾事也。

案 16

一名 10 岁儿童，伤寒壮热，神志昏迷，大便闭结已有 5 日，医用一般清热诸品无效而改用安宫牛黄丸等，病仍日剧。殊不知其所以昏迷者，乃便闭热壅，阳明里实也。胃脉通心，清窍蒙蔽耳。安宫牛黄丸，只是治标不能治本，则无济于急也。亟予承气攻下，再以白虎清里，直折经腑实热，使宿秽通下，毒得出路，神志即清，病日以愈，此《伤寒论》所谓急下存津之法也。变化之道，不胜枚举，此医道之所以难欤？

我们更认识到，在儿科领域中小儿稚阴稚阳，是其生理特点；易虚易实，易寒易热，是其病理特点。因此，当其不断地生长发育，则阳之生，阴之长，就显

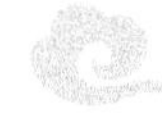

得相对不足。如果外遭六淫之邪的侵袭，或内由饮食饥饱的损伤，或先天不足，或后天失调，在发病过程中，往往易于形成传变多端的特点，更易发生阴阳的偏胜，或阴阳两伤。而阳气在生理状态下，是全身动力，在病理状态下又是抗病的主力。小儿高热病中，因阳气势微而邪向内陷，当此正不胜邪而出现危脱时，运用温阳扶阴之法，往往可以收到扶正不助邪、祛邪不伤正的效果。

再从治疗传染病来说，我们更应注意自然界气候的变化，作出不同的变法。《素问・五常政大论》曰："必先岁气，无伐天和。"这二句经文，对我们启发很大，所谓五运有纪，六气有序，四时有令，阴阳有节，皆岁气也。人在气交之中，而能适应生长，在正常冲和之气下，循时而安。但是岁气时有变迁，而每年四季气候亦有不同的变化，我们现在姑且不讨论五运六气，然而不同的年岁和不同的季节，其气候变化中，人体也随时受其影响。从一般来讲，在治疗用药方面，也不能违反四季气候，而必须根据当前气候的具体情况来灵活对待，这就叫作"无伐天和"。这一道理，我们中医同志都很明晓。

中华人民共和国成立前，各种的传染病流行，时有发生，由于"岁气"的不同，虽同一的传染病其发病的具体情况并不一样，如果墨守成规，不能根据年岁和季节气候上的变化，而变更其治疗措施，往往杀人如麻。远的来说，如圣散子一方，因当时寒疫流行，活人不少，苏东坡作序扬之。在后之年，以气候不同，则是热疫，仿用此方，被害不可胜数。圣散子为一派温热香燥之品，用于热疫自然杀人了。这一教训，值得深思。再从近的来说，石家庄以白虎汤治当年的流行性乙型脑炎，根据报道，疗效很高。而第二年因气候的不同变迁，则就不是理想了。

以上所举，都能说明一个"变"的问题，当然事物的矛盾有其普遍性和特殊性。如果不认识矛盾的普遍性，就无从发现事物运动发展的普遍的原因或普遍的根据。但是，如果不研究矛盾的特殊性，就无从确定一事物不同于他事物的特殊本质，就无从发现事物运动发展的特殊的原因，或特殊的根据，也就无从辨别事物，无从区分科学研究的领域。这就是我们从认识客观实际中的发展规律，并按照这些规律去决定自己行动采取当前应变的措施。也就是说，客观事物变迁了，我们头脑中的主观思维，也应适应客观的变迁而变迁，则不会因变而误事了。上面已经说过，常和变的对立统一关系，其道理也就由此而可明白了。

三、诊察儿病,望诊为首

古贤省疾,望、闻、问、切,四诊合参,首重望诊。《素问·阴阳应象大论》尝云:“善诊者,察色按脉,先别阴阳;审清浊而知部分。”明代张景岳认为:“此论虽通言诊法之要,然尤于小儿为最切也。”此明言望诊在儿科临床之为重要也。小儿虽脏腑未全,但生机活泼,其五脏六腑之精华,藏于内者为气,现于外者为色,故望儿病者气色,可诊断其内脏之病变,审判疾病之顺逆。其临床主要可从以下几个方面认识掌握。

(一)面部所属

遵循《内经》之义,结合临床体会,认为小儿一般均以额(眉心)配心,左颊配肝,右颊配肺,鼻配脾,颏配肾,太阳穴属胆,上眼胞属脾,下眼胞属胃。

(二)色泽主病

红为赤色,主热证。黄色主湿证、虚证。白色主虚寒证、失血证。黑色主肾虚证、水饮证、瘀血证。青色主惊风,主痛证、寒证、瘀血证。

(三)面首部位颜色主病

眉心色有微黑或赤,为心热作惊,或兼山根部青筋暴现,每多见脾伤、泄泻或见惊搐。太阳穴是胆经所过之位,尤以左侧起青筋,多为惊风。眼部上胞肿为伤脾,下胞青色为胃有寒,胞肿而睡时露睛,为脾胃虚。唇口色黄,主胃积脾伤。

(四)望色生克,审知顺逆

赤色见于两颧乃心火犯肝肺之位,其色大如拇指,成条成片,聚而不散,当为木火刑金,病情凶险。前额色黑水寒克火,其黑大如拇指,甚为凶色。又鼻为面王,居中属土,黄为其正色,若鼻部出现其他颜色,均为病色。如鼻色青,青本为肝色,主痛,鼻现青色为土受木贼之证;又脾主腹,故腹中痛。若阴寒内盛,阳虚失运,故曰苦冷,严重者尚可见爪甲青白,唇色发绀,是谓死候。若鼻见黑色,黑属水色,今见于脾部,是谓水反侮土,故病水气。色黄者,指面部出现不正之黄色,如面色淡黄少华,为脾虚停饮不化,故曰“胸上有寒”;另有湿热互结,亦可蒸郁发黄。亡血者,血不荣于面,故面白无华。

对于五色之生克,《望诊遵经》作了深刻的归纳。其云:“诊视明堂,察其气色,分其部位……合五行而推之,变在其中矣。所谓相应者,如青为风,青见于肺部者，风中肺也……所谓相乘者，以青属肝，青见肺部者，肝乘肺也。”又：“本部见本色，浅淡为不及，深浓为太过，不泻其平，则皆病也。例如鼻者脾之部，黄色脾之色，脾部见黄色，则本经自病，正邪也；若见白色，为子盗母气，虚邪也；若见赤色，则母助子气，实邪也；若见青色，则彼能克我，贼邪也；若见黑色，则我能克彼，微邪也。”这里把五脏分部与五色生克结合起来的望面，是对《经》旨的很好发挥。

（五）视色上下，四诊合参

有关《内经》的脏腑分部，五色生克等面诊内容，在儿科应用颇多，兹举数例以见一斑。

案 17　黄某，男，9 个月。

初诊(1983 年 4 月 2 日)　素易咳逆，近又发热 3 日，鼻塞流涕，夜间咳甚，喉中痰鸣，甚则咳吐痰涎，两目眵多，易打呃嗳，胃纳尚可，大便干粒，小溲黄赤，脉滑，舌红苔少。面诊：左颊红而成片，山根青筋。证属邪热郁闭，痰浊内阻。治拟宣解清热，化痰止咳。处方：

麻黄，杏仁，石膏，清甘草，竹叶，陈皮，竹茹，紫苏子霜，炒莱菔子，胆南星，旋覆梗，碧玉散。

4 剂。

【按】　左颊红属肝热；山根属脾胃，这里青筋系木旺乘土。脾生痰浊内停，肝旺火性上炎，故患儿肝火易动，痰随火升，痰热壅肺；复受外邪，则见发热、咳嗽、痰鸣；肝气上逆，咳剧而呕，易打呃嗳，目眵泌多，舌红便干，亦肝失疏泄，邪热内闭之象。故治以麻杏甘膏汤加陈皮、竹茹、紫苏子、莱菔子等宣肺清热化痰止咳。又按面诊所得加旋覆梗、胆南星、碧玉散清降肝火，泻热化痰，两泻肺肝之热，其症旋安。

案 18　华某，男，2 岁半。

初诊(1983 年 4 月 27 日)　咳嗽已久，痰多气短，虚汗淋多，胃口不开，苔薄中剥，睡时露睛，二便均调，其面部山根及太阳穴均布青筋。证属久咳肺虚，气阴亏损。治拟益气养阴，健脾润肺。处方：

南北沙参，地骨皮，麦冬，五味子，川石斛，白术，鸡内金，谷芽，神曲，麻黄根。

7剂。

服后症瘥，药中病所，无须更张，上方加百合。此后，症情已平，青筋亦已转淡。

【按】 山根属脾，青为肝色，山根现青筋，乃木来乘土；太阳属胆经所过，肝胆相为表里，外露青筋乃木气太过之象，色症合参，为脾虚不能抑肝，金弱不能制木，为肺脾两虚之候。故治以清养肺脾，调扶中土。方用生脉散补益肺气。重用白术以健脾养胃；鸡内金、神曲消导和中；加百合、地骨增其清热润肺之力，得奏功效。由此体会，大凡小儿脾胃虚者，多见青筋，因小儿脾常不足，肝气有余，土虚则木来乘之，治宜从扶土抑木着手为佳。

案19 陈某，女，3岁。

初诊(1983年3月23日) 形体消瘦，胃口不开，汗出淋多，舌苔薄润，针四缝穴，二指有液，面诊可见右眼上与山根青筋。其证脾运失司，营卫不和。治拟外和营卫，内调胃气。

治用桂枝汤加炒谷芽、佛手、赤茯苓、陈皮、神曲。

7剂。

二诊(3月30日) 昨因新感，发热咳嗽，热度虽退，舌苔亦净，然胃口不开，青筋仍显，更法治之，重以调扶消疳。

方用川石斛，谷芽，陈皮，茯苓，甘草，佛手，扁豆，醋炒五谷虫，炒白芍，天花粉。连服7剂后，疳积渐瘥，青筋亦渐隐。

【按】 本例初用桂枝汤调和营卫，加陈皮、佛手、茯苓、谷芽等健脾消运，汗出虽减然脾运未健。盖眼之上胞属胃，山根属脾，出现青筋，为木旺克土，故于调扶脾胃治疗疳积之际，配用白芍取其抑肝之意，抑肝则能培土，肝脾调和，土运得健，诸症向愈，故青筋退而疳证愈。

案20 张某，男，5岁。

初诊(1983年3月16日) 咳喘气急，痰阻不爽，舌苔薄润，大便干燥，面诊见眼下、山根、人中等处青黑。此素有夙根，痰浊阻肺，哮喘引发。治拟肃肺化痰润肠。处方：

瓜蒌仁，杏仁，炒莱菔子，牛蒡子，白芥子，浙贝母，桑白皮，款冬花，竹茹。

7剂。

二诊(3月23日) 咳喘已和,舌苔薄润,面色萎黄,大便仍燥实,再宗前义。

瓜蒌仁,杏仁,炒莱菔子,紫苏子,白芥子,桑白皮,紫菀,款冬花,橘红,竹茹。

7剂。

药后痰下便调,咳喘均平而其面部青黑也转淡。

【按】 哮喘宿疾,症关肺、脾、肾三脏,其标在肺脾,本则关肾。从面诊言,眼下、山根属脾;人中属肾(夏禹铸曰"唇之上下属肾")。黑本肾色,主水饮痰浊,黑色见于眼下山根是肾水上泛,痰饮壅逆,故见为咳为喘。故拟先治其标,主以清泄痰浊,痰浊蠲除则肺气得以肃降,咳喘得平,青黑之色自退。

(六) 望舌辨苔,知邪所在

辨舌苔又为望诊中重要内容之一。章虚谷曰:"观舌质可验其阴阳虚实,审舌苔即知邪之寒热深浅。"即所谓有诸内者必形诸外。小儿3岁以内脉气未充,不足为凭,故望舌更显重要。病之本元虚实,须视舌质;邪之重轻,当辨舌苔,其病浅深,又须按胸腹,问饮食二便,综合分析。

白苔,苔白为寒,白浮为寒,白浮润薄,寒邪在表,拟辛温散寒。全舌白苔浮腻微厚,刮而不脱者,此寒邪欲化热也;苔白薄呈燥刺者,或舌质红,此温病伏邪感寒而发,肺津已伤,初起卫闭则营气被遏,是为寒闭热郁,仍须辛温疏解,散发阳气,卫气开则营气通,白苔退而舌红亦减,所谓"火郁发之"是也。苔白黏腻,兼有伤食积滞;白滑而厚,又为痰阻遏,须于解表中佐入消导化滞或升降痰浊之品。满口生白花于新生儿则为鹅口疮,近有因过用抗生素而滋生霉苔,湿热可用导赤泻心利湿为治。有曰卫分之病,现于舌苔,营分之病现于舌质。

黄苔,苔黄为热,黄深热亦甚。黄而滑者,湿热熏蒸也;黄而干燥,邪热伤津也。浮薄色浅者其热在肺;苔厚黄深则邪热于胃;苔薄黄舌色赤者邪热渐入营分也;苔黄白相兼而舌绛红,此气分遏郁之热烁灼津液,非血分病也,仍宜辛润达邪、轻清泄热之法,最忌苦寒阴柔之剂。邪热内陷,舌质纯绛鲜泽,神昏者乃邪传包络,宜清营解热,通窍开闭。又苔黄垢腻口气臭秽,常因伤食积滞,湿郁化热,阻于肠胃,于清降里热中合化浊导滞兼泻腑热。

黑苔有寒热虚实之异,黑而滑者,内有寒痰,身无大热大渴者,须用辛温通阳化浊；黑苔薄润或灰色，舌质淡白，此为阳虚寒凝，亟需姜附温阳，桂苓化饮为法。苔黑而燥，或起芒刺，舌质红赤，乃邪实热甚，若腹满痛而拒按，为腑实热结，亟需三承气攻泻实热；若苔黑干燥腹不胀满，里无实结，是津液耗竭，又宜大剂凉润滋阴。寒热虚实当须明辨，毋犯虚虚实实之弊。又有食酸而色黑，称"染苔"，与病无关，不可混淆。

小儿舌质淡白者，为心脾虚寒，气血不足，正虚为本，至其变化，必当参合脉证。舌质淡白，脉神尚可，虽有邪热病证，宜轻清邪热，忌用苦寒削伐，以伤气血耳。幼儿体弱，每见热盛伤阴，或阴损及阳，常见舌红倏忽转淡，此时亟需扶阳，几微之间，辨之须清。而吐泻烦渴，舌淡白者，非用温补不可也。

上述仅举望舌经验之大纲，临床变化虽多，若能明理，撮其大纲而随证应变，自可类推隅反也。

（七）察其体相，知儿强弱

从体相来说，婴儿头角丰隆，髓海足也。脊背平满，脏腑实也。腹皮宽厚，脾胃强也。耳目口鼻，七窍平正，形象全也。而脾足则肉实，肝足则筋强，肾足则骨坚，哭声清亮为肺气壮，笑音正常为心气足。他如发泽而黑，气实血足；肌肉温润，营卫调和；肾囊坚小，根株固也；溲清便滋，里气和也。上述形象，多为无病易养。

反之，颅破项软，阳衰于上；腨小脚蹬，阴衰于下；面白不华，青筋散露，发稀色枯，鼻孔干燥，两目细小，唇缩流涎，哭声短涩，种种不足，必多病而难养。以上为辨其寿夭之体相也。

（八）视其病相，辨别病邪

病相为发病时所表现的不同形症和病态。每一种病变，当其发病的过程中都有其不同的形态显露于外，医者就能从其所表现如何来分析判断其病情的进退，随机处理，以达到治疗目的。

譬如麻疹，其发病初期，目泪汪汪，发热咳嗽，喷嚏鼻涕，虽然颇似伤风感冒，但另有特点。即牙龈上必见红赤，间有白色乳头点，则确为麻疹已无疑义。此法比观察咽峡的麻疹黏膜斑尤为便捷。其次是布点的部位如何，可知其顺逆。如果头部疹见而两颧苍白，必非顺证，就须慎重考虑了，不可因形态暂且尚安而忽略。

又如发热惊厥，为小儿所常见者。但同为惊厥，而病变不同，就须根据外

部形症分析判断。如厥时项强囟凸，应考虑脑膜炎、流行性乙型脑炎等分别辨治。如厥后如常，此为幼儿不耐高热，引起中枢神经的反应所致；中医认为素有风痰，受邪激发，此为发热性惊厥症。虽无大碍，但应治疗，免其再作。至于无热而厥，痰声辘辘，时发时止，发无定期，此为痰痫，治应豁痰制痫，失治则将时发不已。

再如小儿疳积，色必枯萎，体必羸瘦，食欲不振，或口馋喜嗜另食，或喜食异物，或腹满便泄，或面现虫斑，或发如枯穗，拔之即起；重则两目遮翳，或走马牙疳，那就比较难治了。

又如初生儿目黄肤黄，小溲亦黄，名曰胎黄。有三种情况，一种是生理性黄疸，不药可愈。另有二种病理性的，其一属阻塞性黄疸，除目黄、肤黄、尿黄外，尚有大便色白如陶土，而无肝脾肿大；其二属溶血性黄疸，见目肤尿黄，并有贫血，可有急性发作现象，发则见智力鲁钝。这种胎黄在治疗上较为困难。

小儿泄泻，最为常见。急性泻下多兼呕吐，每易伤津(脱水)，可见眼眶凹陷，囟门低陷，哭而无泪，烦渴不安；此时病情严重，亟须救治为要。另有乳儿，生后泄泻，持续3～5个月不愈，但无失水现象；只见神情软慢，或眼皮下垂，他无严重变化。此往往与母乳有关，为乳母患有隐性脚气病之故。即应断奶，人工喂养，其泻可愈。

以上所述，仅为儿科望诊中之部分，要在医者明其理要而于临床中举一反三也。

四、调治儿病，毋忘脾胃

脾胃在小儿生理、病理上都起到十分重要的作用，历代儿科名家对小儿脾胃学说的认识和运用，有着十分精湛的见解和丰富的临床经验。董廷瑶在总结前人的经验上，结合80多年的临床经验，提出“调治儿病，毋忘脾胃”学术观点，形成了一套对小儿脾胃病的独特认识和治疗方法。并根据其特性，通过运用调治脾胃的方法，达到治愈其他脏器疾病之目的。这些经验对于指导我们对小儿脾胃的认识和疾病的辨治，起到了十分重大的作用。

(一) 对小儿脾胃在生理与病理上的认识

1. 生理特点　小儿为纯阳之体，生机蓬勃，发育迅速。表现为阳常有余，而阴常不足。不足者表现为天癸未至，肾水不足，所谓“五脏六腑成而未全，全而未壮”是也；营阴精微，供不应求。而营阴之精微，全赖脾胃之生化功能。小儿脾胃本弱，加之营养需求较成人为大，因此从根本上决定了小儿脾胃功能在生理上的重要性，《素问·经脉别论》曰：“胃为先天之本，脾为后天之本。”“饮入于胃，游溢精气，上输于脾，脾气散精，上归于肺，通调水道，下输膀胱，水精四布，五经并行，以为常人。”进一步说明人体的脏腑、经络、四肢百骸的营养物质，全赖胃的升降、脾的运化的正常生理功能。

2. 病理特点　“脾常不足”的生理特点是小儿病理特点的基础，不足的直接因果，可产生在脾胃运化的虚实上，如《小儿药证直诀·五脏所主》云：“脾主困，实则困睡，身热饮水，虚则吐泻生风。”它包括了小儿脾胃病、胃热迫盛、乳食停滞、脾为湿困等实的一面，又包括了脾胃虚弱、运化失健的一面。因之小儿若乳食不节，喂养不当，或过食炙煿厚味生冷，伤碍脾胃，运化失司，升降失调，停留肠胃，形成积滞；脾气不足，虚而及肺，脾肺气虚，卫外不固，虚邪贼风，虚而乘之，致外感之疾，反复易生；运化失司，湿从内生，聚而为患，合污下之则为泄，泛于肌肤则为肿，上储于肺则生痰，阻而碍气则为胀……凡此种种，皆说明小儿脾胃功能在病机转归上，起着重要的作用。万密斋有云：小儿“脾胃壮实，四肢安宁；脾胃虚弱，百病蜂起”。

结合前人之经验，他提出了：小儿“先天强者不可恃，若脾胃失调仍易病；先天弱者勿过忧，若调摄（脾胃）适当强有望”。并以此作为指导思想，贯穿于临床之中。

（二）小儿脾胃病的辨证特点

小儿脾胃病的辨证特点，归纳起来主要有以下几个方面。

1. 脾气不足　脾为后天之本，气血生化之源，又是维持人体生命活动的最基本物质。若脾胃虚弱，生化无源，可导致其他脏腑经络发生病变，其主要表现症状为：面白无华，短气懒言，乏力少食，舌苔薄白，便泄不化，小溲清长。

2. 脾阳不振　脾阳有促进脾气将水谷精微升散、遍布全身和温煦的作用。因此脾阳虚常致脾运乏力，失于温煦而水湿停滞，其主要表现症状为，面白无华、四肢不温、多汗、小溲清长，或见下利清谷，或见痰饮不化，肌肤水肿。

3. 水湿停滞　胃主受纳为水谷之海，脾主运化水湿，若脾胃健和，则水谷熟腐而化生气血，营养全身。若为外邪所伤，饮食不节，调护失宜，以致脾胃受损，则谷反为滞，水反为湿，精华之气，失于输化，反致合污下降而作泄泻。其主要表现症状为：多见泻下如水，无臭味，次数较多，小溲短少，舌少薄白或薄腻。

4. 升降失司　脾胃为升降枢纽之轴心，东垣指出，人体气机运化斡旋，效象天地，其中又以阳气之升腾最为重要，所谓“阳气升于天，则各安其分”。此亦即“春气升则万物安”。又谓“脾胃既虚，不能升清……清气不升，浊气不降”。所以脾胃一虚，常致升降失司而清浊不分。主要表现症状为，泻下稀绿，次数较多，小溲短少，口干或喜饮，舌红薄偏干或苔薄黄。

5. 乳食积滞　喂养不当，乳食不节，碍阻脾胃，运化失司，在上(胃)则可逆而吐；在下(脾)则可滞而利。主要表现症状为：纳少吐恶，脘腹胀满，或便下酸臭不化，舌苔厚腻。

6. 脾虚痰恋　“脾为生痰之源，肺为储痰之器。”若脾失健运，则肺失所养，水谷不化精微，反致聚湿而为痰。主要表现症状为：咳嗽痰多，迁延不愈，面白无华或萎黄，纳谷不香，自汗乏力，便下松软，小溲清白，舌苔薄白。

7. 肝脾不和　从“五行”木可克土，亦可侮土，肝性喜疏泄条达，其气机通畅，则有帮助脾胃消化的作用，故肝气郁结，最易克伐脾胃；反之脾胃虚弱，或阳气不振，则木亦可虚而乘之。其主要表现症状为：犯胃则脘痞不舒，恶心吐酸，纳谷不香；克脾则腹满短气，利则感舒，便溏不爽；乘脾则腹痛绵绵，日久不愈，时有气聚，按之不痛。

（三）治疗原则

以其小儿“脾常不足”的特点，治疗原则应该以“和”与“运”为主，即“胃以和为贵，和则生气；脾以运为重，运则生津”。所谓和者，即根据疾病的变化取其不偏不倚、中和之义，始终注意维护胃气，如《景岳全书·和略》曰：“和方之剂，和其不和者也，凡病兼虚者，补而和之；兼滞者，行而和之；兼寒者，温而和之；兼热者，凉而和之，和之义为广矣。亦犹土兼四气，其中补泻温凉之用，无所不及。务在调平元气，不失中和贵也。”运即动也，脾以运为健，健则精微输送，肢体强壮。故临床有清而运之、消而运之、补而运之等，无论虚实，运则可消，运则为健。在这种总体治疗原则思想指导下，临床则可运用有度。如健脾益气法，用于因脾气虚引起的如泄泻、贫血、营养不良等疾病，常用方有异功散、参苓白术散、补中益气汤、当归补血汤等；柔润和胃法常用于胃阴不足，或热病后期,阴津受耗者,常用方如益胃汤、沙参麦冬汤、增液汤之类;疏肝理脾法,用于肝气犯胃(脾)引起的脘腹疼痛诸症,如胃炎、胃溃疡、肠系膜淋巴结炎等,常用方有四逆散、越鞠丸、逍遥丸、柴胡疏肝饮之类;健脾祛湿法,用于因脾虚水湿停留所引起的泄泻、水肿等症,常用方如五苓散、实脾饮、黄芪防己汤之类。凡此种种临床可举一反三,通而用之、变而化之。

(四) 注重胃气,量证施药

小儿生理和病理现象,决定了小儿脾胃功能在生长发育和疾病转归上的重要性,因此在临床诊断与治疗中必须时时注意脾胃之气,并把它始终贯穿其中,正如何梦瑶时所言"治病莫忘脾胃"也。

1. 维护胃气,中病即止　小儿生生之气,犹如草术方萌,娇嫩无比,察儿用药,万勿轻施过量之剂,以伐生生之气。《内经》有言:"久而增气,物化之常;气增而久,夭之由也。"盖药之气味,治之缓急,出乎医之调燮。而胃中清纯中和之气,唯由谷肉豆蔻菜相宜,即参术苓草,亦有偏性,此先哲之格言也。病有新久,新则势骤,治宜重剂,久则势弛,宜调以轻理;在内外邪气已退时,药只间服,而以饮食养之,此其中有缓急之意存焉。若服药过度,反伤胃气,病益绵延难愈。钱乙有云:"药必对证,中病勿过疾也……虽有可攻者,犹不可犯其胃气也。"所谓用药"有病则挡,无病则伤",即为此意也。

因此对一些急性实热性疾病的腑实证,苦寒攻伐之承气辈,常常是速用速止,点到为止,不犯虚虚实实之虞,以防变生他病。而对常证的治疗中更是注意维护胃气,如外感热病兼积则消,热病中后期阴津耗伤者,无积则和,虽辅以一二味药,常可使疾病有好的转归。

2. 胃气盛衰,判病转归　人体的五脏六腑,四肢骨骸皆有赖于脾胃之气的充养。脾胃之气充盛,则五脏俱荣;脾胃之气虚衰,则五脏俱败。故凡治疗,从维护胃气到判断胃气盛衰,对病机的转归及治疗方向都是十分重要的。如吴澄在《不居集》中云:"凡察病者,必先察脾胃强弱,治病者必先顾脾胃勇怯;脾胃无损,诸可无虑。"

较之临床,大凡疾病发生发展过程中,其胃纳正常者,大多病较轻或向好的方向发展;若胃纳不振、药之少效,则大多病情较重或向差的方向变化。如果较好地掌握胃气的情况,再结合疾病的发展,对于判断预后,制定治疗对策,将起到积极的意义。

案 21

如曾治一重症泄泻婴儿，由于泻已经月，日泻无度，其形已是骨立肉削，西医对症治疗无以显效。其症可见舌红少苔而干，哭目无泪，精神萎靡，大便稀绿，日十多次，小溲短少，一派伤阴之象，理当施以酸甘化阴之剂，如乌梅、石榴皮、太子参、生扁豆、怀山药、生甘草、荷叶之类，但药入即吐，病已气阴两亏，虚不受药(食)，胃气将绝之症也。“有一分胃气，便有一分生机”，急以扶胃生气或有转机，乃用野山参一味另炖，少量频服以扶元，另用怀山药 50 g 煎汤代茶以护胃，味少药重，力专扶元和胃，使其受之不吐。2 日以后，胃气渐苏，病得转机，再以按证调治，若是危重之证，终得挽救。此一以判断正确，二以用药精而明了也，如此功底，非一朝一夕可得也。

3. 邪退正虚，调补脾胃　由于小儿有“诸病从脾胃而生”的特点，所以后世医家将其发挥为“调脾胃即是安五脏，安五脏即是调脾胃”的理论，钱氏亦指出：“小儿久病，只以补脾胃为主，补其正气，则病自愈。”此种观点，合之医理、宜之(小儿)生理，更适之临床，何者？生化源也。所以大凡正虚邪恋或邪退正衰，疾病后期，均多以调理脾胃为主，这一是对于正虚邪恋者，通过调扶脾胃，使正气充盈，以正遏邪，使病速愈；二是病后正虚者，使胃和生气、脾运生津，水谷精微布诸脏，得到康复；三是脾健则肺强、营卫和，从而促进自身之免疫功能，达到“正气存内，邪不可干”之目的。

如临床上对湿热型泄泻或伤阴泄泻的恢复期，多以健脾运津为主，常用方如钱氏七味白术散；积滞泄泻，积去以后更是以健脾益气之异功、参苓白术等为主。湿热型胃炎、胃窦炎湿热一去，气机通畅，亦当以调理脾胃之异功、香砂六君等。热病后期者，其阴津必伤，故在养胃生津的同时，常加用生怀山药、生扁豆、太子参之既生津益胃，又健脾气之类药物，其意亦为脾健津运也；小儿肺炎以后，其肺气必伤，若不予以调理，每致感邪则发，临床并不少见，故此类患儿，更需其病愈后再以调补脾胃，益肺固表，脾胃一健，肺气自壮，外邪少干，肺炎安生。同样对易感儿者，在其缓解期，非以健脾益气不可胜，临床不多枚举，全在于医者意也，举一反三而运用之，则自益匪浅。

4. 用药轻灵，润燥得宜　小儿脾胃嫩弱，清代吴鞠通在《温病条辨・解儿难・儿科总论》中指出：“其用药也，稍呆则滞，稍重则伤，稍不对证则莫知其乡也，转救转剧、转去转远。”所以董廷瑶在小儿用药六字诀（轻、巧、简、活、廉、效）中以“轻”字居以首位。意在轻清、贵在平和、终以不伤胃气为原则。

所曰之“轻”，其意有二，一为处方应轻，如外感风寒，表实麻黄汤、表虚桂枝汤，一以散寒，一以和营，则邪去表和，其热自解。如是感受风温风热，则桑叶、薄荷、荆芥、防冈、连翘之类，清凉解肌、疏风即可退热也。此轻可去实之轻也。常见寒闭热盛而厥者，此因高热而不胜任也，不可遽投镇惊之品，反能引邪入里，因其病在太阳，必须解表，方为正治（流行性乙型脑炎、脑膜炎之类，则须另法治之）。二为用量宜清，小儿脾胃娇嫩，金石重镇，慎需考虑，药量过重，亦犯胃气，因小儿生长发育全赖脾胃生化之源，况百病以胃气为本。胃气一耗，胃不受药；病既不利，抑且伤正，因此根据其病情，轻重适宜，以不影响胃气为必要也。

所谓润燥得宜，是以调理脾胃而言，调理者，通补、润燥，调配适宜。盖脾胃之性，一方面生气血而藏营阴，另一方面健运不息，而输布精微，因此调补脾胃不能呆补、蛮补，而应在益气滋营的同时，佐以理通助运之品，故在调补脾胃诸方中，参苓白术之辈为所常用，对补养脾阴的山药、扁豆、薏苡仁等，以属谷物，气味甘淡，深合脾胃本性；而在养胃法中，以石斛、天花粉、扁豆、谷芽与陈皮、枳壳、佛手、香橼的润燥相互，使胃得润而气得和也。

根据以上的学术思想，我们结合应用于临床，起到了十分明显的效果。如小儿霉菌性肠炎，多为余热缠绵而阴津已伤的特殊机制，运用升清运脾法（书中另有介绍），既有抑菌作用，又有调节肠道功能效果较快；对脾气已虚而导致痰饮不消的肺炎、气管炎及肺脓疡迁延难愈者，用培土生金法，促其化源，使痰饮自消，肺金得安；小儿过敏性紫癜的主要机制多为脾胃之湿热内伏，复外触新邪所发，故用清脾化湿为主，兼以辛凉疏风，不但可使紫癜消退较快，且不易反复；小儿高热惊厥之发，虽多与痰、热、风有关，但其根本仍为脾气不足，不足者一则痰恋难消，二则脾肺气虚，卫外不固，易屡邪侵。故该病的治疗根本以调补脾肺之气为目的，则可使惊厥易发特性得到根治与减轻。凡此种种，临床不胜枚举，全在于医者明辨而治用之也。

五、外感热病，择途逐盗

中医治疗外感病，有众多的辨法和治则，且效果明显。我们根据热病的发病规律，结合多年的临床经验，总结出对外感热病的治疗，必须以择途逐盗为急。

中医治疗外感热病理法有二：一是为病邪找出路，一是给患者存津液。病邪初入，当汗时而汗之；邪热传里，当下时而下之；湿热阻滞，当渗利时而渗利之，都是给邪以出路，使邪毒排除后，表里得和，津液自保。临床救治小儿多种热病急症，既从伤寒六经分辨，又自三焦温病论治，使识病有定法，疗疾有主方。若感证高热，邪自外入，初起邪在肌表，强调祛邪安正，譬如盗至人家，近大门则驱从大门出，近后门则驱从后门出。均是宗《经》旨“其在皮者汗而发之”“其在下者引而竭之”“开鬼门”“洁净府”给病邪以出路。诸如高热惊厥、麻疹、流行性乙型脑炎等不同热病以发汗、攻下、利尿、涌吐，甚至发疹布痧、痘症引浆等不同方法都是给邪毒以出路。临床上更有见伤寒蓄血证用抵当汤、桃核承气汤，则是取“血实宜决之”之《经》旨；小儿口腔溃疡用导赤散令小肠之火从小便出，齿龈红肿，大便实者，酌加大黄，此为上病下治之泄热法。伤寒热病若治不及时，邪传三阴，如贼已逼近寝室，倘能由阴转阳，回归阳明，不失时间则仍可驱以后门出，故曰三阴亦有可下之证也。热病的“开门逐盗”是以不令病邪深入，若祛邪不给出路，关门与之斗，即或贼败，能不损及器皿（脏气与正气）？设或不胜，必两败俱伤，甚或反被贼害，祸莫大焉！所以我们认为治疗热病切莫关门杀贼，必须以逐之矣。

第二节 王霞芳学术思想

王霞芳研读中医经典，尤重视《内经》的“整体观”“天人相应”“阴阳五行”理论和“治病求因”“辨证论治”的法则；擅以伤寒与温病学说为核心，融会贯通，临床诊治小儿各型热病得心应手，享誉海上；崇尚李东垣的《脾胃论》学说思想，擅治小儿呼吸道疾病和脾胃病，尤以小儿厌食及婴儿吐乳等顽症，创用外治内服的诊疗特色，取得佳效，获得了多项科研成果。

一、注重经典，擅用经方

王霞芳学医始于研读经典医著，推崇“四大经典”、《小儿药证直诀》《脾胃论》及《幼幼集成》等医典，这些医籍的精读，奠定了她在治儿科病中“辨证推理论治”的理论特点。在临床选方用药方面，擅用经方，取得佳效。尤其推崇钱乙、张仲景、叶天士、吴鞠通、李东垣等医圣方论，认为是指导临床的非常简洁实用的方书。熟谙名方桂枝汤、柴胡剂、五苓散、泻心汤、导赤散、泻白散、异功散、六味地黄丸、补中益气汤、清暑益气汤、二陈汤及其类方等，王霞芳认为此类经方药味精简，力专效宏，从古至今临床运用广泛，效验甚佳，治病救人良多。同时指出明清时代也有不少验方。经过临床数百年实践应用提炼总结，证实其疗效确切，功可等同于古代经方；又指出善用经方并非唯经方是用，当灵活变通。王霞芳常告诫学生：为医者尤当注重临诊"辨证求因，推理论病，病证结合，审因论治"，不拘泥，不硬套。切忌一方到底，病变法亦应随之变，选方用药应随病证变化及时更换加减，药味不宜多，药量不宜重，所谓儿科用药"清轻为善"。

二、治病求本，辨证施治

王霞芳认为：中医学具有独特的理论和治疗体系，突出特点之一就是辨证论治。《医宗必读》言："治病必求于本，本之为言根也，源也。世未有无源之流、无本之木，澄其源而流自清，灌其根而叶乃茂，故善诊者，必责根本。"指出病本又分"病因之本"和"体质之本"，认为疾病的发生必有其因，病因不同，体质不同，疾病的发展过程、诸多症状也不同，则治法不同。通过辨证分清病因、病变本质、发病部位、邪正关系及疾病发展过程中症的变化，结合患儿的体质类型，才能制定出正确的治则、方药，才是中医辨证论治的目的。同时现代社会发展迅速，儿童的疾病谱也有很多改变，治则方药亦应随之而变，方能达到病愈速效之的。

王霞芳指出：在辨证过程中还必须加以"推理论病，推理论治"，尤其应注意同一疾病在不同的病程阶段，可以出现不同的症状；而不同的疾病在病情变化过程中亦可能出现同样的症状，临床应遵循"同病异治，异病同治"的法则。

三、肺脾同病，健脾为要

王霞芳在儿科临床诊治上注重小儿的生理、病理特点，崇尚李东垣"脾胃内伤，百病由生"的论点，深谙小儿稚阴稚阳之体，形气未充，故脏腑娇嫩，成而未全，全而未壮。初生之儿脾运力弱，需在生长发育过程中不断地充实，加之小儿机体生长发育迅速，生长越快，营养的需求量相对越大，则脾之运化更显不足。肺脏全而未壮，主气功能未健，故肺脏娇嫩，宣肃不利，抗病能力差，加上小儿寒暖不能自调，饮食不能自节，故易为外邪六淫所侵；或由饮食内伤，往往外邪直犯，脾肺同病，或脾病及肺，或肺病及脾，故临床发病方面，也以肺、脾二脏疾患为多，表现为反复呼吸道感染、哮喘、肺炎、厌食、泄泻、营养不良、生长缓慢等症。她谆谆教导诊治小儿病应先察其脾胃之厚薄，正邪虚实，处方遣药则须时时顾及脾气胃阴，祛邪而不伤正。总结提出治疗小儿呼吸系统疾病“治肺为先，脾肺同治，健脾善后”的观点和分期分证治疗法则。她根据“正气存内，邪不可干”的中医理论，强调病情控制的后期，尚需益气健脾善后的重要性，提出“脾肺同治，健脾为要”的强身御邪防身，治未病学术观点。用药贵在轻灵，贵在平和，中病即止，切忌峻药过剂，毋犯胃气，免伐生生之气。

四、培土生金，杜痰为本

反复呼吸道感染、支气管炎和哮喘常与患儿肺脾阳气虚弱、痰饮内伏有关，首先应分清标本缓急，治当遵从“急则治其标，化痰通络止咳平喘；缓则治其本，益气清肺健脾杜痰，预防复发；平时调补正气，培土生金，补肾纳气”。反复咳喘患儿，源于肺气本虚，宣肃不利，或因脾胃虚弱，无以生化，终致肺脾俱虚，痰浊内存，咳喘迁延难愈。王霞芳临床注重益气清肺，健脾杜痰防治咳喘患儿，临床上常选星附六君子汤、金水六君子汤或合苓桂术甘汤治疗咳喘痰阻，迁延难愈之患儿，每每获效甚显。

星附六君子汤以党参、白术、茯苓、甘草益气健脾安中；陈皮、半夏燥湿化痰，其中，王霞芳习用橘皮、橘络同用，加强化痰通络之功；胆南星、竹节白附子蠲痰祛饮功效卓著。数药配伍，使痰蠲脾健胃和，肺金得益，能复肺之清肃之令，通调水道之功，使水湿得运，痰浊渐化，咳喘转平，迁延反复之病得以向愈，气道通畅而能御邪，从而达到防病复发的目的。

苓桂术甘汤为《伤寒论》名方之一。方中茯苓淡渗利水，祛痰蠲饮；桂枝温通阳气，以助气化；白术健脾运中，燥湿行水；甘草为使，得茯苓则不资满而反泄满。四药配伍培土健脾，温阳化饮，从而杜绝生痰之源，资助肺金之肃降，故曰“病痰饮者当以温药和之”。王霞芳谓：此方既能化饮平喘，又能健脾杜痰，为标本兼治之方。在咳喘的缓解期，多配合二陈汤、三子养亲汤，以共奏祛饮化痰，培土生金之效。

五、调治儿病，尤重脾胃

《内经》云："饮入于胃，游溢精气，上输于脾，脾气散精，上归于肺。通调水道，下输膀胱，水津四布，五经并行。"提示脾胃乃一身气机之枢纽，脾健胃和，纳化有常，升降有序，共同完成生化气血、运化水谷、输布精微于全身之功能。王霞芳认为脾胃对小儿尤为重要。因小儿脏腑娇嫩，形气未充，水谷精微不但要提供其生命活动所需，还要满足其生长发育需要；故小儿生理特点为"脾常不足"，加之小儿乳食不知自节，冷热饥饱无度，过饱伤脾，饥则伤胃，常使化源不足，日久影响生长发育。所以调治脾胃是儿科的大法。

王霞芳认为：小儿更应慎用医药，药物调理贵在平和。用药祛邪，不可伤及胃气，只要病邪衰去大半，即可改用调理之品。小儿稚阴稚阳，易虚易实，用药稍呆则滞，稍重则伤；而且脏气清灵，随拔随应，用药原则宜顺脾胃之所喜而去其恶，宜健运为本。调治脾胃重在"理脾不忘和胃，调胃不忘健脾"。调补脾胃之虚时，予缓而轻补之法，补中寓清，补中寓通；调脾胃之实时，消中兼补，通中有补；湿证宜燥，但燥中寓濡，利中有滋，使胃津不伤；阴伤宜滋，须滋中潜化，养阴不碍脾，使脾胃燥湿相济。同时，脾气宜升则健，胃气宜降则和，所谓"补脾贵在运脾"。调理脾胃药物的选择、配伍也应轻灵平和，精炼不杂，轻补轻调，选质轻味薄之品，既不损伤正气，又能灵动气机，促醒脾胃，且煎成汤剂后，药味清淡，苦味不甚，患儿易于接受。故多投以性平味甘之品。

第三节　倪菊秀学术思想

一、调治儿病，勿忘脾胃

脾胃为后天之本，气血生化之源。脾胃属土，居中央而溉四旁。脾胃在人身机体中，处于十分重要的地位。

在小儿来说，脾胃显得尤为重要。小儿气血未充，形体未壮，处于生长发育阶段，全赖脾胃充养。同时，又由于藩篱薄弱，脏腑柔嫩，六淫外感及饮食失调都极易引起脾胃疾病，他脏有病，也常累及脾胃，都影响着小儿的生长和发育。因此，在临床上，历代医家都十分重视小儿脾胃。深入研究小儿脾胃的特点，探讨其治法应用，是中医儿科的一大课题。

倪菊秀秉承董廷瑶“先天强者不可恃，若脾胃失调仍易病；先天弱者勿过忧，若调摄适当强有望”的观点，在长期的临床实践中，坚持以脾胃为中心的思想观点，坚持“调治儿病，勿忘脾胃”。对脾胃病的调治是倪菊秀的一大特色。

1. 小儿脾胃的特点　小儿脾胃的特点可简单地概括为“脾常不足”。中医儿科对小儿脾胃的特点是不断深入和逐步完善起来的。早在隋代《诸病源候论》就提出“小儿肠胃嫩弱”的论断；唐代《千金方》则在小儿的哺养保育和疾病防治等方面，十分注意扶助脾胃的生生之气，为后世医家对小儿脾胃特点的认识，提供了宝贵的经验。宋代钱乙的《小儿药证直诀》更是对小儿脾胃提出了许多原则性的认识，为后世医家提供了宝贵的经验。金元时期的朱丹溪在《丹溪治法心要》中提出“乳下小儿，常多湿热、食积、痰热、伤乳为病，大概肝与脾病为多”，并提出“肝常有余，脾常不足”的论断。

明代万密斋是有名的儿科医家，著有《幼科发挥》《育婴家秘》，他在总结前人经验的基础上，对小儿的五脏特点进行了比较全面的研究，提出了小儿五脏有余不足论，即肝常有余，脾常不足，心常有余，肺常不足，肾常不足，高度概括了小儿的五脏特点。关于“肝常有余，脾常不足”，《幼科发挥》中说：“云肝常有余，脾常不足，此却是本脏之气也。盖肝乃少阳之气，儿之初生，如木方萌。乃少阳生发之气，而渐而壮，故有余也。肠胃脆薄，谷气未充，此脾所以不足也。”小儿处于生长发育阶段，生机蓬勃，对水谷精微的需求十分迫切，这就全赖后天为之资养。然而，小儿脏腑娇嫩，成而未全，全而未壮，脾胃功能尚未完善健全。这就形成了脾胃功能嫩薄和机体对水谷精微需要迫切的矛盾状态，小儿这种脾胃处于“常不足”的状态是小儿脾胃的基本特点。此外，“儿之初生，脾薄而弱，乳食易伤，故曰脾常不足”（《育婴家秘》），“小儿肠胃嫩弱，因解脱逢风冷，乳哺不消，而变吐利”（《诸病源候论》），说明脾胃常因乳食、风冷等外邪侵袭而受伤。然而，小儿脾常不足的状态不是静止不变的，不是停留在一个水平上，它总在不断向健全完善的方向发展。在临床上，各种阻碍脾胃功能的因素被消除后，脾胃功能很快就会恢复。

因此，倪菊秀认为小儿脾胃的特点为“脾常不足”，其具体含义包括三个方面：一是脾胃功能嫩弱，常常不能满足机体对水谷精微的需要；二是脾胃容易受损，出现功能障碍；三是脾胃功能不断完善。

2. 小儿脾胃病的常见病理类型　在长期,大量的临床实践中,倪菊秀把小儿脾胃病的常见病理状态归纳为以下几种类型。

(1) 外邪未清:小儿肺卫不足,藩篱不固,容易遭受风热之邪或者风寒之邪侵袭。此时往往由肺及胃,影响脾胃的运化功能,临床表现为恶心,呕吐,纳谷欠佳,大便泄泻;或者外邪大去,余邪未尽,咽喉红肿,纳谷欠佳,大便干结,时有呕恶。临床以风热未尽较为多见。

(2) 胃肠积滞:小儿"脾常不足",容易受伤,脾胃运化失常,水谷不化,积滞胃肠。临床表现为纳呆,腹胀,嗳腐吞酸,口气秽浊,大便臭秽,腹泻不消化食物,夜眠不安,舌苔厚腻。积滞日久则化热,表现为低热、夜热、五心热、烦躁、汗多等。饮食停滞日久,水反为湿,谷反为滞,致使湿浊内停,更加影响脾胃的运化功能。

(3) 水湿内停:脾喜燥恶湿,水湿内停,脾运受困。临床表现为纳呆,腹胀,大便稀软,涎多,易呕恶,舌苔厚腻。

(4) 湿热阻滞:水湿内停日久,化生湿热,或者咳喘后期,咳嗽虽减,湿热不退,或者恣意饮料,湿热内生。临床表现为纳谷减少,口气热浊,口唇红干,手足湿热,大便或结或溏,喜饮不多,舌质红,舌苔黄、腻。

(5) 肝脾不和:如今独生子女多,家庭期望值高,学习压力大,娇生惯养,性情急躁。心肝火旺,横逆犯胃。临床表现为纳谷减少,任性急躁,时有腹痛、胃脘不适,大便干稀不调,夜卧不宁,舌边红。

(6) 脾胃虚弱:小儿"脾常不足",素体禀赋薄弱,或者大病久病之后也可以影响脾胃,致使脾胃虚弱。临床表现为食欲不旺,面色不华,形瘦乏力,食则腹泻,四肢不温,口唇淡白,舌质淡,苔薄白,脉象沉细。

(7) 胃阴不足:胃为燥土,喜润而恶燥。临床表现为口干喜冷饮,口唇红干,五心烦热,盗汗,纳谷不多,大便燥结,舌苔花剥或舌光无苔。

以上各种表现类型常常交织在一起,使病情错综复杂,其中单纯的脾胃虚弱和胃阴不足型临床比较少见。

3. 小儿脾胃病的治疗方法

(1) 外邪未清的治疗方法:对于风寒未清引起呕恶、吐泻、纳谷欠佳者,可以选用藿香正气散加减治疗:藿香,佩兰,紫苏梗,厚朴,陈皮,茯苓,山楂炭,炒谷芽,炒麦芽,鸡内金,木香等。对于风热未清引起者,可以选用金银花,连翘，射干，蝉蜕，芦根，炒竹茹，生谷芽，生麦芽等。

（2）胃肠积滞的治疗方法：胃肠积滞病程较短、病情较轻者，可以用保和丸治疗：山楂，神曲，半夏，茯苓，陈皮，莱菔子，连翘。病程较长，病情较重者，可以用枳实导滞丸消积导下：大黄，枳实，神曲，茯苓，黄芩，黄连，白术，泽泻。积滞日久，湿浊内阻，内蕴化热，可以用胃苓汤加减治疗：厚朴，陈皮，苍术，白术，茯苓，泽泻，大腹皮，神曲，麦芽，山楂，藿香，甘草等。积滞化热，加连翘、黄连等；热伤胃阴，加知母、地骨皮等；热扰肝旺，见急躁易惊，睡卧不宁，加夏枯草、菊花、桑叶等。

（3）脾湿的治疗方法：对于脾为湿困引起的呕恶、泄泻、腹胀、纳呆、痞满不适、舌苔厚腻等症，常用平胃散进行治疗，苍术，厚朴，陈皮，甘草；痰湿较重，伴有呕恶或者咳嗽者，可以用二陈汤治疗。对于舌苔白腻，舌质淡，显有寒象者，可以用五苓散进行治疗：猪苓，茯苓，泽泻，白术，桂枝。对于湿邪秽浊，壅滞中焦，脾为湿困，脾失健运者，临床症见嗜睡困倦，头身困重，不思饮食，呕恶泄泻，烦闷不适，舌苔厚腻，可以用藿香正气散加减治疗。对于湿热内阻，困遏气机，脾湿不运，酿成黄疸、泄泻、纳呆、呕恶等症，可以用甘露消毒丹进行治疗；对于湿热严重者可以用茵陈蒿汤进行治疗。脾湿久困，脾气受损，导致脾湿不运，虚实夹杂，临床常用钱乙白术散治疗：人参，白术，茯苓，甘草，藿香，木香，葛根；或者用参苓白术散治疗：人参，白术，茯苓，扁豆，薏苡仁，山药，莲子肉，桔梗，砂仁，大枣，甘草。二者均为健脾除湿，消补兼施的方剂。从目前临床来看，脾湿的各种类型中，兼寒的少，兼热的多。

（4）胃热的治疗方法：胃喜润恶燥，对于胃热，根据不同的情况有不同的治疗方法。单纯胃热炽盛，可以用石膏，知母，芦根；胃热兼腑气不通，大便秘结，可以用枳实，芒硝，莱菔子，瓜蒌仁，牛蒡子等通腑泄热，严重者可以用大黄；胃热兼胃气上逆者，可以用温胆汤：竹茹，枳实，半夏，陈皮，甘草，生姜，大枣等；胃热伤阴者，可以用沙参麦冬汤：沙参，麦冬，天花粉，玉竹，扁豆，甘草，桑叶。

（5）肝脾不和的治疗方法：肝脾不和常用疏肝理脾法，常用四逆散、逍遥丸加减治疗。

（6）脾胃虚弱的治疗方法：一般的脾胃虚弱，可以用异功散治疗，人参，白术，茯苓，陈皮，甘草。对于脾胃虚寒之证，症见四肢不温，脘腹冷痛，喜按喜暖，面色不华，不思饮食，下利清谷，舌淡苔薄，脉细沉，可以用理中汤治疗：人参，白术，干姜，甘草；或者黄芪建中汤：黄芪，桂枝，白芍，大枣，甘草，饴糖。

(7) 胃阴不足的治疗：常用的养胃阴的方药有益胃汤：沙参，麦冬，生地，玉竹，冰糖；或者沙参麦冬汤：沙参，麦冬，天花粉，玉竹，甘草，桑叶，扁豆。胃阴不足见效缓慢，需要治疗的时间较长。

正如临床病理表现类型不是单一，而是错综复杂的一样，其治疗方法也不是单一的，通常是几种方法交织在一起的，需要认真辨证，灵活运用。

4. 注意事项

(1) 小儿脾胃嫩弱，攻补不宜太过。小儿脾胃嫩弱，用药不宜太过，中病即止，不能既伤于病，再伤于药，故钱乙说："小儿易虚易实，下之既过，胃中津液耗损，渐令疳瘦。""小儿之脏腑柔弱，不可痛击……凡有可下，量大小虚实而下之。"我们董氏儿科强调，小儿处方，用药味数不宜太多，每味药用量不宜过大。

(2) 小儿脾胃生气旺盛，宜助运而不宜壅补。小儿肺脾肾不足，易于受病。影响小儿脾胃的致病因素主要是外感六淫和内伤饮食。因此治疗首当祛除影响脾胃的致病因素。致病因素祛除之后，由于生气旺盛，脾胃功能会很快恢复过来。如果滥用补脾之品，甘厚壅中，反易使嫩弱的脾胃负担加重，妨碍正常的运化功能。

(3) 五脏以胃气为本，五脏有病，慎勿犯其胃气。护胃气在儿科疾病的治疗中占有很重要的地位，补则勿滋腻碍胃，泻则勿犯其胃气。必要时根据病情，可适当选用一些养护胃气之品。对于一些疾病的后期，尤其是呼吸道感染后期，由于很多抗生素会影响肠胃功能，很多患儿出现纳谷减少，此时皆可调养脾胃，以助疾病康复。

(4) 良好的饮食和生活习惯也是重要的一环。包括饮食定时，定量，不偏食，不挑食，荤素搭配，不吃太过寒凉或者辛辣食物，食物烹煮熟透以利于消化吸收。注意防寒保暖，腹部和双脚不要受凉。另外目前很多家长担心小儿吃不饱，总是想方设法"塞"点东西进去，甚至强行喂食。其实这是非常不恰当的做法，保持适度的饥饿感对维护小儿的脾胃功能非常重要，即所谓的"若要小儿安，须有三分饥和寒"。这些生活细节对于顾护小儿脾胃功能亦是重要的一环。

二、肺脾同治

肺脾同治是倪菊秀另一个重要的学术思想，肺脾同治思想是“调治儿病，勿忘脾胃”思想的延续和具体化。

肺系和脾系疾病在小儿的发病中占有很大的比例，其中尤其以肺系的外感占小儿发病率的首位。因此，肺脾两脏疾病的治疗非常重要。然而肺脾之间生理上密切相关，病理上也相互联系。由此，倪菊秀提出了“肺脾同治”的思想。

脾主运化，输布津液，是机体气血生化之源，肺主气司呼吸，宣发肃降，通调水道。脾肺之间的关系体现在气和津液的生成输布代谢方面。机体气的生成主要依赖于肺的呼吸功能和脾的运化功能，肺所吸入的清气和脾胃运化的水谷精微是组成气的主要物质基础。在津液的代谢方面，肺的宣发肃降和通调水道，有助于脾的运化水液功能，从而防止内湿的产生；而脾的输布津液，散精于肺，不仅是通调水道的前提，而且也为肺的生理活动提供了必要的营养。

在病理状态下，若脾气虚弱，引起肺气不足，并且因为不能更好运化水湿，导致肺内水湿不化，凝聚成痰，痰阻于肺，影响肺的宣发肃降。肺病之初，风寒或者风热内客于肺，肺失宣降，影响脾胃的运化和升清降浊，患儿出现纳谷减少；肺病后期，痰浊内生，困遏脾阳，影响脾胃的运化功能。此时患儿表现为纳谷不香，咳吐痰涎，呕恶不食，舌苔厚腻；疾病末期，正邪相争日久，肺气耗伤，子盗母气，由肺虚累及脾虚。

我们反观临床上那些容易呼吸道感染的患儿，多半都伴随着饮食障碍。而那些饮食良好的患儿，即使生病了，也疾病轻浅，并且更容易康复。

“肺脾同治”思想更强调的是在对小儿呼吸道疾病治疗的同时要注意维护脾胃的功能，同时在反复呼吸道感染的缓解期，通过增进脾胃功能，达到提高患儿呼吸道抗病能力的目的。在疾病初期，风寒或者风热初犯，病势尚浅，患儿表现为恶寒、发热、鼻塞、流涕、喷嚏、咽部不适，很多患儿很快出现食欲下降，治宜解表药中略加消导之品，如银翘散加山楂、谷芽、麦芽、鸡内金等。疾病中期，正邪相争，痰热正盛，患儿咳嗽，咳痰，纳谷减少，甚或呕吐，大便干结或腹泻，在运用清热药物如石膏、知母等时，要视患儿体质状况，不可攻克太过，应中病即止。疾病后期，风寒或风热已去，痰浊或者痰热内恋，临床表现为咳嗽痰多，痰声辘辘，纳少，舌苔厚腻。治疗宜宣肺化痰和健脾化湿。可于二陈汤中加入黄连、藿香、紫苏梗、薏苡仁、莱菔子、扁豆等化湿健脾之品。疾病缓解期，邪去正未复，患儿表现为略咳气微，纳谷减少，夜寝汗多，舌苔淡薄。治疗当补益肺脾，用药可选用六君子汤、玉屏风散加消导之品。在平时，对那些脾胃功能不是很强的患儿要积极调整肠胃功能。在冬季可以选择膏方来进一步增强抗病能力。总之在治疗过程中，我们必须时刻注意顾护脾胃功能。

现代研究发现"肺脾同治"思想是有客观物质基础的。小儿反复呼吸道感染的主要原因是免疫功能的低下和紊乱。研究发现免疫功能的低下紊乱与下列因素息息相关。

一是红细胞的免疫功能。其于儿童反复呼吸道感染中的作用日益受到重视。有学者研究发现，反复呼吸道感染患儿 C_{3b}受体花环率明显低于正常儿童，而免疫复合物花环率高于正常儿童，反复呼吸道感染患儿存在红细胞免疫功能低下的现象。

二是微量元素。机体的免疫功能与锌和铁关系密切。有研究表明，反复呼吸道感染患儿血清微量元素锌、铁的含量明显低于正常儿童，而在补充锌、铁使其恢复正常后，患儿血清 IgG 亚类也恢复正常，同时临床症状也得到缓解。

三是维生素。维生素 A 对呼吸道上皮细胞的分化、保持其完整性和功能的发挥具有重要的作用。维生素 A 缺乏时，呼吸道上皮细胞的生长和修复出现障碍，腺体细胞功能失常，分泌型 IgA 产生不足。

上述的这些因素，尤其是微量元素和维生素显然和人体的消化功能相关，若小儿脾胃功能强健，气血旺盛，微量元素和维生素等营养物质充足，患儿的免疫功能必然会得到提高。在儿童反复呼吸道感染中，肺和脾的相关至少包含这三个物质基础。当然，关于脾肺相关的更多的物质基础还有待于进一步的研究。

第四节　董幼祺学术思想

一、稚阴稚阳，"调扶"为宜

小儿为稚阴稚阳之体，所谓稚者，嫩也，不足也，此为生理之象。而其所产生之“易虚易实”“易寒易热”之病理特点，亦据于此。故调治儿病，当毋忘其生理之特点，众法之中及治疗过程当顾及其本，维护稚阴稚阳，而达到既能愈病又能使其健康成长之目的。

（一）“纯阳”之体，不耐峻补

“纯阳”之说，出于《颅囟经》，论及小儿脉法时指出：“凡孩子三岁以下，呼为纯阳，元气未散，若有脉候，即须于一寸取之，不得同大人分寸。”对于小儿为“纯阳”之体的理解，历代医家不尽一致。《宣明方论》说：“大概小儿病者纯阳，热多冷少。”《医学正传》说：“夫小儿八岁以前曰纯阳，盖其真水未旺，心火已炎。”《幼科要略》说：“襁褓小儿，体属纯阳，所患热病最多。”上述医家多从小儿病理角度对“纯阳”进行了阐述。但是，从《颅囟经》原文，结合小儿的生长发育过程来看，宜从生理病理两方面去认识。

1. 生理方面　“阳”者，为“体阴用阳”之阳，指小儿生理功能活动。“纯”者，一为“纯净”之纯，如王肯堂所说“小儿脏腑未受七情六欲之攻，未经八珍五味之渍。”指小儿先天所禀的元阴元阳未曾耗散，其生命活力，犹如旭日之初升，草木之方萌，蒸蒸日上，欣欣向荣。二为“纯粹”之纯，相对于发育未臻完善的形体，生理功能的发挥已是超常，其维持日常生命活动和生长发育所需，已是其稚嫩机体所能发挥的绝大部分功能，较之成人，机体功能储备不足，大有“孤军奋战”之意。例如：小儿肺容量与潮气量均较成人相对的小。按体表面积计算，肺容量较成人小 6 倍，而代谢水平及氧的需要则接近成人。为适应代谢需要，只能以呼吸频率增快得到补偿。故小儿年龄愈小，呼吸频率越快。由于上述原因，小儿应付额外负担的储备能力差，如在婴幼儿患肺炎时，其缺氧代偿呼吸量的增加，最多也仅增加 2.5 倍左右，故易发生呼吸衰竭。

2. 病理方面　鉴于以上认识，其病理上认为小儿“热多冷少”“真水未旺，心火已炎”“所患热病最多”等，用小儿为纯阳之体来解释，甚不合理。而朱丹溪认为小儿“阳常有余”，实因其“稚阳”发挥不遗余力，其功能稳定性相对较差，故在病理上常有阳亢易动之感。非其多余，而为适应生理需要勉力为之。故后世医家如陈文军、薛氏父子又提倡“阳非有余”。实是从不同层面理解小儿“纯阳”之体。因其功能储备不足而“阳非有余”；因其功能稳定性较差而“阳常有余”。如小儿惊厥的发生率远较成人多，其中最主要原因是婴幼儿的大脑皮质功能发育未完全，神经髓鞘未完全形成，皮质抑制功能差，兴奋容易扩散。

3. *治疗方面*　补阳之品能激发趋于低下的机体功能，小儿本身生理功能储备不足而稳定性又较差，故温补之品须慎用，用之不当，反为其害。中医儿科之祖钱乙即反对小儿“峻补”，其所创之五脏补益之剂如益黄散、阿胶散、地黄丸等，不但补之不“峻”，还配伍轻“泄”之剂节制之。故小儿稚阴稚阳之体，处于生长发育生理时期，只需调整其脏腑功能，趋于平衡，即可恢复其本身生生之气，欣欣向荣。尚有必用温补之时，亦当中病即止。

（二）易虚易实，“和”法常宜

“和”法为中医治病八大基本法之一。“和”法的确立首推张仲景，以小柴胡汤为代表方，《伤寒论》“辨少阳病脉证并治”对小柴胡汤证的病机解释说：“血弱气尽，腠理开，邪气因入，与正气相搏，结于胁下，正邪分争，往来寒热，休作有时……小柴胡汤主之。”可见仲景认为小柴胡汤是与正气渐衰、邪气不盛的病机相适应的。与此相对应，小柴胡汤的组方特点是扶正祛邪并用，收散并调，寒热同施。故如戴天章所说：“寒热并用之为和，补泻合剂之为和，表里双解之为和，平其亢厉之为和。”（《广温疫论》）。“和”法在《伤寒论》中应用大致可分为四类：一为“和解”，和解之法专为半表半里之邪而设，如《伤寒明理论》说：“伤寒邪在表者，必渍形以为汗；邪在里者，必荡涤以为利；其于不内不外，半表半里，既非发汗之所宜，又非吐泻之所对，是当和解则可矣。”以小柴胡汤为代表。二为平和，《伤寒论》原文之“和”法，特出平和之意，针对某些经过汗、吐、下，或自行吐利而余邪未解的病症，宜用缓剂或峻剂少量分服，使余邪尽除而不重伤其正。如《伤寒论》“霍乱篇”中指出：“吐利止，而身痛不休者，当消息和解其外，宜桂枝汤小和之。”吐利之后，正气已衰，身痛不休为表邪未尽，故用发汗缓剂桂枝汤小发其汗，解表而无伤其正。三为调和，调和之法即是调整脏腑功能、调和气血阴阳矛盾的治法，如表里不和、寒热不和、脏腑不和、气血不和等，半夏泻心汤之治脾胃气机不利即是。四为缓和，缓和之法即“平其亢厉”之意，用于急危病症中，暂缓正邪矛盾，作对症处理之用，如乌梅丸之安蛔暖脏止痛。

小儿为稚阴稚阳之体，生理上正气不足，病理上易寒易热、易虚易实，故其患病常见正虚邪轻之病机，治之常是补泻兼施，用药常为寒热并用。故和法在儿科应用甚广。由于疾病是错综复杂的，和法在临床具体运用时，也常与他法合用，演化无穷。如温和、清和、化和、消和、和降、和解、调和等，治之病愈而正气亦复，疗效显见而稳定，调理之后常能有较长时间的安好，正是病家所企求的效果。具体常用于小儿反复发作性疾病如哮喘、高热惊厥、过敏性紫癜等缓解期调治；急性热病后期如肺炎、小儿皮肤黏膜淋巴结综合征等；小儿积滞、厌食、疳积；急泻伤阴、慢性腹泻；小儿慢性咳嗽、反复感冒等。

病案举例：

案 1　（呕吐）　江某，男，5 个月。

初诊(2010 年 4 月 29 日)　食管裂修补术后 1 月余，曾胃出血，纳少吐恶，形瘦体弱，面色萎黄，体重不增。近 3 日咳嗽痰多，舌苔薄白，二便尚调，拟化和，二陈汤加味。处方：

陈皮 3 g，姜半夏 6 g，茯苓 10 g，炒竹茹 5 g，枇杷叶 10 g，炒麦芽 10 g，木香 3 g，浙贝母 10 g，甘草 3 g。

5 剂。

二诊(5 月 4 日)　药后痰鸣好转，吐和纳可，舌苔薄腻，二便尚调，治拟原法。处方：

川厚朴 3 g，麦芽 10 g，陈皮 3 g，薏苡仁 12 g，藿香 6 g，炒山楂 10 g，鸡内金 6 g，茯苓 10 g，姜半夏 6 g。

7 剂。

三诊(5 月 13 日)　形色见振，纳谷一般，舌苔薄净，腹满，便下间隔。拟原法出入。处方：

枳壳 5 g，炒莱菔子 10 g，陈皮 3 g，姜半夏 6 g，紫丁香 1.5 g(后下)，炒麦芽 10 g，青皮 5 g，茯苓 10 g。

7 剂。

四诊(5 月 20 日)　咳痰已和，纳谷一般，面色好转，舌苔薄净，二便尚调，拟和胃。处方：

陈皮 3 g，炒麦芽 10 g，炒山楂 10 g，薏苡仁 12 g，姜半夏 6 g，炒竹茹 5 g，党参 5 g，焦白术 6 g，茯苓 10 g。

7 剂。

药后诸症均和，喜见生长。

【按】　先天不足之儿，食管裂修补术后，又胃出血，形瘦面萎，食少作恶，

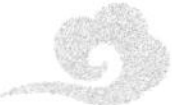

正气虚弱显而易见，新感咳嗽，痰多无热，苔薄便调，可见感邪不深，正虚邪少，证宜和之，且素体脾虚，痰浊易生，外邪犯肺，清肃失司，痰聚于肺，故化和合宜，二陈汤加味治之。新病既缓，兼调痼疾，随症治之而安。

案2 （痢疾） 范某，男，2岁，出生宁波。

初诊(2010年12月8日) 反复腹泻2月余。患儿于1月前因“反复腹泻1月余，再发3日”，以“沙门菌感染”住院23日。经用美罗培南等抗感染及其他对症治疗，病情好转，大便培养3次阴性出院。出院后1周，复现黏糊便，便次不多。近大便黏液渐多，12月6日查大便沙门菌(＋＋＋)，今求助中医。诊见便下黏糊，每日1次，无发热呕吐，纳谷欠香，腹软溲通，舌红苔黄。患儿腹泻初起，调治失宜，以致反复迁延月余，脾胃已伤，后经住院，输液抗菌而好转，但湿毒不清，脾虚不化，复致湿郁化热，壅遏腐肠，泻虽白痢，而舌红苔黄，故为湿毒内恋之证，治宜清和。处方：

炒金银花10 g，马齿苋10 g，苦参5 g，炒山楂10 g，木香3 g，炒麦芽10 g，白槿花6 g，炒川连1.5 g，生甘草3 g，扁豆衣10 g。

5剂。

每日1剂，水煎1次，取汁180 ml，早、中、晚3次分服。嘱：饮食清淡，易于消化，忌乳品饮料，可辅喂苹果汤。

二诊(12月15日) 便黏好转，每日1次，腹软溲通，纳谷一般，舌苔薄净，便检沙门菌(＋＋)，治以原法。处方：

上方去苦参、炒麦芽、甘草，加炒山药、陈皮。

7剂。

三诊(12月22日) 近有流涕，舌苔薄净，便下欠化，每日1次，黏液已少，治以清疏。处方：

葛根6 g，防风6 g，焦白术10 g，茯苓10 g，清甘草3 g，炒金银花10 g，马齿苋10 g，炒山楂10 g，白槿花5 g。

7剂。

四诊(12月29日) 沙门菌已无，上症均和，舌苔薄净，治以调理。处方：

马齿苋10 g，白槿花5 g，木香3 g，茯苓10 g，焦白术10 g，炒山楂10 g，炒麦芽10 g，陈皮3 g，炒金银花10 g。

7剂。

五诊(1月12日) 饮食不慎，便下溏臭，每日1次，黏液未见，舌苔薄净，腹软溲通。拟原法。处方：

炒川连1.5 g，炒金银花10 g，扁豆衣10 g，生甘草3 g，木香3 g，茯苓10 g，马齿苋10 g，炒山楂10 g，白槿花5 g。

7剂。

六诊(1月19日) 便下欠化，未见黏液，腹软溲通，舌苔薄黄，继予调理。处方：

炒金银花10 g，扁豆衣10 g，生甘草3 g，木香3 g，茯苓10 g，马齿苋10 g，炒山楂10 g，陈皮3 g，白槿花10 g。

7剂。

药后诸症均安，继以异功散为主调扶月余，先后撤去白槿花、马齿苋、金银花等苦寒之品，加山药、扁豆、麦芽、山楂等甘淡果谷以养之。随访3个月，病无复发。

【按】 患儿下痢反复不愈已2个月有余，似有成久痢之势，其症仍便下黏冻，舌红苔黄，可见湿毒未尽，因其前调治尚属积极，病虽2个月有余，不致正气重伤，为运化失司、湿毒留恋之证，拟清和之法。初诊用川连、苦参清热燥湿；金银花、马齿苋清热解毒；白槿花、马齿苋并能凉血止痢；木香理气；扁豆衣化湿，合木香并能健脾运脾；山楂、麦芽消积开胃；甘草和药。组方以清为主，兼以消运，少佐健脾理气而不碍脾胃之品。二诊舌苔见净，纳谷亦开，药已中病，原法调治，去苦参太过苦寒之品，加山药、陈皮运脾扶正。三诊便黏已少，伴有表证，故用葛根、防风疏表而能止痢。四诊后病菌已无，诸症亦和，家长自行停药，复因饮食不慎，亦因正气未足，脾胃尚弱，病有反复，继予原法调治，渐减苦寒清解之品，终以异功散为主，加山药、扁豆、麦芽、山楂等甘淡果谷调养善后。正气来复，则病情稳定，不再反复。

(三) 调而扶之，复其生机

“调”者，调和、调理、调整之谓也；“扶”者，匡扶正气、扶植成长、扶正祛邪。一则小儿脏腑柔弱，五脏六腑的功能状态不稳定，未曾完善；其二小儿与成人不一样，不但需要维持正常的生理活动，而且处于生长发育阶段，必须满足这一特殊需求；其三小儿寒热不能自调，饥饱不能自节，有所不适不能很好表述，及时就诊。故就如小儿生活上需要成人呵护一样，有所不适，看似无病，常须调护。适时调整阴阳偏差、脏腑胜克，扶植先天、调理后天，既于病中须周全呵护，又于病后须适当调理，直至阴平阳秘，恢复生机。调理时需多方面措施配合，包括食饵、精神心理、日常护养等，而药物的调扶常起关键的作用。

1. 促进康复，扶其追赶生长　小儿一旦患病，必会影响其生长发育，年龄愈小愈明显。如病情较重或病程较长，常致正气难复。若再失于调养，易致反复易感，甚则生长滞缓。故在其病后康复过程中，应予适当调理，清除疾病过程中的病理产物，调整脏腑功能，则能促使其建立新的平衡，还能扶其追赶生长。

案3　吴某，男，4岁。

初诊(2009年9月3日)　7月份肺炎以后，纳谷不香，形神不振，体重减轻，手心灼热，舌红苔黄，二便尚调，拟清化。处方：

北沙参10 g，川石斛10 g，佩兰叶10 g，生甘草3 g，地骨皮10 g，薏苡仁15 g，天花粉10 g，生熟谷芽各10 g，淡竹叶6 g。

5剂。

药后形神见振，纳谷渐开，舌苔薄黄，二便均调，再予原法出入调治2周，诸症均和，形神俱振，追赶生长。

2. 纠正偏胜，断其反复之由　临床所见有常患乳蛾者，则咽痛发热，乳蛾红肿；有易患咳嗽者，稍受风寒，则咳喘痰鸣；有易腹泻者，饮食略有失宜，则腹痛吐泻等。此护养不周或疾病以后，所致体质偏差，"同气相求"，则造成反复易感。正如清代吴德汉《医理辑要・锦囊觉后编》所说："要知易风为病者，表气素虚；易寒为病者，阳气素弱；易热为病者，阴气素衰；易伤食者，脾胃必亏；易劳伤者，中气必损。"此类患儿，患易患之病以后，或病而缠绵难愈者，需要善后调理，纠其体质偏差，截其再发之由，则可巩固疗效，以期有较长久的安好。

案4　钟某，男，4岁。

初诊(2009年12月24日)　月初因发热咳喘以"支气管肺炎"住院2周，明显好转出院。出院时少量咳嗽未尽，有痰质稀，纳谷不香。出院后痰嗽渐增，近3日明显加重，现咳喘痰鸣，稍有鼻塞，清涕少量，舌苔薄白，面色萎黄，便下欠化，治以温化。处方：

茯苓10 g，桂枝2.5 g，白术10 g，甘草3 g，款冬花10 g，鹅不食草5 g，姜半夏 6 g,木香 3 g,陈皮 3 g。

7 剂。

二诊(12 月 31 日) 喘平咳少,痰鸣好转,纳谷稍开,舌苔薄白,二便尚调,拟原法。处方:

茯苓 10 g,桂枝 2.5 g,白术 10 g,甘草 3 g,款冬花 10 g,鹅不食草 5 g,陈皮 3 g,川厚朴 3 g,炒谷芽 10 g。

7 剂。

药后诸症均和,纳开便调。

【按】 肺炎以后,病菌虽除,痰湿未清,子病及母,或因针药杂投,脾胃受损,运化失司,故痰嗽渐增,纳谷不香,便下不化。治以苓桂术甘汤合二陈汤加味,温化痰湿,健脾助运。药后痰尽咳止,纳开便调。若治不及时,必纳呆便泄,体力不复,影响生长发育;或肺虚邪恋,咳喘痰鸣不断。

(四) 调治夙疾,扶建平衡

儿科临床有一类疾病,因其发作时较为凶险,且易反复发作,既伤害患儿的身体健康,又构成对患儿及家长的心理压力。如哮喘、高热惊厥、过敏性紫癜、疝气等。在现有医疗条件下,急性发作救治已属不难,而欲控其反复实为不易。缓解期的调治是控制此类疾病反复发作的关键。

1. 清除夙根,重建平衡　此类疾病一次发作治疗尚易,杜其再发,实属不易,因其留有夙根。如哮喘之根为肺中伏痰;发热惊厥因脉络留痰;疝气之根为阴气内积;过敏性紫癜多由风郁夹湿。当其急性症状被控制,看似常人,气血阴阳、脏腑功能达到了一定的平衡,然而,其所建立之平衡为病态平衡,一旦外邪触动,复发亦易。若欲控其反复,须趁其缓解之际调治,除其夙根,重建平衡。如以杜痰之法除哮喘之根,可用苓桂术甘汤、星附六君汤(党参、焦白术、茯苓、陈皮、姜半夏、甘草、胆南星、竹节白附子)等加减;以祛痰通络法除热惊之根,可用自拟方化痰通络汤(胆南星、天麻、全蝎、白附子、钩藤、代赭石、乳香、僵蚕、蝉蜕)加减;以疏风利湿法除过敏性紫癜之根,可用经验方金蝉脱衣汤(桂枝、薏苡仁、连翘、金银花、防风、茵陈、郁金、蝉蜕、猪苓、苍术、赤茯苓、红枣)加减;以通阳泄浊法除疝气之根,可用自拟通阳理疝汤(台乌药、桂枝、川椒、小茴香、橘核、荔枝核、枳壳、陈皮、茯苓)加减等。

2. 控制诱因,纠偏培本　此类疾病的急性发作,既因夙根,还须触发因

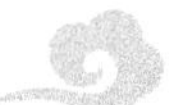

素，内外合邪，病之方成。患儿对外邪的易感性，是疾病易于反复的另一个重要因素。再则“正气内存，邪不可干”。故欲控其诱发因素，在疾病缓解期，及时纠正患儿体质偏差，培本固元，是防病复发的又一关键。如哮喘反复，应责肺脾肾不足，脾肾为生痰之源，肺为聚痰之器，肺脾肾同调是调扶哮喘患儿常用之法，金水六君煎、异功散、黄芪生脉饮等为常选之方；高热惊厥反复发作，发热为其必备条件，脾肺气虚，卫表不固，易于感邪才致反复发热。可选自拟健脾固表汤（黄芪、党参、怀山药、焦白术、茯苓、生甘草、远志、益智仁、陈皮）。然而，调扶之法，重在因人制宜，虽有可遵之法，可循之方，尚须随症应变，始为合宜。如肺脾肾之不足，其有先天不足者；有后天失养者；有脾肺气虚者；有肺肾阴虚者，不一而足。故又无必守之法，必用之药。以使气血阴阳平衡、脏腑功能协调为准则。

3. 调理脾胃，循序渐进　发作性疾病间歇期，欲控制其反复，非一朝一夕而能成就其事，脾运不健，即使是补益之剂亦须慎投，况且此等疾病多有脾运失司，痰浊内恋的病机存在，可通过运用调治脾胃的方法，达到治愈疾病的目的。如培土生金治疗咳喘、清脾化湿治疗过敏性紫癜、健脾益气防治小儿高热惊厥等均有独特疗效。因此，调扶之初，若遇患儿纳谷不香，或大便不调，或腹痛不舒等症，可先以醒胃调脾之方“开路”；在调治过程中，亦需要时时处处顾及脾胃。脾为后天之本，调扶小儿，只有充分发挥脾胃之功能，才能步步为营，循序渐进，以期“事半功倍”，疗效巩固。

案5　饭某，女，6个月。

初诊(2009年8月20日)　6个月婴儿，自3月起反复喘咳已有3次，半个月前喘咳又起，经输液等治疗缓解，现咳痰吐恶，便下稀薄不化，每日2～3次，纳乳不香，舌苔薄白，拟化和。处方：

陈皮3 g，茯苓10 g，姜半夏6 g，清甘草3 g，木香3 g，炒麦芽10 g，炒山药10 g，炒金银花6 g，焦白术10 g，炒山楂10 g，车前子10 g。

5剂。

二诊(8月24日)　咳嗽尚作，痰阻不化，纳乳一般，便下欠化，每日1～2次，舌苔薄白，拟原法。处方：

陈皮3 g，茯苓10 g，姜半夏6 g，清甘草3 g，浙贝母10 g，前胡6 g，紫苏子

5 g，地龙 6 g，炒麦芽 10 g，木香 3 g，金银花 6 g。

3 剂。

三诊(8 月 27 日) 痰鸣稍有，二便尚调，腹软溲通，舌苔薄净，拟健运。处方：

星附六君汤(胆南星 2.5 g，竹节白附子 3 g，陈皮 3 g，姜半夏 6 g，炒党参 6 g，焦白术 10 g，茯苓 10 g，清甘草 3 g)，炒麦芽 10 g，炒山楂 10 g。

5 剂。

四诊(8 月 31 日) 痰鸣已无，舌净便调，拟原法。处方：

星附六君汤，炒麦芽 10 g，炒山药 10 g。

5 剂。

2010 年 1 月 7 日，因饮食不慎致吐泻而就诊，母诉：自 8 月份调理后，4 个月来未作喘咳，亦未感冒，纳便均调。

小儿发作性疾病，可趁其缓解之际，依法调治。视其缓急偏胜，以某法为主，亦可数法参合，予以合理调养，调和脏腑功能，调整气血阴阳，促使其建立新的阴阳平衡，确能收到显著疗效，达到根除疾病的目的。

小儿稚阴稚阳，柔弱之体，常须调之扶之，“调扶”之法，精妙权变，防病疗疾，扶持成长，实为儿科常用。

二、脾运药食，悦之为要

“悦”者投其所好也。对于小儿者，亦即务需合其生理、病理也。小儿自离母体，即以其柔嫩之脾胃，承担起供养自身生命活动及生长发育需要，脾不升清，水谷之精微，不能被机体充分利用，而壅湿酿痰；胃失和降，水谷入胃，不能充分腐熟，易停滞肠胃。脾胃失健，中焦壅滞，气机不利必将影响小儿进食欲望。小儿纯然之体，心智未全，欲则取之，不欲必拒。故小儿食欲不振，必诱之、悦之，不可用强，否则不能成其事。

1. 脾运药食　药食之气全赖脾胃运化，才能到达病所。欲成其事，先利其器。无论何脏有病，欲使药达病所，胃肠道是最佳受药途径，除非刀伤虫咬。即使是浅表、局部得病，亦有其内在原因，局部用药亦不及内外结合，标本兼治。胃肠道给药，机体自身还能有受与不受的选择。就像脾胃只吸收运化人体所需水谷之精微，脾胃受药亦会有所选择，有利于充分发挥机体自身调节功能。因此，脾胃健运不但是小儿健康成长的依托，亦是诊疗过程得以顺利进行的基础。保持脾胃健运，机体荣养得以保障，才能充分发挥人体自身正气祛邪的本能。故在治病过程中必须时时处处顾及脾胃，脾运不健，即使是补益之剂亦须慎投，否则补而反滋，更损脾胃，不但达不到治疗目的，患儿也会因服药不舒而拒绝调治。

2. 悦脾四法　胃喜润脾喜燥，胃宜降脾宜升。悦脾胃之法有：芳香以醒脾，清润以养胃，理气以运脾，消食以开胃。脾喜燥而恶湿，脾为湿困，苔腻运迟，食不知味，必以香燥之品化湿而醒脾，可选藿香、佩兰、豆蔻、砂仁、紫苏梗、木香等；胃喜润而恶燥，胃失滋润，苔少舌燥，鱼肉入口，如同嚼蜡，必以凉润之品清润而养胃，可选沙参、石斛、麦冬、玉竹等；燥而生火者，石膏、知母亦可选用；脾气宜升，散津以荣养机体，气机壅滞，脾不升清，清窍失养，恶闻食嗅，必用行气理脾之品以运脾，可选陈皮、青皮、香橼、枳壳、厚朴、苍术、茯苓等。胃气宜降，受盛化物而不藏，胃失和降，中焦壅堵，见食作呕，必用消谷化食之品以开胃，可选炒谷芽、炒麦芽、炒山楂、鸡内金、神曲、莱菔子等。醒脾、养胃、运脾、开胃四法合参，孰轻孰重，孰多孰少，尚须辨证而论。纳谷不香、舌苔厚腻，宜醒脾开胃为先；纳谷不香、舌红苔少，宜清润养胃为要；便下不化、纳少舌润，醒脾运脾当先，还可助以健脾。悦脾之剂可用于小儿食欲不振轻症调理，亦可作为病后调理及服用补益之剂的开路方，更可作为治疗过程中保护脾胃之剂，在治疗小儿疾病时配合治病方药应用。

3. 调治过程，顾护脾胃　小儿脾胃本弱，一旦患病，又被病邪所困，若再药石杂投，苦寒克伐，生生之气必有所伤。故调治儿病，必须设法保护脾胃。如治疗小儿湿疹。试论湿疹之为病，以湿郁为其主因，湿邪黏腻、重浊，故病多迁延，湿热之邪在病变过程中又多相互胶结，互相影响，故治疗上清热利湿之法常贯穿于疾病的始终。然小儿稚阴稚阳之体，阳气柔弱、阴津未充、气血未盛，既不耐湿热久困，亦不宜苦寒之品长久克伐。故在小儿湿疹调治过程中，不但用药戒峻攻呆补，慎燥烈苦寒，力求柔润平和，还须设法保护小儿脾胃生气，并须顾及以下五点。

(1) 苦寒之品，中病递减：由于湿疹的主要病因为湿热所致，故治疗早期多以清热解毒化湿为主。用药难免苦寒，如黄连解毒汤、五味消毒饮、苦参、羚羊角等苦寒之品常被选用，而有是症用是药且为合宜不得不用。但须做到选药精练，中病递减，还可适当选加护胃之品，则尤祛邪扶正，与病有益，与人无碍。如湿疹初起，湿热并重，脏气未伤者运用黄连解毒汤甚为合宜，病情缓解，则可递次减去栀子、黄芩、黄柏、黄连。因栀子通泻三焦，苦寒较甚；黄芩苦燥，易于伤胃；黄柏虽亦苦燥，却有育阴之意；黄连苦寒燥湿，苦寒虽甚，取效量轻，能厚肠胃，但燥皮肤之湿力嫌不足，亦可酌情先去之而留黄柏。病退一分则药减一分，丝丝入扣，方为无碍。

(2) 调畅气机，悦脾胜湿：湿为阴邪，其性黏腻淹滞，容易阻遏气机，日久尤能耗伤阳气。小儿湿疹多由"湿因气而不化，气因湿而不行"所致。故调治湿疹酌情加入调畅气机、轻宣透解之品使肺气得宣，肝气得疏，脾气得升，则三焦气机得以通畅，湿邪能消，脾气常悦。如苍术、防风、荆芥、蝉蜕、菊花、白鲜皮等可为常用。

(3) 甘淡渗利，性平护胃：湿疹病程既长，清热利湿又为常法，为免久服伤胃，宜选甘淡渗利之品，如土茯苓、川萆薢、薏苡仁、晚蚕沙、赤小豆等，甘淡之品，清利而不伤脾胃，淡渗而合湿邪黏滞难祛之性，则病可除而正不伤。

(4) 谷物化湿，益气运脾：湿邪最易困脾，苦寒清利之品服久难免损伤脾胃，故临床多见湿疹患儿纳少吐恶、便泄次多等，此时不但需要护脾，还须健脾运脾，宜选用麦芽、山药、茯苓、扁豆等甘淡性平谷物之品，健脾而不致呆邪。

(5) 内外合治，缩短疗程：湿疹病损部位浅表，适当运用外治法，使药物直接作用于病损部位，不仅能缩短疗程，还能减轻脾胃负担。如常用自拟清香散外敷患处，或利用内服药物所剩药渣再煎，浸泡涂敷患处，以提高疗效。

如是调治湿疹，悦脾强体，改善患儿体质，邪去正安，促进小儿健康生长。举一以反三，调治儿病，顾护脾胃，须贯穿始终。

案 6 沙某，男，4 岁。

初诊(2009 年 12 月) 感邪以后，纳谷不香，舌苔薄腻，二便尚调，治以醒脾开胃。处方：

藿香 6 g，豆蔻 3 g，陈皮 3 g，枳壳 5 g，川厚朴 3 g，神曲 10 g，炒山楂 10 g，茯苓 10 g，佛手 6 g。

6 剂。

药后纳谷即香，还稍旺于平时，舌净便调。

【按】 病起感邪以后,针药并投,殃及脾胃,此厌食之轻证。舌苔薄腻,胃津未损,故以藿香、豆蔻芳香醒脾,陈皮、佛手、川厚朴、枳壳、茯苓理气运脾,神曲、山楂消食开胃,三法合宜,药到病除。

案7 张某,女,4岁。

出生后即吐恶不止,予行幽门手术,术后恢复不良,食欲不佳,吐恶时作,重时须插胃管以维持生计,经间断服药,数月来已有好转。2010年1月6日因病情加重再次就诊。近又拒食,食则易吐,舌红少苔,便下欠畅,养胃之。处方:

北沙参10 g,天冬、麦冬各10 g,红枣3枚,石斛10 g,天花粉10 g,炒竹茹6 g,陈粳米30 g。

7剂。

药后舌转润,苔微生,纳谷亦动,继予调治。

【按】 患儿自小吐恶,胃阴重伤,舌红苔少,水米不进,极虚之体,只宜养胃,若行和降消导之常法,病必不除,反为其害。悦脾开胃,并非小事,但宜审证求因,药证合拍,才有佳效。

案8 严某,男,13岁。

初诊(2009年7月13日) 发现左颌下肿块2年。经中西药物治疗虽有所好转,每遇疲劳则加重,或有触痛,无明显多汗,无长期低热。现颈核仍有(约1.5 cm×2.0 cm),舌苔花剥,纳谷不香,二便尚调。患儿时易感邪,外邪入里化热,壅结咽喉,则乳蛾红肿,邪火炼液成痰,痰火相煎,久而成核,结于颈部,则成颈核。核既已成,治宜软坚散结。然舌苔花剥,纳谷不香,阴液受损,脾运不健,故先拟清润养阴,醒脾健胃。脾健才能运药,液充才能平火。久病宜缓治,纳开苔复,再拟攻坚。处方:

北沙参10 g,佩兰叶10 g,薏苡仁15 g,石斛10 g,生甘草3 g,鸡内金10 g,炒谷芽10 g,茯苓10 g,生地15 g。

7剂。

药后舌苔薄黄,二便尚调,再予软坚散结。处方:

北沙参10 g,牡蛎18 g,炙鳖甲12 g,浙贝母10 g,夏枯草12 g,皂角刺10 g,牛蒡子10 g,茯苓12 g,赤芍10 g。

守法调治 3 个月而安。

【按】 初诊以生地、沙参、石斛清热养阴；佩兰、薏苡仁、茯苓化湿运脾；鸡内金、炒谷芽消食健胃；甘草调和诸药。全方未用软坚散结之品，意在调阴阳，醒脾胃，使人肯服药，胃愿受药，脾能运药，为后能持久服药作准备。二诊以浙贝母、夏枯草、牛蒡子清热散结，牡蛎、炙鳖甲滋阴软坚，沙参养阴，茯苓运脾，方转软坚散结，直趋病所，然亦时时顾及脾胃。2 年病患非几日而能贪功，初遇患儿脾运不健，故先以悦脾之剂开路，再行软坚散结，守法调治 3 个月，诸症皆平。

无论寒热温凉，补泻之剂，只有胃能受纳，脾能运至病所，才能使药物发挥正常功效。脾运药食，悦之为要。悦脾之法兼悦小儿身心，同时须重视“脾常不足”这个根本原则，注意调理小儿饮食，强调“乳贵有时，食贵有节”。保持小儿脾胃正常的纳食功能，顺应小儿脾胃发育规律，循序渐进。

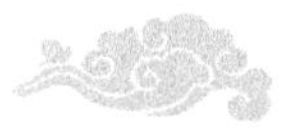

第四章 临床经验

第一节 董廷瑶临床经验

一、小儿呼吸系统疾病的遣方用药

关于方药在临床的运用，贵在“随症加减，因病化裁”。言之虽易，但真要做到，殊非简单；盖方剂中的配伍原有其严密之法度，必须深入研究病机、方义、药性，而后可定。否则必然疗效不好，甚或造成不良后果。

应用成文，仅作一二味的变化，以切合病症、提高疗效，此类医案在前贤著作中不乏常见。这里谈的是在小儿呼吸系统疾病中运用部分方药，在处方变化和用药进退方面的体会，以作临床上立方选药时的参考。

1. 风寒咳嗽

(1) 麻黄汤的应用：药物为麻黄、桂枝、杏仁、炙甘草。

本方用于风寒阻表，腠闭无汗，恶寒发热，咳嗽鼻塞，脉浮紧，舌苔薄白。这是伤寒初起的太阳表实证。此因卫伤于寒，阳气郁而成热，皮肤闭而成实，麻黄汤为主剂。盖轻以去实，辛以散寒，温以行阳。杏仁配麻黄，达肺气，泄皮毛，止喘急，佐以桂枝、甘草。王好古云：“桂枝监麻黄。”据董廷瑶的经验，桂枝是助麻黄以发汗的。试看三拗汤、麻杏石甘汤、越婢汤均无桂枝，即不发汗了。因此，腠闭无汗、风寒咳嗽、舌白脉紧，用麻黄汤见效甚速。只要辨证正确，大胆应用，不必顾虑，但须中病即止。如咳嗽咽痒较剧，必加百部。再加桔梗、前胡开泄肺气，止咳效果更佳。痰多可加半夏、浙贝母，作恶可加陈皮、生姜。若有里饮，可加小青龙汤。

(2) 三拗汤的应用：药物为麻黄、杏仁、生甘草。

三拗者，麻黄不去节，杏仁不去皮尖，甘草生用也。麻黄散寒宣肺而不发汗，杏仁疏解发散而降肺气，甘草以和中而缓急止咳。临床上多用于百日咳，配合百部、川贝母、天竺子润肺止咳，再加桔梗、桑白皮、紫菀开降互施。对顿咳之松弛缓咳有一定功效。然亦可用于呛咳阵作者。当应衡量患儿体质，或有无兼症，全面照顾，庶更有利。

案1

曾治一男婴6个月，姚姓。咳嗽已月余不解，西医诊断为气管炎。现呛咳气逆，痰阻不畅，二便尚调，舌苔薄白。用西药后热度已退，但风寒未化，肺失清肃。治以三拗汤加味，宣肺化痰止咳。以麻黄、生甘草各2.4 g，杏仁、紫菀、紫苏子、竹茹各6 g，陈皮3 g，半夏9 g，白芥子4.5 g。2剂后咳松痰活，舌苔白腻。为痰湿尚重，聚于肺胃。乃改以二陈加杏、朴、菀、茹，先后8剂诸症皆愈。

(3) 桂枝汤的应用：药物为桂枝、白芍、生姜、红枣、炙甘草。

桂枝汤为太阳中风、有汗而外证未解者设的。此因表虚而营卫不和之故。临床上患儿外感风邪，发热汗出，兼有咳嗽，营弱卫强，须桂枝汤以调和营卫，助肌表而逐风邪。如方中配以陈皮、半夏、杏仁、浙贝母，则咳嗽亦止。

(4) 止嗽散的应用：药物为桔梗、荆芥、炙紫菀、蒸百部、炙白前、橘红、炙甘草。

止嗽散为程钟龄方。凡初感风寒，肺气不宣，咳嗽不爽，是临床上屡用屡验的效方。方中荆芥辛香解表，桔梗苦辛开肺，百部、白前润肺降气、清肃止咳，橘红、紫菀苦辛微温、化痰止咳，甘草补气和中。诸药互相配合，温润和平，不寒不热，既能宣肺祛痰，又不发散过当。故为外感咳嗽中的平稳之剂。如头痛鼻塞，发热恶寒，可加防风、紫苏叶，如暑热伤肺，口渴心烦，可加栀子、黄芩、天花粉之类。

案2

如治一王姓女孩，2岁。时犯咳逆之症，逢秋凉又作。咳嗽较多，痰阻不爽，发音稍哑，胃纳较少，二便如常，舌稍红，苔薄白，其脉濡滑。此证新感风寒，肺气不宣，当以止嗽散宣肺开音，化痰止咳。药用荆芥4.5 g，桔梗、生甘草、橘红各3 g，白前、紫菀、紫苏梗、紫苏叶各9 g，百部10 g，浙贝母、杏仁各6 g。

3剂后咳和音开，唯痰浊未清，续以二陈加味，其症渐平。

2. 风热犯肺

(1) 麻杏石甘汤的应用：药物为麻黄、杏仁、生石膏、甘草。

这里把麻杏石甘汤与大青龙汤（麻、桂、杏、草、石膏、姜、枣）加以解释比拟，以明确二方适应证的不同。

麻黄发汗，用于太阳表实。欲求发汗，麻必合桂，且需温服，现方中无桂枝，则麻黄宣畅肺气而治喘咳。石膏清热，用于阳明经证，清阳明里热，石膏必合知母；现不配知母而伍麻黄，泄肺热而发郁阳。麻黄配杏仁能宣肺气而平喘止咳，甘草以和诸药。所以本方的作用不在发表，而在宣畅肺气、清泄肺热，诸症自平。

实际上，本方与大青龙汤都属于外解表邪并清内热的方剂。不过，大青龙用于外寒重而内热轻，所以麻黄量重，且配桂枝，而石膏只用鸡子大1枚，是重在峻发其汗，则外解寒邪兼清里热。本方用于肺热重而外邪轻，所以用麻黄但不配桂枝，石膏则用250 g，是重在清泄肺热外达肌表。故大青龙用于不汗出而烦躁者始为对症，而本方则不问有汗无汗，只要是肺有郁热而喘者，即可施用。

(2) 银翘散与桑菊饮的应用：银翘散有金银花、连翘、竹叶、荆芥、牛蒡子、薄荷、桔梗、淡豆豉、甘草、芦根；桑菊饮有桑叶、菊花、桔梗、杏仁、芦根、连翘、薄荷、甘草。

这2个方剂都可用于风温初感。其辛凉解表、清泄风热，二方有共同之处。但银翘散重在解表，而桑菊饮则重在清泄，稍有出入而已。如在临床上根据病情随症加减，其功效殊亦无分轩轾也。

3. 肺燥阴亏

(1) 补肺阿胶散的应用：药物为阿胶（蛤粉炒）、马兜铃、牛蒡子、杏仁、甘草、糯米。

本方主治肺虚有火，咳无津液而气哽者。此因火盛则阴亏，液少气哽。方中有马兜铃清肺降火，牛蒡子利膈滑痰，杏仁润燥散风，阿胶滋阴养肺。气顺则不哽，液充则火退。土为金母，故加甘草、糯米以益脾胃。但李时珍指出，阿胶、糯米为补肺之正药。且甘草亦有缓急润肺止咳之效。本方适用于咳嗽不断，痰咯不畅，肺热口干，舌红少苔，脉象细数之症。常可加沙参、天冬、麦冬、百合、石斛及紫菀、款冬、桑皮、川贝母之属，分别增强滋阴清肺或止咳化痰之力。若面白形软，脉虚易汗，为肺气亦虚，卫阳不固，可加太子参、黄芪等品。

我们经验，马兜铃有催吐之能，服后可见作恶呕痰，随之喘咳显减。从中可知，原方之配伍，以马兜铃涌吐胶痰，而以糯米养护胃气，有深意焉。

案 3

一徐姓 3 岁女孩。原有宿哮，咳嗽已久，咯痰不畅，食纳少味，肺弱而易汗，阴亏而口渴，舌红苔剥，脉见濡数。诊其为肺气素虚，阴弱痰结。予以补肺阿胶散加减。方中阿胶、马兜铃、款冬花、北沙参各 9 g，牛蒡子、杏仁、紫菀各 6 g，橘红 4.5 g，甘草 3 g，糯米 30 g(包)。5 剂后咳嗽大减，痰吐爽利，纳食初动，舌苔尚剥。继以上法，清养肺气兼以化痰，连服 2 周而愈。

(2) 清燥救肺汤的应用：药物为桑叶、石膏、阿胶、人参、杏仁、麦冬、黑芝麻、枇杷叶、甘草。

本方主治为肺燥干咳，症见咽喉干痛，口燥唇裂，痰稠难咯，口渴引饮，大便干秘，舌燥少津，脉象细软。方中桑叶宣肺，石膏清热，杏仁、枇杷叶润肺止咳，麦冬、阿胶、芝麻滋阴润燥，人参、甘草益气健脾。临床上凡温邪燥灼肺津者，能建功效。使用时热重可加桑皮、牡丹皮，液亏可加生地、玄参，痰燥可加瓜蒌、川贝母等。

4. 痰浊壅结

(1) 保赤散的应用：药物为巴豆霜、朱砂、胆南星、神曲。

保赤散是下痰攻积的峻剂，为小儿实痰上壅及因痰而厥的临床抢救要药，主要可使痰浊上涌下泻，痰祛以后，辄能转危为安。但虚弱小儿，切须慎用；否则，痰浊未蠲，元气已耗。如万密斋有言："邪气未除正先伤，可怜嫩芽不耐霜。"此不可轻忽。

(2) 控涎丹的应用：药物为甘遂、大戟、白芥子。

本方主治肋膜炎、湿性胸(积液)、腹水等，以泻下痰饮为目的。

上述 2 种成药都是峻下之剂，必须中病即止，不可多服。在儿科领域，控涎丹的使用机会要少一些。

5. 脾虚痰盛　星附六君汤的应用：药物为胆南星、竹节白附子、六君。

本方主治肺脾两虚，痰湿不化，扶脾杜痰。适用于咳嗽痰多，迁延不愈，纳谷不香，便下溏软；因脾失健运，水谷不化精微，反而凝聚成痰，上贮于肺。方中六君为常用补脾之品，功专益气健运，燥湿除痰；而胆南星、白附子蠲痰消饮，开结通络。若脾虚泄多，面萎神弱，更增山药、扁豆、干姜、肉豆蔻。若兼夹疳积，则需消疳化积，并针刺四缝，方始有效。此培土生金法也。

案 4

一5个月陈姓女婴。肺炎已1个半月，发热初退，但血检白细胞计数 11.8×10^{9}/L，透视尚有阴影，西医诊断为不吸收肺炎。现咳少痰多，喉鸣不止，胃纳呆钝，大便较干，神倦肢凉，舌淡苔腻。当属痰浊恋肺，土不生金。处以星附六君加味。以米炒党参、白术、竹节白附子各4.5 g，茯苓9 g，陈皮、甘草、胆南星各3 g，半夏、川贝母各6 g。2周后咳痰已清，胃纳较佳，西医复查已经正常。唯痰声尚有，夜眠不安，续以四君加龙齿、远志、半夏、胆南星而愈。

二、哮喘的治疗经验

小儿哮喘，属慢性病，显较顽固。发作时气急胸满，喘息汗出，“咳而上气，喉中水鸡声”，不得平卧。究其病源，以痰饮为主因。古人以“浊者为痰，稀者为饮”。由于宿饮留伏，在气候变化时，寒暖失慎，感受外邪，即可诱发。至于因五味刺激，或因某种饮食的特殊过敏而发者，为数不多。

本病类型，虽有寒热虚实之分，但临床上并不是截然分割的。往往实中有虚，虚中有实，或实多虚少，或虚多实少；有的既有内火，又有外寒；有的肺虚为重，有的脾虚为主；亦有久病肺虚及肾，而致肾不纳气。在中医理论上，以“痰之本源于肾，痰之动主于脾，痰之成贮于肺”，作为理法的依据。故治哮喘虽不离乎肺，但不单只治肺。须分清主次、轻重，急则治其标，缓则治其本，灵活施治，适当用药。

个人认为，哮喘之发生和发作，主要是痰浊阻塞气道，肺气壅遏不宣，清肃之令失常，致气痰相搏，肺气上逆。故治疗应以祛痰为主。但祛痰有驱痰与杜痰两法，而驱痰又有间接直接的不同。因之需要根据患儿所表现的症状来辨证论治。

1. *驱痰法*　如素有痰饮，重感风寒，咳喘无汗，肢冷恶寒，渴喜热饮，舌淡苔白，脉象浮紧。以其水寒相搏，饮邪阻肺，宜用小青龙汤。方中麻黄发汗平喘，桂枝合甘草解肌和表；以其肺气逆上而咳喘，用白芍酸寒、五味子酸温收降肺气；水停心下则令肾燥，用细辛、干姜辛温以润肾行水；半夏辛温，能降逆气、散水寒。此方外发汗、内行水，散表里之水寒饮邪。为急则治标之法，只能在急性发作时通阳化痰饮，使之暂时取效。

如喘而兼烦躁不安的，可在小青龙汤中加生石膏 12～15 g。其他如叶氏家传苏陈九宝汤，亦为散寒化饮有效之剂。它以麻黄汤（麻黄、桂枝、杏仁、甘草）辛温解表为主，桑白皮泻肺利水，乌梅代五味，生姜代干姜，乃小青龙汤的变方，适用于寒邪较轻的痰喘患儿。

临床尚见寒包痰火之证，呈现恶风阵咳，气喘痰稠，色黄或绿，脉弦滑数，舌苔薄黄，舌边色红，唇燥口干。此为内有胶固之痰热，外有非时之寒邪。以寒邪束表，阳气内郁，不得泄越，蕴而膈热，遂致痰热阻塞，喘则发作。我们常用千金定喘汤，内有麻黄、杏仁、桑白皮、甘草，辛甘发散，泻肺而解表；款冬温润以止咳化痰，白果收涩以敛气定喘；紫苏子降肺气，黄芩清膈热，半夏化痰浊，相助为理以成疏壅平逆之功。有时亦可用叶氏五虎汤，此为叶氏治小儿痰喘经验效方。原为麻杏石甘汤加细茶，我们易以细辛，以其辛润之也，用量仅 1.5 g，石膏亦只用 9～12 g。本方温清并用，对于寒包火的哮喘，确为良剂。

又如三子养亲汤（紫苏子、白芥子、莱菔子），亦往往参用。有时生炒莱菔子同用，可涌痰下痰。如实痰壅塞，症急用控涎丹 0.6～1.2 g；或礞石滚痰丸 12 g；追痰下气平，再用六君子汤调补。如久病累肾，确系肾不纳气之证，尚可用黑锡丹 9～12 g，甚或单服人参蛤蚧散，始可取效。

案 5

曾治一小儿，12 岁，宿哮已 10 年。素体饮浊盘踞，一次新邪引发，痰浊壅滞，阻塞气道，剧烈咳喘，胸胁牵痛，且因痰燥，舌红苔腻，按其脉洪大而滑。究其病根在痰，幸以内无燎原之热，故用大剂豁痰下痰诸药，如竹沥、紫苏子、白芥子、生炒莱菔子、瓜蒌仁、控涎丹、礞石滚痰丸等，兼加麻黄宣肺，钩藤、石菖蒲息风开窍，橘络、丝瓜络疏通络道。2 剂后，下痰甚多，神清搐定，气喘亦瘥。舌绛化燥，脉象软滑，胶痰尚有，津液已耗，故续进润燥化痰之品。症情化险为夷，再经调理而愈。此例病情虽重，但细察证候，抓住主因在痰，施治合度，始获抢救。

2. 杜痰法　所谓杜痰，是杜绝其生痰之源。有些患儿脾虚痰多，大便时溏，纳呆体弱，遇寒逢劳，辄发痰喘；当以通阳扶脾为主，使脾运得健，痰不再生。

常用方为苓桂术甘汤，方中茯苓治痰饮、渗水道，桂枝通阳气、开经络、和营卫，白术健脾运、燥痰水，甘草得茯苓则不资满而反泄满。此为温阳化饮杜痰之法。其次为星附六君汤（党参、土炒白术、茯苓、甘草、陈皮、姜半夏、胆南星、竹节白附子），亦为补脾益气消痰的中和之剂，效果甚为显著。

张锡纯的理饮汤，由苓桂术甘加干姜、白芍、橘红、川厚朴组成，气分不足加生黄芪。主治心肺阳虚，饮邪上渍。临床有部分患儿，频发痰喘，缠绵迁延，乃因胸阳不振，气化失常，寒饮久留，滞恋肺络。症见胸脘满闷，短气喘促，咳吐黏涎，小便不利，舌淡苔白腻而滑，脉见濡弦。可予本方，参以半夏、白芥子、鹅管石、细辛、五味子、紫苏子诸品，其化饮平喘之功较速，可获缓解而渐入平稳。本方实不离苓桂术甘之制，然已将杜痰与驱痰两法融而为一矣。

此外，对于肺虚痰多，质薄形弱，易于伤风而发咳喘的患儿，在病情平静时，常用款冬花 12 g，冰糖 12 g，隔水炖服，每日 1 剂，炖服二汁。可连服 1～2 个月，并无不良反应。以款冬花辛温而润，功能消痰止逆，方书谓其寒热虚实均可使用。冰糖为甘蔗结晶所成，其性亦温，上可润肺消渴，中可和胃补脾。此法在临床应用，有其防治之功。然小儿在季节变化时，需防受邪；饮食方面，不宜恣啖肥甘，少进生冷，特别是冷饮之类，更应禁忌。此亦为本病必须注意之处。

三、肺炎的辨证论治

（一）肺炎

在儿科临床中，肺炎是较为常见的疾病之一。中医学虽无肺炎之病名，但古代文献所记载的“肺闭”“肺风痰喘”“马脾风”等症状，热郁喘满、咳逆上气、息促气紧之类，都与肺炎很相似。温病学的冬温、春温、风温，俱与肺经相关。论病因，“伤于风者，上先受之”“温邪上受，首先犯肺”。论病证，“风温为病，春月与冬季居多……必身热咳嗽烦渴”。论病机，则有“逆传心包”及“卫之后方言气，营之后方言血”。本病以寒温失常、外感风邪为主要发病因素，而以风温之邪为多见；在传变上则有表里顺传和卫营逆传的不同途径。可见中医学对肺炎这类疾病，早有充分认识。现据临床经验，缕述辨证如下。

1. 外邪束表

(1) 风寒在表：主症为发热恶寒，无汗或少汗，咳嗽气急，舌苔薄白，脉浮紧或浮数。此由风邪外袭而寒化者，治宜辛温解表，以麻黄汤主之。咳嗽痰多加半夏、浙贝母；纳呆作呕加陈皮、生姜；如挟有寒饮，喘咳气促，胸闷喉鸣，痰如白沫者，以小青龙汤主之。

(2) 风热在表：主症为发热微恶风，有汗口渴，咳嗽不爽，舌苔薄黄，脉浮数。此由风邪外袭而热化，宜辛凉解表。方用加减桑菊饮、银翘散。

2. 实痰闭结 主症为痰壅喉间，喘咳身热，气促鼻煽，面色发青，舌苔薄腻或厚腻，脉滑数。肺气闭阻不宣，实痰壅塞胸中。治宜开肺豁痰，引痰下行。方用麻杏石甘合三子养亲汤，如大便不通者加保赤散 0.3 g，分 2 次化服。

若见壮热苔黄，腹满便秘，此为肺胃合病，上下俱实，甚则神昏。亟宜宣肺泄热，导积通下，方以麻杏石甘合凉膈散，此因便闭多日、腹满里实，可与凉膈散内的生大黄、玄明粉同用之；痰稠而便干者，可加竹沥 30 g 冲服。

3. 热毒内闭

(1) 热毒闭肺：主症为高热持续不退，气急鼻煽，痰阻不畅，面青而黯，烦躁不安，神昏，龂齿，舌绛苔黄，脉细数。此温热犯肺，火盛化毒之证。以清热解毒为主。常用清肺解毒饮合牛黄抱龙丸。若高热而惊惕者，加紫雪丹 1.5 g，分 2 次化服；痰多者，加天竺黄、制胆南星；大便热利者，加葛根芩连同用；热毒盛者，加熊胆 1.5 g、麝香 0.06 g，分 2 次另行化服。

(2) 热毒入营：此时症见舌绛，口唇殷红，面白，咳逆，气急鼻煽，壮热烦躁，脉细数，甚则神志昏迷。麻疹并发肺炎时多见此证。因于疹出不透，毒恋血分，瘀滞不解，毒无出路所致。治宜凉血清热，活血解毒。方用犀角地黄汤合活血解毒汤。若麻疹并发肺炎，疹毒内陷而致热高神昏者，加神犀丹 1 粒化服。若口舌干燥无津者，去葛根、柴胡、枳壳，加玄参、麦冬、天花粉。

4. 肺热伤阴 主症为舌红少津，口燥唇裂，咽干而渴，咳嗽气急，痰稠难咯，脉见细软。此由邪热烁灼，津液干涸，肺阴耗损所成。治宜滋阴清肺，润燥化痰，主用加减清燥救肺汤。

5. 亡阳虚脱 主症为咳逆痰鸣，气喘大汗，面色㿠白，便利溲清，舌淡，脉沉细或细数。甚则四肢厥逆，眶陷睛露，神萎欲脱。此因真元大虚，肾气上越，阴盛于内，阳亡于外。方宜人参四逆汤合黑锡丹急救之。

在小儿肺炎中，这些都是较为常见的症因和施治。

（二）迁延性肺炎

临床上尚见一种迁延性肺炎，患儿已无明显之发热、咳嗽、气促诸症，而表现为轻微形神萎倦，或有低热、面色皖白等慢性虚弱现象，盖病之愈否，与正气之强弱，感邪之深浅，有密切关系。若疾病初起，感邪轻微，正气尚足，在邪正相搏的过程中，正长邪消，其病自愈。若感邪深重，邪正相搏，于邪势转衰之时，正气亦已受伤，无力祛邪务尽，遂致迁延不愈。故此证常见肺脾不足、气阴两虚之象，是为正虚邪恋耳。迁延性肺炎即为病久而肺气受伤，津液亏损，致肺炎一时难以吸收而淹缠矣。其治疗必须注意正气已虚，痰浊恋肺及肺脾之间的内在联系等各方面。此即《小儿卫生总微论方》所云："治咳大法，盛则下之，久则补之，风则散之。"正确掌握，方不致误。

临床经验，迁延性肺炎常可辨证分为肺阴不足，脾虚肺弱，痰浊内恋三种情形。

1. 肺阴不足　该类患儿，多数在平时呈现面色苍白，精神不振，易于感冒咳嗽及自汗淋多等，此乃肺气素薄之象。一感新邪，发为高热咳呛气促的肺炎症，经西药抗生素等治疗后，已无急性症状。但咳嗽未断，痰阻不畅，微热烦躁，口干唇赤，舌红少苔，形神委顿，二便短少等症仍见，此缘高热津耗，肺之气阴两虚，故而迁延不愈。求因论治，当以清养肺阴为主，佐以化痰，使肺阴复而肺气得展，正盛而邪祛，则其病即痊。

治疗主方为补肺阿胶散、生脉散。常用药有南沙参、北沙参、西洋参、麦冬、川石斛、百合、甘草、五味子、紫菀、款冬花、桑白皮、枇杷叶、竹茹、川贝母、杏仁等养阴生津、润肺化痰之品。

2. 脾虚肺弱　此类患儿，多因平时饮食不调，消化不良或已成疳积者。因其脾胃素虚，感邪发为肺炎后，肺气被阻不宣，脾运更为失职；脾气既弱，愈不能散精归肺。肺脾两虚，以致出现咳嗽不断，面色萎黄，形神憔悴，毛发枯稀，肌肉消瘦，食欲不振，大便溏泄等症，历久难痊。故治宜培土生金法。如已成疳积者，须参以消疳扶中，冀脾土健复，输精于肺，既杜生痰之源，又使肺气得养，肺炎自能消散。此合乎"治病必求于本"之《经》旨也。

治疗主方取星附六君汤、参苓白术散。药物有党参、白术、茯苓、甘草、陈皮、半夏、扁豆、山药、胆南星、白附子、五谷虫、寒食曲等健脾益气、消疳化痰之品；如疳已成者，当须同时针刺四缝穴，以作辅助之治疗。

3. 痰浊内恋　该类患儿多为感邪深重，而又失于及时疏泄，致使痰浊逗留不清，肺气怫郁，升降不利，症见咳嗽痰多，时有低热，胃纳呆钝，舌苔厚腻，形神萎软，病程迁延。盖邪已久居，肺气亦弱，不能再行疏散，唯宜清肺气、化痰浊，俾痰化浊降，肺气自顺，其病可愈。

治疗主方有清气化痰丸、温胆汤、三子养亲汤。常用药物为陈皮、半夏、茯苓、甘草、瓜蒌皮、川贝母、浙贝母、竹茹、杏仁、枳壳、马兜铃、紫菀、款冬花、冬瓜子、紫苏子等清降润肺、化痰止咳诸品。

四、麻疹的治疗经验

麻疹是小儿常见的一种传染病，四季均有发生，但以冬春季节为多见。麻疹又名“痧子”“疹子”；其发病原因，历代医家大多认为是内有胎毒（或曰伏毒），外感时气而诱发。《幼幼集成》云：“麻虽胎毒，多带时行，气候寒温非令，男女传染而成。”中华人民共和国成立后重视预防，自注射麻疹疫苗以来，发病率已大为降低。

对麻疹的治疗方面，必须把好两道关：一为早期诊断，二为合理透发。

（一）早期诊断

麻疹将发之前，一般症状与感冒相似。唯麻疹有面红腮赤，呛咳时作，喷嚏频仍，眼睑红赤，目泪汪汪，呵欠喜睡，或有恶心、呕吐、腹泻等，与感冒有所不同。特别要观察口腔黏膜，患儿牙龈之色较平素为红，其上间见白色细小乳头状点，为其他外感所不备。据个人经验，其诊断正确性，较观察颊黏膜的麻疹黏膜斑为优。一般可根据上述症状，作出早期诊断的依据。

（二）合理透发

麻疹的治疗原则，重在清解透表。麻疹的病情演变，有顺有逆。顺证身热和缓，神气清爽，咳嗽而气不促，3～4 日开始发疹，先见于耳后、头面，次及胸背、四肢，疹点匀净，色泽红活，无其他合并症；疹点在 3 日内透发完毕，渐次隐没，热退咳减，胃纳转佳，二便通调，渐趋康复。逆证疹出不畅，尤其两颧苍白，或疹出即没，或疹色紫暗，并见壮热咳剧，气急痰鸣，鼻煽胸高，口唇青紫，脉见洪大疾数，此乃并发肺炎之候；若疹色紫暗，形成斑块，舌质干绛起刺，是邪毒窜入营分、血分；若神昏谵语，痉厥抽搐，系邪毒内陷心包；若肤色苍白，疹点暗淡不红，昏睡肢厥，舌苔白滑，脉象沉微，属元气虚弱不能透毒外出，又如疹出而收太早，或中途隐没，或逾期不收，身有壮热，或疹收后壮热不退、喘咳泄泻等，亦为逆证之候。一般说来，逆证往往由于未能很好透发所致。故麻疹能发得透，则毒从外泄，变化就少；若发得不透，毒向内陷，每易发生种种险逆。

至于透发，必须掌握透发的时间。前人有“三日前宜升，四日后宜降”之说，即从见点起 3 日内应及时合理透发；如该透不透，或透不得法，或不该透而继续透，反会发生不良的后果，此其一。其次，疹宜通泄，故以大便通畅者为顺，即使泄泻几次，亦属无妨；大便闭结者，反恐凶候，故尤忌止泻之品。其三，初期鼻衄，亦属佳兆，犹如伤寒太阳证之红汗，乃邪气散越之征，可以勿忧。其四，更应注意用药，麻疹为阳毒，以清凉为宜；但也不可拘泥，应根据病情，因人因时因地辨证论治。

临床总结，麻疹之透法可有以下 8 种：风寒阻表用三拗汤，风温阻表用银翘散，湿热积滞用宣毒发表汤，气血不和用解毒活血汤，血虚阳衰用养血汤，泄泻痧陷用升麻葛根汤，暑天出疹用六一散合香薷饮，秋令出疹用清肺汤。

关于活血药在麻疹中的运用：患儿疹发不透，疹色淡白，或紫暗，或斑疹互见，面色灰暗或红赤，舌质红绛，口唇殷红，壮热不退，气急鼻煽，甚至昏迷嗜睡，此为血热和血瘀所致。由于心主血，肺主气，气行则血行，血滞则气亦滞，故可用活血药以行其气，使疹发而毒解。若是疹淡不明，两颧苍白，或疹暗色紫，或素体虚弱，以及患有先天性心脏病等，血行有阻而疹毒难透者，甚或并发肺炎、脑炎，均可在复方中参用活血之品。其常用者，有桃仁、红花、赤芍、川芎、紫草等，能通瘀行滞而不碍气分。

在冬春季节麻疹流行时，可使用一些汤液合剂。其法煎取汤液贮放，并略加糖浆矫味，以便服用。见下。

1. 透解合剂　应用范围：用于疹发初期，病机在表，应因势利导，故以葛根解肌汤为主，辛凉疏透，使疹毒由内达外。

葛根 45 g，前胡 45 g，荆芥 45 g，连翘 90 g，蝉蜕 30 g，薄荷 24 g，光杏仁 60 g，浙贝母 60 g，陈皮 30 g，牛蒡子 90 g。

浓缩成 500 ml，加糖浆 100 ml。用法：每剂 60 ml，分 3 次服，每 2 小时 1 次。

2. 肺炎合剂　应用范围：在麻疹发疹期，气急鼻煽，咳嗽高热，乃热毒蕴留肺胃，未尽宣泄，致并发肺炎。宜清宣肺胃里热，泄其未透之邪，加味麻杏石甘汤合剂主之。

水炙麻黄 24 g，生石膏 300 g，桑叶 90 g，连翘 90 g，光杏仁 60 g，浙贝母 90 g，生甘草 18 g，生黄芩 90 g，枇杷叶 90 g，牛蒡子 90 g，白茅根 300 g。

煎法及服法同上。

3. 痧后清火合剂　应用范围：在麻疹恢复期，余热未清者，此时须养阴清热。盖出痧以后，最易内伤阴津，故须清肺养阴较为合法。设再用解表清热，则更伤其阴矣。

桑叶 90 g，桑白皮 90 g，枇杷叶 90 g，白茅根 300 g，鲜芦根 300 g，连翘 90 g，金银花 90 g，生甘草 18 g，杏仁 60 g，鲜生地 120 g，浙贝母 90 g。

煎法及用法同上。

4. 轻宣合剂　应用范围：麻疹已回，身热亦退，咳嗽气急均轻，宜清利肺气为治，以肃余邪。

前胡 90 g，桔梗 60 g，杏仁 180 g，连翘 180 g，浙贝母 180 g，桑叶 180 g，炒竹茹 60 g，橘红 90 g，牛蒡子 90 g。

煎法和用法同上。

5. 泻肺合剂　应用范围：疹回而热虽退，但咳嗽痰多，乃肺经余火未清，宜清降泻肺。

甜葶苈 90 g，桑白皮 120 g，桑叶 180 g，芦根 600 g，白茅根 600 g，马兜铃 180 g，牛蒡子 180 g。

煎法及用法同上。

6. 和中合剂　应用范围：麻疹回后，饮食不节，而致腹泻次多。此因脾胃已虚，易成消化不良也。但补消均须慎重，免妨脾胃。此剂以和胃为主，略参消化之品，无过补过消之偏，用于疹后消化不良颇为适宜。

煨葛根 120 g，炒扁豆衣 180 g，焦六曲 180 g，土炒白术 90 g，茯苓 90 g，陈皮 90 g，荷蒂 60 枚，桔梗 60 g，炒谷芽 180 g。

煎法及用法同上。

7. 解毒活血合剂　应用范围：适用于麻疹期间疹出不明，并发肺炎或脑炎时，高热气急，神识昏迷。此乃痧毒热邪深入血分，亟须解毒活血法，使血活而毒解。本法在1958年麻疹大流行时，很多患儿因肺炎合病脑炎者，通过服用得以转危为安，抢救了大量患儿。

当归30 g，大生地90 g，柴胡24 g，葛根45 g，连翘90 g，枳壳30 g，赤芍45 g，桃仁泥90 g，生甘草24 g。

煎法及用法同上。

上述7种合剂，可供临床上大规模治疗时参考选用。

（三）麻疹后遗症的治疗

后遗症的问题，由于患儿禀赋各异，病情轻重不一；或治疗失当，每每出现一些后遗症。常见的有下痢、潮热、口疳、发颐、痧癞等，其症治如次。

1. 下痢　麻疹虽收，身热未退，大便胶黏，赤白相兼，里急后重，日数十行。乃疹毒壅盛，因迫大肠而为下痢。治宜加味白头翁汤（白头翁、黄连、秦皮、黄柏、白芍、木香、地榆、黄芩、枳实、甘草），以清肠去热，调气导滞，凉血解毒。

2. 潮热　麻疹之后，潮热日久不解，并见干咳，大便不调，形体羸瘦，肌肤枯槁。此系邪毒伤阴，耗损肺气。迁延日久，可成痧痨。治宜地骨皮饮（地骨皮、银柴胡、知母、甘草、太子参、鳖甲、黄芩、茯苓），以养阴清热。

3. 口疳　麻疹后口内生疮，或齿龈肿痛出血，甚则溃烂而成走马牙疳。此为热壅于肺胃两经，上熏口舌所致。宜内外兼治。

内服加味黄连解毒汤（黄连、黄柏、黄芩、栀子、牡丹皮、金银花、连翘、生地、甘草、灯心），以凉血解毒，导热下行。

外用药：牙疳可外搽砒枣散（成药）；口疳可外涂口疳散（胡黄连、甘草、人中白、冰片、硼砂、黄柏、青黛等，共研细末而成）。

4. 发颐　两腮红热肿痛，甚则化脓。此系麻毒未清，郁于肝胆两经上攻颌面所致。可用普济消毒饮去升麻（川连、黄芩、连翘、玄参、马勃、牛蒡子、甘草、僵蚕、橘红、薄荷、桔梗、板蓝根）。

5. 痧癞　麻疹后皮肤瘙痒难忍，此乃热毒恋于肌腠未尽。宜外敷青黛散（青黛、石膏、滑石、黄柏，研细末，和匀之），干搽或麻油调敷患处。

最后附带提一下护理问题。本病在病情发展过程中（包括出疹、回疹和疹后）的传变，与护理的关系很大。如果护理适当，则可减少或避免并发症的发生。一般应注意以下几点。

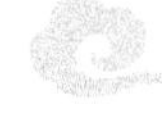

(1) 卧室应温暖湿润。如冬寒春冷时,房中可置火盆以取暖,盆上再放水壶,使水沸蒸汽散布,则空气温而不燥。

(2) 空气要流通。在侧处开窗户,避免直接吹风,或随时开关调节温度。

(3) 室内光线不宜过强,更不宜强光射目。

(4) 衣被不宜太厚,以免助热"窝痧",或汗出过多而耗伤津液。

(5) 口腔、眼、鼻均需常常洗涤,保持清洁,以免污染发炎。

(6) 应给饮水,以补充水液,有利于微汗透发,可调节体温,排泄废物。

(7) 食物以流质或半流质为宜,适于清淡,忌进油腻荤腥辛辣,生冷瓜果,亦闭皮毛。如有兼现腹泻之婴儿,应减乳食,代以米汤,在麻疹愈后才可增加食物。

五、小建中汤治小儿虚寒腹痛

小建中汤为《伤寒论》中的著名效方之一,功能温中祛寒、缓急止痛、资助化源、调和营卫,适用于虚寒性的腹痛、寒热、心悸、虚劳等症。笔者运用此方治小儿虚寒腹痛获效满意,简介于下。

案 6 倪某,男,7 岁。

初诊(1965 年 10 月 9 日) 二三年来时有阵发性腹痛,近 40 日来尤为加剧,西医诊断为胃溃疡(?),神经症(?),X 线检查胃窦部稍见粗糙。曾用助消化、解痉、止痛、镇静等药无效。现日夜腹痛,吵闹不安,每餐拒食,仅喜热饮,彻夜难眠,精神疲惫,面色苍白,腹膨而软,二脉沉细而数,舌苔薄白。证属中土虚寒,化源不足,阴阳相忤。治拟温建中土,平补阴阳。以小建中汤主之。处方:

桂枝 4.5 g,白芍 12 g,煨姜 4.5 g,红枣 5 枚,炙甘草 3 g,饴糖 30 g(冲)。

2 剂。

二诊(10 月 11 日) 药后腹痛即除,知饥索食,初得夜眠,吵闹亦减,腹胀而软,二便通调,脉沉细,舌苔薄带腻。仍须温运调中。处方:

上方桂枝易桂心 3 g,加陈皮 2.4 g、沉香曲 4.5 g。

2 剂。

三诊(10 月 13 日) 诸症均和,胃纳大增,腹胀亦除,精神渐振,但大便略带酸臭,夜眠汗出较多,脉沉细,舌淡苔薄腻。此缘脾运少力,卫阳尚弱。拟黄芪建中汤加味。处方:

黄芪 12 g，桂心 3 g，白芍 12 g，炮姜 3 g，红枣 5 枚，炙甘草 3 g，饴糖 30 g（冲），半夏 9 g。

3 剂。

药后汗止便调，再以六君加芪、芍、生姜调理而愈。经西医复查，未见异常，诸症消失而出院。

【按】 脉症合参，本例为中土虚寒之证，其吵闹、拒食、彻夜难眠诸症，乃起于营阴亏少，即是营虚卫浮之候。此时宜予小建中汤温复中气，化生营卫，调和阴阳。二诊时已痛除眠安，但腹胀未去，故加理气之品；且症情重心在里，故以桂枝易桂心。三诊时见汗出较多，为卫气尚虚，故加黄芪固表。

案 7 曹某，男，11 岁。

初诊（1972 年 7 月 11 日） 腹痛反复发作，已有年余。近日寒热不已，其腹痛时作时止，大便或泄或干，有时便血，纳谷不佳，面色萎黄，形体消瘦，脉虚软，舌淡无苔。西医外科诊为节段性小肠炎。此为太阴虚寒，营卫失和，脾不摄血。治用小建中汤。处方：

桂枝 3 g，白芍 9 g，煨姜 3 片，红枣 5 枚，炙甘草 3 g，饴糖 30 g（冲）。

4 剂。

二诊（7 月 15 日） 腹痛已和，便中带血，低热不退，纳谷尚少，脉舌同前。原法不变，增以补气。处方：

上方加党参 6 g，黄芪 9 g。

4 剂。

三诊（7 月 19 日） 痛除血止，面色转润，但大便不实，胃纳较差，脉沉，舌淡苔润。此中下虚寒，须温里扶阳。拟附子理中汤加味主之。处方：

党参 6 g，焦白术 9 g，姜炭 3 g，炙甘草 3 g，陈皮 3 g，淡附片 4.5 g，怀山药 12 g，煨木香 3 g。

5 剂。

四诊（7 月 24 日） 大便已调，胃纳亦开，但时有低热起伏，脉细舌淡。仍须以甘温退虚热，再拟小建中加味。处方：

桂枝 3 g，白芍 9 g，煨姜 3 片，红枣 5 枚，炙甘草 3 g，饴糖 30 g（冲），党参 9 g，焦白术 9 g，云苓 9 g，怀山药 12 g。

5剂。

药后热退而安。经西医复查,认为病情基本痊愈而出院。

【按】 本例腹痛时作,大便常泄,面色萎黄,脉软舌淡,属脾土虚寒之证。但又有寒热不已,及下便血。从辨证看,前者是化源不足,营卫失调所致;后者是脾虚统血失职而成。小建中汤证有"悸衄,手足烦热"诸症,前贤亦屡有指出,本方可用于阳不摄阴之多种失血(见《圣济总录》《济阴纲目》等)。故本例用小建中汤腹痛即解;二诊增益气之品,便血亦止。此时改用附子理中,盖因大便不实,乃系脾阳虚之证。迨便调之后,低热未退,仍用小建中兼可和营卫以退虚热,终于病痊而安。

综上可见,小建中汤用于脾胃虚寒,化源匮乏,营卫不调,阴阳相乘之证,倘如辨证确切,则取效迅速。

六、小儿高热证治

小儿高热是临床常见症状。引起高热的病因不同,症状各别,治疗亦异。治小儿高热必须分清伤寒、温病,从六经或从卫气营血论治。辨证明确,治可无误,既合病机,辄能药到热退。兹将几种小儿高热的辨治分述如下。

(一) 风寒表证

感受风寒,邪在太阳,治宜辛温:以麻桂为主。太阳伤寒,寒邪束表,腠理闭塞,发热无汗,恶寒较重,鼻鸣咳逆,苔薄白,脉浮紧,宜麻黄汤发汗解表宣肺。若鼻塞涕多,加防风、紫苏叶;咽痛,合甘桔汤;咳嗽痰多,配浙贝母、前胡、紫菀、百部;苔腻有痰,参入陈皮、半夏、川厚朴、六曲。

案8 一患儿,6岁。

气候倏变,新感寒邪。腠闭无汗,发热2日(38.5～39℃),咳嗽气促,夜有痰鸣,胃纳欠佳,舌淡苔腻,脉浮紧。证属太阳伤寒,麻黄汤主之。处方:

麻黄、桂枝、清甘草、陈皮各3 g,姜半夏9 g,杏仁、浙贝母、紫菀各6 g,生姜3片,红枣5枚。

3剂后热退气平。

(二) 风热上受

风热之邪,入于口鼻,侵袭上焦,其恶寒见证短暂,而迅即出现高热、咳嗽、口渴、咽痛、溲赤、舌红、脉数等症。此为邪在卫气之间，治宜解表清热，用桑菊饮、银翘散为主。选用桑叶、连翘、薄荷、牛蒡子、桔梗、豆豉、黑栀子、金银花、荆芥、竹叶、芦根、黄芩等以清透泄热。咽喉肿痛加蝉蜕、射干；咳逆痰阻加杏仁、浙贝母、前胡、竹茹。此等病证，多见于急性上呼吸道感染一类疾患。凡病毒性上呼吸道感染，西药治疗效果不理想，应用上法，疗效甚佳，一般服药2剂，即可津津汗出而透，邪解热退。津津汗出乃微汗肤润之意，与用西药安乃近之类发汗不同，安乃近发汗虽大汗而邪留，须臾旋热；而津津汗出是邪随汗出，热度渐降。

案9　一患儿，2岁。

感冒发热，数日不退，近日连续高热，夜间体温高达40℃，鼻塞涕黏，咽喉肿痛，小溲黄赤，口干欲饮，舌边尖红苔薄，脉浮数。此风热外袭，兹拟凉解。处方：

桑叶6 g，连翘9 g，桔梗6 g，生甘草3 g，芦根30 g，黄芩9 g，金银花9 g，薄荷3 g，蝉蜕4.5 g，淡豆豉9 g。

3剂。

药后津津汗出，高热于2日渐退，咳嗽增多，再予清肃而安。

温病四时皆有，但有新感伏气之分。新感即以辛凉轻解治之。而伏气多匿于膜原，或内舍于营。证属肺胃。若症见发热较高，咳呛不畅，痰鸣气促，舌红苔黄，脉弦滑数，如外感引发哮喘性支气管炎、支气管肺炎等，由于温邪上犯，肺胃郁热，亟当以麻杏石甘汤，加桑叶、薄荷、牛蒡子、连翘、杏仁、浙贝母等品。痰涎壅盛者加桔梗、莱菔子、天竺黄或竹沥；肺热较重加黄芩、桑白皮、黑栀子、芦根。

（三）邪结少阳

小儿高热，亦有从少阳辨治。其症寒热往来，时高时低，烦扰不宁，纳少作恶，舌边尖红，脉弦。治宜小柴胡汤和解退热。若上症伴微恶寒，骨节疼痛，乃少阳兼太阳表证。治宜柴胡桂枝汤，和解少阳，兼散外邪。应用小柴胡汤，每以半贝丸代半夏，化痰尤佳；中气不虚者去党参；纳呆苔腻，加陈皮、枳壳；热势较高，加连翘、芦根；夜间热重，参以青蒿、白薇诸品。

案10　一患儿，2岁。

发热已近1周，数日来入暮热升，体温达39.5℃，清晨则退。咳嗽有痰，纳

食不佳，溲黄便通，睡眠尚安，舌边尖红苔浮腻，脉细弦数。邪在少阳，治以和解。处方：

柴胡 4.5 g，黄芩 4.5 g，半贝丸 9 g(包)，青蒿 9 g，连翘 9 g，杏仁 6 g，陈皮 3 g，淡豆豉 9 g，芦根 30 g。

2 剂。

药后其热即退。

（四）阳明实热

小儿体禀稚阳，然其生气蓬勃，气阳旺盛，感受邪热，易入阳明，出现胃家实热之证，但有经证、腑证之分。凡症见高热烦躁，口渴溲赤，舌红脉大，即从阳明经证论治，投以白虎汤清泄阳明气热。酌加金银花、连翘、栀子、豆豉、芦根、竹叶、桑叶、黄芩等。咳嗽有痰，加杏仁、浙贝母、前胡、竹茹；形神不振，大汗，脉软弱，加太子参或皮尾参。若舌干苔净者，或配天花粉、石斛；舌苔见腻者，可加赤茯苓、六一散。热耗气阴者，需伍生地、玄参、麦冬、珠儿参等清热养阴；热高神昏者，则配以紫雪丹开窍醒神。

案 11　一患儿，21 个月。

感冒发热，前后 3 周，屡经药治无效。近日高热，汗出不退，现 39.2℃，唇干口燥，溲黄便干，稍有咳嗽，舌红苔腻，脉数。热在气分，治需白虎加味。处方：

生石膏 30 g，知母 6 g，清甘草 3 g，粳米 30 g(包)，金银花 9 g，连翘 9 g，黑栀子 9 g，黄芩 6 g，芦根 30 g，鸡苏散 10 g(包)。

3 剂。

1 剂服后，其热即降，3 日而清。

若阳明腑实，壮热神糊，则需投以承气，亦应参入金银花、连翘、栀子、竹叶等品。在某些高热重症，也有白虎承气同用者，再加黄连、黄芩、栀子、连翘等。本法在多种高热疾病如中毒性肺炎、流行性乙型脑炎等，症见热结阳明者，据症而施，立挽危重。而在诊治流行性乙型脑炎时，以本法为主，釜底抽薪，攻逐邪毒，殊有显效。正如喻嘉言所谓：《金匮》治痉用大承气，乃死中求生之法。

案 12　一患儿，2 岁。

高热 1 周，体温在 39℃左右，汗出遍体，渴饮溲黄，便秘 4 日，腹部硬满，咽蛾红肿，渗出黏涎，舌红，舌尖碎而作痛，苔薄腻，脉滑实。证属阳明，热实结腑。亟拟通腑泻热。处方：

枳实 6 g，川厚朴 4 g，生大黄 6 g(后下)，连翘 9 g，大青叶 9 g，桔梗 4.5 g，牛蒡子 9 g，碧玉散 12 g(包)，鲜石斛 30 g，通草 6 g。

2 剂。

药后便下即通，其热旋降。但见烦渴，腹满食少，乃以疏滞清热而愈。

（五）暑月热病

小儿暑病颇多，其暑邪袭表，每易径入阳明，时见热在气卫之间，症见高热，汗出口渴，烦躁诸候，此为暑热。初起微感恶风，舌边尖红，苔薄者，邪未离卫，可予银翘散加青蒿、藿香、佩兰、荷叶、西瓜翠衣之类，清暑凉解。若发热转盛，溲赤，舌红苔黄，脉大，为暑入阳明，亟须白虎汤主之；至神倦脉软汗多，则需加参。又有因暑月贪凉，暑客于表，热扰于内，出现发热头痛，汗少口渴，舌红苔黄，则当透邪泄热，用桑叶、连翘之属加香薷、藿香、紫苏梗、豆卷诸品，以疏解卫表，祛暑退热。

案 13 一患儿，8 个月。

发热 4 日，高热不降，体温 40℃。肌腠少汗，神情惊惕，溲少色深，舌红苔黄。邪客于表，暑扰于里。治拟解肌涤暑。处方：

香薷 4.5 g，连翘 9 g，清水豆卷 9 g，金银花 9 g，藿香 9 g，佩兰 9 g，黑栀子 9 g，芦根 30 g，钩藤 6 g，西瓜翠衣 10 g，六一散 10 g(包)。

3 剂。

药下当晚高热渐降，2 日退净。

夏季热为小儿特有之夏令病。此因小儿阴阳两稚，若素体不足，或病后元虚，不耐暑热而成。其症高热起伏不退。气候愈热，发热愈高。烦躁多饮，尿多而清长，舌淡苔少，脉细数。是为暑伤少阴，上盛下虚。宜用王氏清暑益气汤，含连附六一汤(黄连、附子)及菟丝子、覆盆子、乌梅、缩泉丸等，清上温下，益气扶元，疗效颇显。

七、小儿复发性肠套叠的治疗

小儿肠套叠为临床常见急腹症，多见于 1 岁半以内的小儿。西医学认为

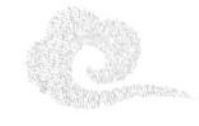

该病的基本病理变化是肠壁肌肉痉挛和血液循环障碍，静脉受阻，肠壁瘀血，套入部分久而坏死。急性发作时，常在X线下以空气或钡剂加压灌肠使之复位，但不少患儿仍有多次的反复发作，临床所遇有曾复发10余次之多者，给患儿带来了很大痛苦。

董廷瑶通过长期观察，从中医辨证角度来分析病情，将此病归纳在"络瘀腹痛"范畴。考方书谓：久痛在络，络主血，不独肢体之痛在络，即胸腹之痛，痞积之痛亦均在络，皆宜治血，无徒从事于气。肠套叠的形成，每因水寒气血瘀凝于肠之络脉，阻其传导之机，气滞血瘀局部痹阻不通引起腹痛。由于局部肠壁血络日久未通，血气不至，故复位后常又复套入，如果不从根本上解决，充气复位常是徒劳的，不得已而手术更会影响身体健康。为此，董廷瑶受前人王清任学术思想启发，根据人体气血相互关联及瘀血的病理特征，灵活运用活血化瘀之治疗原则，认为血之与气，如影随形，故治血必须顾气。提出了活血利气的治疗大法，用王清任少腹遂瘀汤加减化裁，并根据具体情况，随时按辨证施治原则加以调整。

按少腹逐瘀汤内诸药：小茴香、干姜、官桂温经散寒、通达下焦，川芎为血中之气药，配合芍药活血行气，延胡索、芍药利气散瘀、消肿定痛，生蒲黄活血祛瘀，五灵脂醋炒祛瘀、散结止痛。随症可加入枳壳、川楝子、青皮、陈皮行气止痛。若唇舌青黯、脉见涩象者，血络瘀结较重，加桃仁、红花祛瘀通络。全方温经散寒，活血利气，化瘀止痛，使痹阻部分血活气行，则通则不痛。临床治疗经随访迄今均未再发。

近年来，从临床治疗的25例病例统计资料分析，1岁左右15例，3～5岁5例，6岁以上3例，都原有反复发作病史。病机亦基本相同，兼症大同小异，所以处理上概用活血利气法。从疗效分析，均能使腹痛解除而不复发，获得了较好的治疗效果。

案14 （寒滞瘀结） 徐某，男，9个月。

初诊(1978年1月5日) 3个月来已两次肠套，近日腹痛又作，纳呆泛恶，便下泄利，四肢不温，舌苔薄白，面青唇黯。病因在于肠部血行瘀滞，治法旨在活血为主。少腹逐瘀汤加减。处方：

当归尾6 g，醋炒五灵脂6 g，小茴香4.5 g，广木香2.4 g，官桂1.8 g，红花

4.5 g，青皮 4.5 g，乳香 3 g，没药 3 g，延胡索 4.5 g。

4 剂。

二诊（1 月 9 日） 疼痛已解，腹部柔软，纳和便实，面润肢温，舌净无苔，再以前法。处方：

当归尾 6 g，赤芍 6 g，小茴香 4.5 g，枳壳 4.5 g，木香 2.4 g，青皮 6 g，红花 4.5 g，乳香、没药各 3 g，醋炒五灵脂 6 g。

5 剂。

【按】 患儿接连发作肠套腹痛，同时对伴有四肢不温，面青唇黯，苔白泄利，故辨证为下焦寒凝瘀滞。《经》云："寒气入经而稽迟，泣而不行……客于脉中则气不通，故卒然而痛。"（《素问·举痛论》）。宜拟王氏少腹逐瘀汤温经散寒，行瘀定痛。药以官桂、小茴香温下逐寒，木香、青皮理气行滞，当归、红花、五灵脂活血祛瘀通络，乳香、没药、延胡索行瘀利气定痛。二诊后病安。以后连续数次随访，未再复发。

案 15 （血瘀阻络） 陈某，男，3 岁。

初诊（1974 年 2 月 12 日） 肠套叠反复发作 9 次，经常腹痛，胃口不开，舌红苔剥，形色萎羸，口唇青暗。证属络脉瘀结。治以活血通络。处方：

当归尾 9 g，赤芍、白芍各 6 g，红花 4.5 g，桃仁泥 9 g，柴胡 4.5 g，延胡索 4.5 g，枳壳 4.5 g，生地 15 g，醋炒五灵脂 9 g，生蒲黄 9 g。

4 剂。

二诊（2 月 16 日） 药后腹痛即和，便溏两三次，与络通血活、肠蠕动增加有关。舌苔花剥，面萎唇青，还需活血调气。处方：

陈皮 3 g，木香 2.4 g，当归 6 g，赤芍、白芍各 6 g，红花 4.5 g，桃仁泥 9 g，青皮 4.5 g，柴胡 2.4 g，延胡索 4.5 g，枳壳 3 g。

4 剂。

三诊（2 月 20 日） 腹痛已止，便下亦调，胃纳不香，舌苔花剥，面色不华，仍以和血为主。处方：

当归尾 6 g，白芍 3 g，红花 4.5 g，桃仁泥 9 g，枳壳 4.5 g，木香 2.4 g，柴胡 2.4 g，生地 12 g，石斛 9 g，醋炒五灵脂 6 g。

4 剂。

四诊(2 月 24 日) 腹痛不作,面色较泽,便下通调,舌苔转润,再以调气活血和胃。处方:

上方去柴胡,加陈皮 3 g、炒谷芽 9 g。

6 剂。

【按】 本例肠套叠发作频繁,其形色证候显系络脉瘀阻,故取少腹逐瘀之意,用活血利气法。药以归、地、赤芍、白芍行血和营,桃仁、蒲黄、五灵脂祛瘀止痛,柴胡、枳壳疏气开结。服后即痛和,续以原法,其症渐平而根治。

以后恢复正常,根据随访,未见复发。

八、小儿腺病毒肺炎治疗经验

小儿腺病毒肺炎,在证候所见,为邪留肺胃,或传心营,其势急重。复习古训,临证体会,似属温毒之证。据文献记载,王叔和首先提出“温毒”的病名,《伤寒序例》云:“阳脉洪散,阴脉实大,更遇温热,变为温毒,温毒为病最重也。”近人谢观指出,温毒为伏毒与时热并发所致,其多见心下烦闷、呕逆咳嗽、狂乱躁渴、咽喉肿痛、谵语下利等症,亦有面赤发斑者。并认为温毒“最为危险”,宜大解热毒为主。除发斑另有专方外,主以三黄石膏汤、白虎加黄连解毒汤、犀角地黄汤等。实践经验表明,像病毒性肺炎这类“温毒犯肺”的病证,在发病上有其特殊性。凡感之深者,中而即病。四季均可发生,虽以冬春两季为多见,但并非是四时温病之冬温、春温。尤以小儿筋骨脆弱,脏腑娇嫩,感后毒势鸱张,邪不易化,确是险症。其治疗非汗下所能解决,而用一般的辛凉疏解、清热化痰之品,势必无功。以其未有发斑,前贤所制之解毒化斑诸方亦不适合。为此,在大解热毒的指导思想之下,配合汤剂,特制熊麝散作为本病“急则治标”的专药。

熊麝散仅二味药组成,以熊胆 1.5 g、麝香 0.06～0.09 g,视病情轻重酌量化服,每日 1 剂,以 2～3 剂为度。其主要功效为清热泄毒,通壅开窍。熊胆苦寒无毒,功能凉血、退热、清心、平肝,开郁结,泻风热,虽一般以其主肝胆热,但李时珍指出其亦入“手少阴、厥阴”,故专治小儿热盛神昏、急惊痰热之重症。麝香苦辛香温,善能通经、开窍、透骨、解毒,定痰惊,辟秽浊,临床以之主清窍蒙蔽,有振神回苏之力。然缪希雍认为,“凡邪气着人,淹伏不起”者,用之可使“自内达外”“邪从此而出”,即杨时泰所谓“用之为开关夺路”也。故两品合用,于温毒深伏，邪壅心膈，有直入开壅、解热泄毒之能。每能于一二日内，扭转危局，由险入夷，其功伟矣。

然本方之用，必须根据辨证，慎重选择适应病例。因本方之力在大解热毒，张璐认为，熊胆之性，“凡实热之证，用之咸宜，苟涉虚象，便当严禁”；而麝香之用，杨时泰也指出“但贵中节而投，适可而止耳”。故并不是凡属病毒性肺炎都是合适的。一般又以初起实证为宜，原则上不超过 3 剂。盖苦寒香窜，不可久用，唯应中病即止。临床观察，审慎用之，未见一例有副作用。此亦熊麝散之安全性也。

案 16 （温毒犯肺热闭） 朱某，男，9 个月。

患儿因发热、咳嗽、气急 2 日入院。体温 39.5℃，两肺散在性湿啰音。胸透：右上肺片状阴影，合并右上后段不张。白细胞计数 6.9×10^9/L，中性粒细胞 56%，淋巴细胞 42%，幼形粒细胞 2%。入院后予抗生素等治疗，体温更趋上升，出现烦躁气急，面色苍白，唇口青紫，予四环素加激素、氨茶碱、毒毛旋花素等，热度持续不退，请中医会诊。

就诊时咳嗽、发热已 5 日(39.5℃)，汗出而喘，痰阻不爽，烦吵不安，面白唇青，哭则无泪，便溏溲少。舌红苔润，二脉浮数，指纹青紫，直通三关。温毒犯肺，里热郁闭。麻杏石甘加熊麝主之。处方：

麻黄 2.4 g，生石膏 24 g(先下)，杏仁 6 g，生甘草 2.4 g，生黄芩 6 g。

另：熊胆 1.5 g，麝香 0.09 g，研末化服。

1 剂。

二诊 身热较平(38.5℃)，津津汗出，气急较缓，咳嗽尚多，大便溏黏，舌红润，脉滑数，病势顿挫，温毒未尽。清火解毒，再以原法。处方：

葛根 6 g，川连 2.4 g，淡黄芩 6 g，麻黄 2.4 g，橘红 3 g，生石膏 15 g(先下)，生甘草 2.4 g，杏仁 6 g，竹茹 6 g。

另熊胆 1.5 g，麝香 0.06 g，化服。

1 剂。

三诊 药后曾出大汗，形体较软，热度稍有升降(今 38.2℃)，痰稠不活，便溏黏黄，舌红、苔灰薄黄。症势已缓，病入坦途。须清肺化痰。处方：

冬桑叶 9 g，枇杷叶 9 g(包)，浙贝母 3 g，竹茹 6 g，麦冬 6 g，紫菀 6 g，生甘草 2.4 g，橘红 3 g，杏仁 6 g，百部 6 g。

另熊胆 0.9 g，麝香 0.03 g，化服。1 剂。

此后经清肺化痰养阴之剂调治而愈。

患儿高热 5 日，汗出而喘，烦躁不安，是为温毒犯肺，邪热壅闭。故用麻杏石甘汤发越郁热，加熊麝解毒泻火，清心豁痰。1 剂后热即渐降。后因大便溏黏，气急较缓，续予前方合葛根芩连。3 日后诸症渐平，体温迅即复常，肺啰音消失，透视复查炎症已无，痊愈出院。

九、流行性乙型脑炎的临床要点和治疗经验

流行性乙型脑炎属于中医“暑温”“暑痉”一类的急性传染病。往往卒然发作，病势鸱张，易成燎原之势。轻者邪在卫气，重则逆传营血。因此，临床上必须掌握两个要点：一是先要制病。也就是在治疗上不能同于一般的温病那样按部就班，必须迎头痛击，及早地泻火逐邪，使毒有出路。临床辨证时虽有轻重型之分，但病情是能转化的，如果邪在卫气时不能把握疾病的发展趋势，则使病情急转直下而坐失良机。温病下不嫌早，故必须及时抓住病机治疗之。二是药量要重，泻火毒之邪热必须重剂。如白虎汤中的石膏，董廷瑶在处理一般小儿温热病症时用量是 15～20 g，而在治疗流行性乙型脑炎时则用 30～60 g。同时 1 日内可服 2 剂药，以截其传变之势。

董廷瑶治疗流行性乙型脑炎虽以白虎汤、清瘟败毒饮、承气汤等为主方，但必须运用辨证论治的原则去灵活掌握，不可执一。董廷瑶的经验方是：

大青叶 30 g，板蓝根 30 g，金银花 15 g，连翘 15 g，黄芩 9 g，鲜芦根 60 g，生石膏 60 g(先下)，生甘草 3 g。

每日 1～2 剂。如卫分表证汗少者可加薄荷 3 g，杭白菊 6 g，香薷 4.5 g，鲜荷叶 9 g；偏湿重加鲜藿香 9 g，鲜佩兰 12 g，滑石 15 g(包)，生薏苡仁 15 g；偏热重加川连 3 g，气分热重石膏加重至 120 g，知母 9 g；气营两燔去金银花、连翘、黄芩、芦根，加牡丹皮 9 g，鲜生地 30 g，玄参 12 g，紫草 9 g。或另用紫雪丹 1.5～3 g 化服；痰热盛加胆南星 3 g，天竺黄 6 g，竹沥 30 g；大便秘结加生大黄 9 g，玄明粉 6 g(冲入)；昏迷加鲜石菖蒲 6 g，郁金 6 g，至宝丹 1 粒化服；抽搐加地龙 6 g，钩藤 9 g(后下)。

流行性乙型脑炎的恢复期治疗也是很重要的，每每容易出现阴伤液涸的

现象，故主要以滋阴为主，如余热未清、气阴不足者，宜益阴清热，应以鲜石斛、鲜沙参、麦冬、生地、丝瓜络、青蒿、鲜荷叶、白薇、西瓜翠衣、甘草等较为有效。如余热未清而痰浊留阻，宜豁痰清热，可用鲜石菖蒲、郁金、丝瓜络、天竺黄、胆南星、白芍、淡竹叶、玄参等。如热伤阴液，虚风内动，宜滋养肝肾，育阴潜阳，应以生地、炙甘草、麦冬、阿胶、火麻仁、牡蛎、鳖甲、穿山甲、磁石等为主。如痰阻经络，筋脉失养，宜活血通络，如当归、白芍、丹参、地龙、秦艽、木瓜、蜈蚣、红花、乳香、没药、生地等，痰多者加礞石滚痰丸。以上方药，可据不同情况，灵活施用。

总之，对于流行性乙型脑炎重在治发先机，给邪毒以出路，至于重剂清泄、芳香化浊、豁痰开窍、凉肝息风诸法，都应根据天时、地理、人体具体情况，灵活运用，才能达到较好的疗效。

十、小儿夏季热辨治

小儿夏季热为盛夏时期小儿特有的疾病。其时天气炎热，元气不足的小儿，不能耐受酷暑侵袭，易致本病。症情每与体质情况及气温高低密切相关。发热往往可轻重不等的持续整个夏季，并伴有汗少及无汗、大渴引饮、小便频多而清长等症，迨秋凉至，一过白露，体温就随之逐渐下降。如无其他并发疾病，则易恢复健康。若患儿体质仍弱，次年夏季亦可再作。本病虽有热郁腠闭之象，然非单纯清泄解热之剂所能奏效，亦非单纯开腠发汗之法可以退热，需要根据暑邪的特点及患儿的素禀施治，方能见功。兹介绍 4 个常见的症型，并附病案，以供参考。

1. 暑温夹湿　症见身热不扬，持续不退，小便涩少，胃纳不振，舌苔黄腻，脉象濡数。此型临床屡见，治必清暑化湿。

案 17　刘某，男，5 岁。

发热 2 周，咳嗽痰阻，便闭尿少，巩膜浑浊，胃纳不佳，舌苔黄腻，脉象滑数。暑湿内阻，治以清化。处方：

清水豆卷、荷叶包六一散各 12 g，金银花、连翘、赤茯苓、泽泻、黑栀子、鲜藿香、鲜佩兰各 9 g，杏仁 6 g，川厚朴 3 g，活芦根 30 g。

2 剂后诸症见退，再加减续服 5 剂而安。

2. 暑入阳明　热势较重，可达 40℃左右，口渴引饮，面赤肤燥，舌红，苔黄，脉数。阳明热炽，治当重剂白虎，清泄里热，使津津汗出而解。

案18 叶某，男，1岁余。

体温39.8℃，持续12日不退，肤燥无汗，唇红口渴，腹软尿少，舌苔黄而带腻。暑入阳明，亟须清暑泄热。白虎汤加味。处方：

生石膏45 g，淡竹叶15 g，荷叶包六一散、鲜藿香、西瓜翠衣各12 g，金银花、连翘各9 g，知母6 g，香薷3 g。

2剂后体温降至37.8℃，形神委顿，是暑未清而元气转虚矣。拟清暑益元法。处方：

孩儿参6 g，生扁豆、焦白术、怀山药、炒谷芽、川石斛、青蒿各9 g，炒薏苡仁、西瓜翠衣、荷叶包六一散各12 g。

3日后，以党参易孩儿参，去青蒿、西瓜翠衣、六一散，加炙甘草、干荷叶，续服3剂而愈。

3. *暑伤津气* 夜间热重，清晨稍退，五心烦热，时时饮水，汗闭尿多，肢体消瘦，舌干舌红，或苔花剥。此时不宜苦寒泄热，只宜酸甘敛阴为治。

案19 倪某，男，1岁余。

禀赋素弱，暑热久恋，体温39℃，旬余不退，烦渴喜饮，有汗无泪，大便泄利，小便频数，舌红苔黄。证情朝轻暮重，气阴两伤。亟宜王氏清暑益气汤合酸甘化阴法。处方：

西洋参3 g，鲜石斛10 g，麦冬、天花粉、淡竹叶、扁豆衣各9 g，乌梅6 g，生甘草3 g，鲜荷叶一角，西瓜翠衣12 g，陈粳米15 g。

3剂后，诸症均减。

上方去麦冬、甘草、乌梅、淡竹叶、鲜荷叶，加参须、谷芽、荷叶包煎六一散、香连丸。2剂后略事加减，更进3剂，扶元清理而愈。

4. *暑耗少阴* 少阴指心与肾。小儿先天不足，形体素弱者，因暑热留恋，心阴肾阳均受耗伤。症见发热早晚为甚，面皖汗闭，精神萎靡，嗜睡，或烦躁不安，饮一溲二，纳呆便溏，四肢欠温，掌心独热，舌淡苔少，脉细数无力等。上盛下虚，必温阳与育阴并进，始克有济。

案20 王某，女，1岁。

禀赋素弱，处暑以后，身热不退已经半月，形体消瘦，口渴喜饮，小便频多

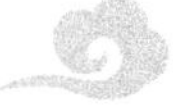

而清长，大便溏薄，纳呆汗少，舌尖红，苔淡白。此上盛下虚，暑热消渴证也。拟温下清上法。处方：

黄厚附片、菟丝子、生扁豆、天花粉、青蒿、缩泉丸各 9 g，珠儿参、乌梅各 4.5 g，川连 1.5 g，西瓜翠衣 12 g。

另用蚕茧 5 枚，红枣 10 枚，煎汤代茶。

3 剂后症状减轻，上方去川连、乌梅、菟丝子、生扁豆、缩泉丸，加麦冬、淡竹叶、鲜钗斛、生谷芽、鲜荷叶。服 3 剂，去黄厚附片，加调养脾胃之品，连进 5 剂，热渐平而趋于康复。获得疗效。

十一、运用消补法治疗疳积的经验

疳积又名奶痨。主要是由于饮食不节，饥饱不调，造成运化失职而营养不良所致。症见小儿腹满矢气，大便酸泄，毛发焦枯，拔之即起，面色萎黄，形体瘦弱，舌苔薄腻或厚腻；严重者可出现口馋嗜食，甚或喜食泥土、生米等物；也可出现两目羞明或夜盲症；还有的因积生虫，腹膨时痛等。治疳之法，总不离乎脾胃。视患儿体质之强弱、病情之浅深，使用补消二法：其初起或虽久而体尚实者，以先消后补法；对病久体质极虚者，用先补后消法。此外还有三补七消、半补半消，或九补一消等法，均据患儿具体情况而定。待其脾胃功能逐渐恢复，则渐次侧重于滋养强壮。同时还可配合针刺“四缝穴”，以振奋中气，激动化机。此法不但能加速疗效，且在诊断上亦有鉴别与预后的意义。在治疗过程中，应适当忌食豆制品、炒货、油氽食品及冷饮、巧克力等。

现介绍董氏家传疳积验方。

甲方：适用于疳积已成，腹部膨硬，而形体尚实者，本方以消为主。煨三棱、煨莪术、炙干蟾皮、炒青皮、陈皮、广木香、醋炒五谷虫、胡黄连、佛手柑、焦山楂、炒莱菔子。

乙方：适用于疳病而体质较虚，或服消疳药后其疳渐化，本方以半补半消为主，米炒党参、土炒白术、茯苓、清甘草、陈皮、炒青皮、醋炒五谷虫、炒神曲、煨三棱、煨莪术。

丙方：适用于疳病渐趋恢复，宜调补为主，参以少量消导之品。米炒党参、土炒白术、茯苓、清甘草、陈皮、怀山药、炒扁豆、五谷虫、炒神曲。

上列数方，为临床所常用，但并非刻板套用，必须随症化裁。如泄泻清谷者，加炮姜、煨肉豆蔻、诃子肉等；疳热不清者，加胡黄连、青蒿；面㿠白自汗肢冷，呈阳虚者，加附子、肉桂；舌光剥而口干唇红，阴液亏者，加生地、麦冬、石斛、乌梅等。两目羞明者，加谷精珠、夜明砂、密蒙花等；兼虫积者，加使君子、苦楝根及雷丸、芫花、槟榔、贯众等。若兼见其他诸脏病症者，须辨证灵活施治。病情稳定后，当用参苓白术散加减调理。

案 21

曾治 1 岁小孩，疳积腹满，口馋嗜食，毛发如穗，便下酸臭，舌苔薄腻，形色萎倦。治拟消疳和脾。刺四缝穴有黏液。处方：

胡黄连 2.4 g，醋炒五谷虫 6 g，炒神曲 9 g，焦白术 6 g，广木香 3 g，焦甘草 3 g，小青皮 4.5 g，陈皮 3 g，佛手片 4.5 g，炒扁豆 9 g。

3 剂。

二诊 疳积渐化，腹部较软，舌苔淡润，形体消瘦，大便频数，再拟消疳和脾。针刺四缝穴有黏液。处方：

党参 4.5 g，焦白术 6 g，茯苓 9 g，焦甘草 3 g，胡黄连 2.4 g，醋炒五谷虫 6 g，炒神曲 9 g，陈皮 3 g，煨木香 3 g，炒扁豆 9 g，佛手片 4.5 g。

3 剂。

三诊 疳积已化，腹部亦软，形色转润，大便转调，但仍有口馋嗜食，再守原法。针四缝穴黏液少。处方：

党参 4.5 g，焦白术 6 g，茯苓 9 g，清甘草 3 g，陈皮 3 g，怀山药 9 g，炒神曲 9 g，炒扁豆 9 g，广木香 3 g，佛手片 3 g。

3 剂。

服药后胃纳如常，大便调畅，形神活泼，舌淡苔薄。针四缝穴黏液少而见血。再以上方加减，服 9 剂而愈。此孩疳积虽成，但病属初起，故治法以消为主。3 剂后腹部较软，疳积渐化，大便转调，形色也润，即以调补为主。本病例采用先消后补法。

十二、急性肾小球肾炎

小儿急性肾炎的发生，常与感冒、急性扁桃体炎、猩红热及皮肤化脓性感染等有较密切的关系。而从病因来分析，则多是感受风、湿、热之故。如《医宗

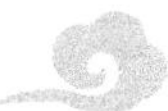

金鉴》所说："风水得之，内有水气，外感风邪；皮水得之，内有水气，皮受湿邪。"明代戴思恭《证治要诀》曰："有患生疮，用于疮药太早，致遍身肿。"李梴在《医学入门》中亦谈道："阳水……或疮痍所致也。"故每因风邪外袭，或涉水冒雨，水湿内侵，饮食不节；或疮毒感染，湿热内侵，使水液的气化功能失常而引发急性肾炎。

风、湿、热三者，既可单一致病，又多互为因果。如素体湿盛，复感风邪郁表，以致风湿相合，气阻湿滞而泛为水肿；湿郁化热，内外相合自能产生湿热的证候等。

论其病理，当属肺、脾、肾三脏功能失调。《素问・阴阳别论》说："三阴结谓之水。"由于肺气不宣，不能通调水道；脾失健运，不能升清降浊；肾虚则水液泛滥；肺、脾、肾三脏俱病，影响三焦决渎作用与膀胱气化失常，使水湿停聚而为水肿。所以《医宗必读》中指出水肿："其本在肾，其标在肺，其制在脾。"由于小儿禀赋不足"五脏六腑成而不全，全而未壮"，脾常失运，则水湿内滞；肺卫不固，常不能抵御外邪的侵袭；脾不输精，肺不敷布，肾失其养，精关不固，制约无权。所以董廷瑶认为从水精运化情况，结合小儿特点和临床多见感冒引起的风邪遏肺；扁桃体炎、猩红热引起的风热相搏，肺的宣肺失常；疮毒引起的风湿郁热，三气犯肺等肺经先受邪的情况来看，小儿急性肾炎的病理机制，在一定的程度上都是通过肺经受邪直接引起或诱发引起所致。

根据上述的见解，参合临证，董廷瑶一般将小儿急性肾炎分为4种类型，在辨证施治的原则下，同时针对性地加强些肺经药物，如在主方外选用蝉蜕、黄芩、紫苏叶、射干、桑叶皮、沙参之类，在急性期的治疗中，确实收到一定的效果。

分型治疗如下。

1. 风水郁表证　症见：畏寒恶风，发热或咳嗽，目睑水肿，或继而四肢全身水肿(以腰以上为甚)，皮肤光亮，按之不陷，苔薄白，咽红，脉浮紧或浮数，便通，小便短少。风寒之邪束于肺卫，使肺气失肃，故发热恶寒咳嗽。风寒之邪与水气相搏，故眼睑面部水肿，渐漫全身，以其症为阳水，故皮肤光亮，按之不凹陷。治则以祛风利水。方药以越婢汤为主：麻黄、石膏、生姜、大枣、甘草。如风邪轻水气重，加白术以助水堤防；全身水肿加泽泻、赤茯苓、猪苓；风邪转重加紫苏叶、防风；病为风热表证者可予上方去生姜、大枣，合用银翘散；咽红肿者可加板蓝根、黄芩;湿热偏重,小溲短少者加滑石、车前草、赤小豆。

2. *水寒浸渍证* 症见:面目及遍身水肿,身重困倦,畏寒肢冷,面色不华,舌淡苔腻,无热或微热,脉沉缓或浮而带濡,小溲短少。水液运化受阻而致水湿弥漫,故全身水肿,身重困倦,湿为阴邪,阳气被郁,则畏寒肢冷,若兼有表寒者故又可见微热,其苔腻,溲少,均为水湿壅盛之故。以通阳利水为治则。方药以五苓散合五皮饮为主:桂枝、焦白术、泽泻、猪苓、茯苓、陈皮、生姜皮、大腹皮、桑白皮。兼有表寒恶寒发热者加麻黄、紫苏叶;苔腻腹胀去桑白皮,加川厚朴、枳壳;身寒肢冷,脉沉缓者加淡附片。

3. *湿热壅结证* 症见:面目肢体水肿,发热口渴,或脘腹胀闷,或皮肤疮毒,舌红苔黄或腻,便秘或溏,小溲短赤,脉滑数或弦数。湿热之邪毒内侵,伤及脏腑,致肺、脾、肾三脏水液运行失常,泛于肌肤,发为水肿。治则以清热解毒,利湿消肿。其中湿偏重者(苔腻尚润,脘腹胸闷,便下溏骛,脉滑数),方以三仁汤为主:杏仁、豆蔻、薏苡仁、川厚朴、滑石、淡竹叶、通草,加猪苓、赤小豆、茯苓、泽泻、甘露消毒丹。热偏重者(舌红苔黄燥,烦渴发热,便下秘结,小溲短赤,脉弦数),方以黄连解毒汤合五味消毒饮为主:黄连、黄芩、黄柏、黑栀子、蒲公英、紫花地丁、金银花、野菊花。以上兼并皮肤疮毒湿疹可选用苦参、地肤子、晚蚕沙、土茯苓、蝉蜕之类;局部红肿可选用牡丹皮、赤芍、白茅根之属。

4. *热盛损津证* 症见:面目略水肿,咽红肿,舌红苔薄或起刺,唇朱口渴,时伴低热,便下干结,小溲短少,二脉细数。此证多见于风热感冒、急性扁桃体炎、猩红热及皮肤疮疡,肺热盛而劫伤肾津者。此亦即上盛下虚。治则以清上滋下。方药以清金滋水汤(自拟方)为主:北沙参、黄芩、蝉蜕、板蓝根、石膏、麦冬、生地、黄柏、怀山药。此方之意重在清肺,少佐滋阴,以达到金清则水清,水清则络宁之目的。咽红肿痛加射干、牛蒡子;伤津重加玄参、女贞子;血尿明显白茅根、羊蹄根、丹参等。

5. *异常指标,统筹兼治* 临床治疗过程中,除辨证分型外,还须结合实验室检查指标,抓住各个时期的主要矛盾和证候群,采取有效的治疗措施,才能加快治愈的进程。

(1) 血尿:在急性肾炎的发展与恢复过程中可反复出现,时间持久,其顽固者,颇感棘手。一般当从三方面考虑。

1）热结下焦：症见舌红苔黄，微热口渴，小溲尿血，灼热鲜红，脉弦数。治以清热利湿，凉血止血。方选小蓟饮子，他药如白茅根、车前子、制大黄、川柏等。

2）血热致瘀：症见舌红无苔或舌淡红边带瘀，小溲短赤，脉来带涩。治当解毒活血，方可选用桃红四物汤为主，他药如夏枯草、板蓝根、参三七、琥珀、羊蹄根、仙鹤草等。值得一提的是，有时在诸法无效的情况下，施用此法往往见效（包括退蛋白尿）。从西医学角度看，解毒活血药物具有广谱的抗菌消炎作用，还有改善微循环的功能，所以往往见效好。

3）热伤阴血：症见面色潮红，伴有低热，舌红无苔，口渴喜饮，脉细数，此常因余邪未清，而阴血耗损，好发于疾病中后期，故治当滋养阴血为主，方如六味地黄丸、知柏地黄丸、二至丸兼加凉血、养血药之类。

（2）蛋白尿：文献中属归"尿浊"范畴，多由脾气下陷，精微下注；或肾气虚弱，精关不固，不能制约所致。急性期多因水湿内停、气化失司所致，并未伤肾，故若能治疗得法，往往可随水肿消退，水液运行正常而消失，千万不可用补。若病至中后期，其虚证渐露，方可究其脾、肾不足，适度参以调补，乃可获救。

（3）高血压：若于热毒炽盛，则常可导致肝阳火亢，其症可见面红耳赤、头晕口渴、舌红苔黄、脉带弦、便秘溲赤等。治当清泻肝火兼利湿，方可选龙胆泻肝汤之类。他药如夏枯草、草决明、钩藤、小蓟草。后期之阴虚阳亢，当以滋阴降火，知柏、六味之类可也。

十三、慢性肾小球肾炎

慢性肾炎，可由急性肾炎及肾病综合征迁延 1 年以上所致，但临床上多数起病隐匿，常在常规检查时才被发现。本病主要以蛋白尿、血尿、高血压以及肾功能减退为特征。若隐匿性者亦可无水肿表现。

本病多属中医学水肿中的阴水及虚劳范畴，如《丹溪心法》曰："若遍身肿，不烦渴，大便溏，小溲少，不涩赤，此属阴水。"《诸病源候论 · 水通身肿候》云："水病者，由脾肾俱虚故也。肾虚不能宣通水气，脾虚又不能制水，故水气盈溢，渗液皮肤，流遍四肢，所以通身肿也。"由于水液的运行，有赖于脾、肝、肾三脏的功能，故若三脏功能虚弱或失调，是导致本病迁延难愈的根本原因。若脾肺气虚者，乃肺虚气不化精而化水，脾虚土不制水而聚湿，致使水不能归经，溢于肌肤，渗于脉络，而产生水肿。又由于气虚卫外不固，常致反复易感，使病情迁延难愈。脾肾阳虚者，多为水湿内侵日久，使脾阳不振，运化乏力，日久脾虚及肾，命门火衰，无以温化，使水湿不能从膀胱而去，聚而成为水肿。肾阴不足，水不涵木，而导致阴虚火旺，亦常使湿邪化火，而致滞留难除。

由于本病肺、脾、肾不足为本，水湿内滞为标，所以其治疗大法当以调补脾、肺、肾三脏之不足，并量水湿内滞之轻重，而少佐利水之品，而其阴虚火旺者，当知其兼夹之湿邪，滋养之中，掌握滋腻药之分寸，并加入苦寒燥湿之品，必用渗利，亦当以不伤津为度。

分型治疗如下。

1. 脾肺气虚证　症见：轻度水肿或水肿不明显，面色苍白或萎黄，倦怠乏力，汗出易感，纳谷不香，便调或溏，溲少，舌淡苔白，脉弱。本病多见急性肾炎转化为慢性或隐匿性肾炎者。由于脾肺气虚，运化乏力，而致水湿内滞，发为水肿，少尿，精神困倦。脾肺气虚，卫表不固，则面色不华或萎黄，汗出易感。其舌淡脉弱，均为气血不足之象。治则以健脾益气。方药以黄芪异功散为主：党参、焦白术、茯苓、清甘草、黄芪。若脾虚明显，便下松散次多者加炒怀山药、炒扁豆；水肿者加泽泻、薏苡仁；汗多易感微恶寒之营卫不和者，加桂枝汤；蛋白尿明显者加芡实、金樱子、玉米须；血尿明显者加小蓟草、炒藕节。

2. 脾肾阳虚证　症见：全身水肿，以腰以下为甚，按之凹陷，精神不振，四肢不温，脘腹胀闷，腰酸怕冷，大便溏稀，小溲短少，舌淡嫩苔白，或边有齿痕，脉沉细弱。脾虚不能化湿，肾阳虚则气不化水，故致水湿泛溢，发为水肿。由于水湿在下，故以下肢水肿为主，其按之难起者为阳虚水蓄之故。阳气不足则神萎肢冷，脾运不健，则脘胀便溏，肾阳不足而腰酸冷，溲少也。其舌淡嫩、边齿痕、脉沉弱者，均为脾肾阳虚之象。治则以温阳利水。方药以真武汤为主：茯苓、白芍、淡附子、肉桂、泽泻、党参、黄芪、焦白术、熟地。水肿明显加巴戟天、车前子，一以温阳，一以利水；腰酸怕冷者加山茱萸、怀牛膝；便溏不化加怀山药、扁豆；蛋白尿明显加芡实、金樱子、玉米须；血尿加大蓟、小蓟、炒藕节、蒲黄炭。

3. 阴虚火旺证　症见：头晕心悸，寐差易烦，口干喜饮，手足心热，面色黄或潮红，便干溲少，舌红苔黄或少苔，二脉弦细。肝肾阴虚则口干喜饮，手足灼热。阴虚阳亢,则头晕、心悸、易烦。其舌红苔黄,脉弦细,均为阴虚阳亢之象。治则以滋阴潜阳。方药以知柏地黄汤为主:知母、黄柏、生地、山茱萸、怀山药、茯苓、泽泻、牡丹皮。肝火偏旺,血压较高,加夏枯草、菊花、石决明;阴虚口渴多饮,加北沙参、石斛、天花粉;心烦少寐加黑栀子、淡竹叶;血尿明显加白茅根、茜草根、血见愁。

十四、特发性血小板减少

本病属于中医的血证范畴,其临床特征为皮肤、黏膜之下出现瘀点、瘀斑,压之不褪色,且常可伴有鼻衄、血衄,甚则呕血、便血、尿血。与古典医籍中所记载的“葡萄疫”“肌衄”“斑毒”等病证与本病有相似之处。如《医宗金鉴·外科心法》葡萄疫云:“此证多因婴儿感受疠疫之气,郁于肌肤,凝结而成。大小青紫斑点,色状如葡萄,发于遍身,唯腿胫居多。”

临床上本病可分为急性期与慢性期两类,其中小儿尤以急性较为多见,由于小儿脏器清灵,故如果治疗得法,其预后当比成人为好。由于紫癜是血分病,故急性期多以血热为主,慢性期多以血虚为主。心主血,脾统血,心脾两脏与气血生化有着密切的关系。气为血帅,血为气母,气能生血、行血,又能统血、摄血。气血相互依附,因之气血调和,则可内荣脏腑,外循经脉,血随气行,以荣周身,反之若外受邪热,热毒内伏营血,则可灼伤脉络,迫血妄行;或平素体禀不足,气血虚损,脾气虚弱,气不统摄,有的导致精血不足,阴虚火旺,均可使血不循经而渗溢于络脉之外。

本病之起因多为火邪灼迫脉络所致,但其反复出血以后,常导致阴血耗损,血失气伤,出现虚火内生、气虚血脱之象;而虚弱之体,常易复感外邪,转而又现血热妄行之象。因之本病之病机转归,多为由实转虚,由虚转实,或虚实互夹,临床治疗必须把握好分寸。

本病急性期之病机为火盛迫血为主,故其治疗当以清解凉血为主;慢性期,则为气不摄血,或精(肾)血亏损为主,故治疗当以补气摄血或滋养阴血为主。但如上述,其虚实之转归错杂,其治疗亦当辨清其主次轻重,方能获得较好的效果。

分型治疗如下。

1. 血热妄行证　症见:短期内常有外感风热病史,其病起急骤,皮肤出现

瘀点或瘀斑，斑色鲜红，或伴有鼻衄、齿衄、便血、尿血等，同时可见口渴心烦，便干尿赤，或有发热，舌质红苔黄，脉数。邪热壅盛，迫血妄行，灼伤脉络，血液外渗，故瘀斑、瘀点。血随火外升则鼻衄，胃络灼伤则齿衄，肠络受灼则便血，热毒下络则尿血。热毒内盛，血分有热，则现口渴、心烦等一系列症状。治以清热解毒，凉血止血。方药以犀牛地黄汤为主：水牛角、生地、赤芍、牡丹皮。鼻衄者加黑栀子、黄芩、白茅根；齿衄渗血者加知母、石膏；大便出血者加地榆炭、槐花；尿血者加茜草根、小蓟草；伴发热者加连翘、金银花；心烦口渴者加川连、淡竹叶；若病中突然汗出淋漓，肢末不温，脉细弱者，此气阳欲脱，急以独参汤或参附汤，以固阳固脱；若上症兼见舌红少苔、口渴喜饮者，气阴两虚也，则当以生脉散主之，待气阳、气阴回复则需随症而治。

2. 气不摄血证　症见：久病不愈，紫癜反复，瘀点、瘀斑色淡红，面色萎黄或无华，神疲乏力，口唇爪甲淡白，头晕心悸，纳谷不香，便或松软，小便清，舌质红，苔糜，脉细无力。久病脾气虚弱，失于统摄，故紫癜反复出现。脾气虚弱，故色黄或无华，乏力，纳呆。血虚不能养心，故头晕心悸。其舌淡脉弱，均为气血不足之故。治则以益气摄血。方药以归脾汤为主：黄芪、党参、焦白术、当归、甘草、茯苓、酸枣仁、木香、龙眼肉。纳呆便溏者当去酸枣仁、龙眼肉，加怀山药、扁豆、炒谷芽；腰酸足软，肢凉汗多加巴戟天、补骨脂、肉苁蓉；出血不止加云南白药、蒲黄炭。

3. 阴虚火旺证　症见：紫癜反复发作，心烦口渴，低热盗汗，手足心热，便干溲少，舌红少苔，或黄苔偏干，二脉细数。病情日久，阴血耗损，脉络受伤，血溢于外，则瘀点瘀斑时现不退。阴虚火旺内扰，则心烦口渴、低热盗汗等症出现。治则以滋阴降火。方药以大补阴丸合二至丸为主：生地、黄柏、知母、龟甲、冬青子、墨旱莲。舌尖红、心烦口渴加川连、淡竹叶、生甘草；低热盗汗加炙鳖甲、制何首乌、地骨皮、青蒿、浮小麦；兼有鼻衄者加黑栀子、白茅根；纳谷不香加石斛、生熟谷芽。

十五、过敏性紫癜的治疗经验

小儿过敏性紫癜是以皮肤紫癜、关节肿痛、胀痛为主症的出血性疾患，多见于 3 岁以上小儿。西医学认为，是由某种过敏因素直接或间接地作用于毛细血管，使管壁的渗透性加强所致。可能与自体免疫机制有关。本病西药治

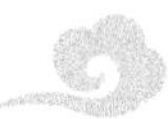

疗疗程较长，愈后又常复发，中药从凉血着手，疗效亦不理想。《临证指南医案》指出："瘢者有触目之色，而无碍手之质。""或布于胸腹，或见于四肢。""盖有诸内而形诸外。""邪蕴于胃脾，而走入营中。"结合临床观察，小儿紫癜的形成与成人有所区别。以脾主运化，主四肢肌肉而统血。运化失健，则水谷精微化湿而为滞。尤以小儿脾本不足，常致运化失健，而致湿邪内滞，因此小儿之生理、病理特点而言，本病的主要机制在于脾。如复感风热之邪或湿热郁结，则化火动血，均可灼伤脉络而使血液外渗。如溢于内，则见便血、尿血；发于肌表，则为紫癜。脾主四肢，为湿困，故紫癜多发于四肢，初发者舌苔多见薄黄或腻，亦为湿滞之明证。又以小儿脏腑本弱，脾常不足，卫外不固，故更易使此病反复发作。

治疗：由于小儿紫癜的形成有内外之因，相互影响。内因为脾运失健，湿邪所致为其本；外因为邪热侵袭引发为其标，导致气血搏结，故伤脉络是其果。因此对本病的治疗，发作期以治其标为主，而缓解期则当治其本，使脏气清灵健复，使病不易复发。

1. 发作期的治疗　根据本病的特点，发作期治疗以清热疏风、化湿和络为主，方以自拟方金蝉脱衣汤为主(连翘、金银花、防风、蝉蜕、薏苡仁、茵陈、猪苓、苍术、赤芍、红枣、郁金、桂枝)，效果良好。方中以连翘、金银花、防风、蝉蜕清热疏风；茵陈、薏苡仁、猪苓、苍术清化湿浊；赤芍、红枣以和血脉；桂枝性温，力善宣通而散其邪气，但用量宜轻；郁金既能解郁理气以助化湿，与桂枝、赤芍、红枣合用又能调和营卫。诸药配伍，使热清湿化，血归经脉，则紫癜消退。本方之用尚可根据临床辨证以加减使用。如邪伤肺卫而致咳嗽不爽者可加桑叶、浙贝母、黄芩等清宣肺热之品；热毒盛者，当去桂枝加生地、牡丹皮、黄连、黄芩等清热凉血之药；兼阴血不足者加冬青子、墨旱莲、生地等以滋养肝肾；血尿者加白茅根、大蓟草、小蓟草等以凉血和络；腹痛便血可酌加地榆炭、荆芥炭、白芍、甘草等以止血制痛；兼积者加山楂、鸡内金以消积和胃。

2. 缓解期的治疗　本病常见续发，这是标证虽去而内脏功能尚未复健之故。因此，迨紫癜退后，尚须根据各脏器之不足，予以调补治本，这样多数患儿常可巩固不发，这亦是治愈本病之关键。否则脾虚未复，又可致湿内聚，或致气不摄血，脾不统血，或影响其他脏腑使血不循经而溢于脉外。有时因失治贻误，常使脏腑气血亏损的患儿病情迁延，反复发作。如脾虚肝木乘之，失血过久，不能为胃行其津液，而致肝肾阴血亏损，虚火内动，血随火动而溢于脉外。《幼科铁镜》指出："肺朝百脉主气，肝统诸经之血。盖营血者水谷之精气也，脾胃有伤，营卫虚弱，故血失常道而妄行。"此言与小儿反复发作紫癜之因，其理同也。常用治本法有：脾气虚弱者以归脾汤为主，使气壮能摄血，血自归经，肝脾不和者用归芍六君汤或柴芍六君汤，以调和肝脾；肝肾阴虚者则用地黄汤之类，以滋水制阳、润筋养血，据以上法论治，效果当属满意。

十六、泄泻的治疗经验

泄泻是儿科最常见的疾病，四季皆有，夏秋尤多。其症为便次增多，泻下稀薄如水，或飧泻不化，溏黏臭浊，如病情严重的常可危及生命。由于小儿脾胃功能薄弱，所需营养物质又较成人大，脾胃负担较重，因此除易患泄泻外，其临床用药稍呆则滞，稍不对症则莫知其乡。加之寒热虚实，变化多端，辨之得当，立竿见影，辨之不当，则迁延变化莫测。因此我们只有了解它的发病原因，掌握它的转化过程，熟知它的普通和特殊规律，才能知己知彼、有的放矢获得良效。

泄泻的病因说法很多，《幼幼集成》谓："泄泻之本，无不由于脾胃，盖胃为水谷之海，而脾主运化，使脾健胃和，则水谷腐化，而为气血，以行荣卫。若饮食失节，寒温不调，以致脾胃受伤，则水反为湿，谷反为滞，精华之气，不能输化，乃致合污下降，而泄泻作矣。"《小儿卫生总微论方》则云："小儿吐泻者，皆由脾胃虚弱，乳哺不当，风寒暑湿，邪干于正之所致也。"根据古人经验，结合我们临床体会，归纳起来大致有三个方面：一是外感时邪，主要是气候失调。如夏秋季节感受暑与湿，冬春季节感受风与寒。二是内伤饮（乳）食。乳食失节有因母乳原因（乳母本身发热，或母乳中缺少维生素 B_1 等），或母乳喂养不当，太饥或过饱。饮食方面如饮食不洁，误食变质食物，餐具等不洁。三是脾胃虚弱。若先天不足者，其脾胃功能本弱；若后天失调者，皆由喂养不当，病后失调，寒凉药物攻伐伤及脾胃。

根据病因分析，其病机当为：一是脾受邪困，则运化失健，升降失职，清浊不分，合污而下；二是乳谷伤脾，停滞失运；三是脾虚失健，运化乏力。此外，尚有肾阳不足，不能温煦脾阳，或脾阳困乏，累及肾阳，均致命门火衰，而致洞泄或滑脱；热利暴泻，水液耗损，津液受伤。而阴损又可及阳，阳损可及阴或阴阳二伤。

小儿泄泻之证，有常亦有变，因之临床上一定要以证求因、以因立法而施方。其辨证的重点在察色、观舌、按腹、闻味、审小便。如舌苔薄白多为感受寒邪，或脾运不健；舌淡苔白为脾肾阳虚；舌红苔黄多为有热；苔黄腻者，湿食热并重；红苔薄润，多为脾气阴不足；舌红而干少苔者，则为热盛伤津，腹满矢气频频而臭浊，为邪积气滞；腹满按之尚软，矢气不多，多为脾虚气滞。大便色淡无味如泡沫，多为感受寒邪；大便色黄而松散不化多为脾虚；泻下无度，澄彻清冷，多为脾肾阳虚；大便色绿带黏，其味酸臭，或溏稀如水，多为湿热困脾；溏臭稀薄，泻下无度，多为热伤津液。小便清白为有寒或脾虚；小溲短少，多湿阻脾胃；小溲臭浊为有积；小溲短赤为有热或伤津等。不顾临床错综多变，只要几症参合、辨证清楚，治疗随手而应亦非难事。

分型治疗如下。

1. 寒泻

(1) 风寒证：症见大便泻下清稀，肠鸣腹软，小溲清白，或有流涕微热，舌苔薄白或薄腻。寒邪客于肠胃，中阳被困，运化失司，故大便泻下清稀，小溲清白，感受寒邪或为湿困，故舌苔薄白或薄腻。治则以疏风散寒，运脾和中。方药用防葛祛风汤(自拟方)为主：防风、葛根、藿香、荆芥、木香、茯苓、白术、清甘草、车前子、炒山楂。若泻下清稀，次数频多，小便短少，舌苔薄白、口不渴者，此清浊不分，水湿并走大肠，治当利小便以实大便，分阳利水法，五苓散主之(焦白术、泽泻、猪苓、茯苓、桂枝)。

(2) 寒邪直中证：症见受冷或饮冷以后，腹痛便稀，色清无臭，腹软，溲通，舌苔薄白。寒邪损伤脾阳，失于温煦，运化无力，故致腹痛便稀，溲清舌白。治则以温中散寒。方药以理中汤为主：党参、焦白术、炮姜、生甘草、煨葛根、炒怀山药、煨木香、茯苓。若小便短少加车前子、泽泻；汗多肢冷，面色无华，加淡附片、煨肉豆蔻；若时作恶者，可用钱氏益黄散(青皮、陈皮、紫丁香、煨诃子)。

2. 伤食泻

(1) 伤乳证：症见泻下如奶片，伴有酸味，肠鸣或腹软稍硬，小溲通黄，舌苔薄浮。伤于乳食(人工喂养)，积于脾胃，运化失司，故泻下奶片伴有酸味，积而气阻，故肠鸣或腹满。治则以消乳运脾。方药以消乳丸为主：香附、麦芽、

神曲、陈皮、砂仁、炙甘草。大便酸臭溏绿加炒川连、炒金银花;小便短少加车前子、泽泻;腹满矢气加枳壳、青皮。

另:乳母感冒发热,哺乳以后,常致婴儿泄泻,此类当以清肠消乳为治,常用金银花、藿香、扁豆衣、茯苓、炒麦芽、木香、山楂、生甘草,大便酸糊带黏者加炒川连。

(2) 脚气证:此证患儿的泄泻,有其一定特点:① 出生后不久即有泄泻,色青,夹有奶块,次数频多,五六个月的婴儿,泄泻倒有四五个月。② 小溲如常,饮食尚可,无脱水征,但面白神萎,烦吵不安,或有眼皮下垂,甚至抽搐易惊。③ 使用一般的中西药物,见效不大,反复不止。④ 如停哺母乳,往往泻止,若继续又哺,泻即复发。

由于哺乳引起泻作,使董廷瑶从母乳上寻找原因。关于母乳可致儿泻,《景岳全书·小儿则》中曾有引录薛氏之说。对这类患儿的乳母,进行蹲踞、踝膝反射等试验。发现内有隐性脚气病存在。从而推想母乳中维生素 B_1 缺乏,可能是这类泄泻的原因。

西医学中的婴儿脚气病,分成消化系、神经系、循环系三种表现,以消化系症状为主者,可出现轻泻,且认为乳母的维生素 B_1 摄入量长期不足,新生儿即可发生此病,似与观察类同。从中医观点看,成人脚气病有干、湿之分,如乳母之隐性脚气病是湿性者,可有内湿留滞,乳中夹蕴湿邪,若是哺乳易致婴儿泄泻。因此董廷瑶把这类泄泻暂拟名为"脚气证"婴儿泄泻。

症见泄泻迁延,五六个月婴儿,泄泻往往已有四五个月,且中西药物无效,泻下不化,兼夹奶片,日可达五六次,腹软,溲清,饮食、形神如常。患儿伤于母乳,运化受损,脾虚不复,故久泻不愈。治以健运脾胃,消运乳汁。方药以异功散为主:党参、焦白术、茯苓、生甘草、陈皮、炒麦芽、广木香、炒山楂、车前子。

暂停母乳 1 周,哺以米汤或粥饭,加服煮熟苹果汁,乳母肌内注射维生素 B_1 0.1 g,每日 1 次,连续 7 日;或口服维生素 B_1,每次 0.2 g,每日 3 次。若是治疗临床效果十分明显。

(3) 伤食证:症见大便稀糊酸臭,腹胀腹痛,或有作恶,小溲通黄,纳谷不香,口臭,苔腻。积滞阻中,运化失职,气机不畅,升降失和,故腹胀腹痛,作恶便溏臭。治则以消积理气。方药用保和丸为主:山楂、神曲、半夏、茯苓、陈皮、连翘、莱菔子。若大便黏臭加炒川连、金银花;腹满矢气加枳壳、木香、藿香;小溲短少加车前子、泽泻。

注意:脾以运为贵,特别是乳食损伤,困阻脾胃,在消导的同时佐以理气之品,可促进肠运功能而助消化健脾。

3. 湿热泻

(1) 热重于湿证:症见泻下如注,或溏绿黏糊,次多酸臭,肛周红炎,小溲短赤,微热烦躁,口渴少饮,舌红苔黄或薄腻。湿热下趋,迫注大肠,故泻下如注。湿热熏灼,故肛周红肿,烦热不安。其口渴少饮者为湿热互结,津不能上承,但其津液尚未伤也。治以清热利湿。方药用葛根芩连汤:葛根、黄芩、黄连、生甘草、麦芽、山楂。热重者加金银花、马齿苋、扁豆衣;小溲短少者加茯苓、泽泻、车前子;呕吐加藿香,严重加服纯阳正气散。

(2) 湿重于热证:症见泻下如水,或溏鹜酸臭,脘腹胀满,纳呆作恶,神疲乏力,小溲短少,舌苔厚腻。湿热困阻脾胃,运化失司,气机不利,故腹胀作恶,便下溏鹜。治则以芳香化湿,清肠运脾。方药以三仁汤为主:滑石、通草、豆蔻、厚朴、薏苡仁、姜半夏、炒川连。大便稀绿,加炒金银花、扁豆衣;脘胀甚加木香、藿香、青皮;积滞便臭加炒山楂、炒麦芽;小溲短少加茯苓、车前子。

(3) 暑湿弥漫(三焦)证:症见泻下如水,酸臭不化,吐恶腹胀,腠闭无汗,高热烦躁,小溲短少,舌红苔腻。暑湿弥漫,困阻三焦,故烦热,吐下,腹胀诸症而生。治则以清暑化湿。方药用三石甘露饮为主:石膏、滑石、寒水石、炒川连、炒金银花、扁豆衣、赤茯苓、薏苡仁、藿香。烦热加金银花、炒川连;呕吐严重加藿香、木香;苔腻溲少加薏苡仁、茯苓、泽泻;兼积加山楂、麦芽、扁豆衣。

4. 脾虚泻

(1) 脾气虚证:症见食后易利,泻下松散,乏力少气,面色无华,纳谷不香,腹软溲清,舌苔薄白。脾虚失运,故大便完谷不化。脾气不足,故面白无华,少气乏力。治则以健脾益气。方药用异功散或参苓白术散为主:炒扁豆、党参、焦白术、生甘草、怀山药、莲子肉、薏苡仁、砂仁。大便次多兼有滑脱加煨诃子、煨肉豆蔻;脾虚气滞,腹软矢气加木香、青皮,少佐运脾之意;兼积加山楂、谷芽、麦芽。

(2) 脾气阴虚证:症见便下次多,量多不化,口渴不喜多饮,小溲通黄,面色萎黄,舌红苔黄(多见于热利以后者)。热利或久利以后,脾虚津液不能上承，故口渴不喜饮，脾虚失运，故便下次多不化。治则以运脾生津。方药用七味白术散为主：党参、焦白术、茯苓、生甘草、葛根、藿香、木香。大便次、量多加炒怀山药、生扁豆、炒石榴皮；少伴酸味加炒金银花、荷叶。

另临床每多见热利水泻以后而反见便秘者，此为津伤不运之故，当主以七味白术散，健脾运津之方。

5. 伤阴、伤阳、阴阳二伤

(1) 伤阴证：一般来说伤阴泄泻多见于暴泻或热利以后，水液耗损，阴津不足。症见泻下稀水，略带酸味，次数频多，神烦不宁，唇朱口渴，小溲短少，舌红无苔而干。邪热下迫，故泻下稀水酸臭，次数频多。水液耗伤，故口渴唇朱，舌红无苔。治则以酸甘化阴。方药用连梅汤为主：川连、乌梅、荷叶、生甘草、怀山药、扁豆衣、北沙参。津伤伴吐加木瓜、炒石榴皮；口渴喜饮加天花粉、石斛；兼积便臭加炒麦芽。

(2) 伤阳证：伤阳泄泻多见于中寒水泻失治，或脾虚泻日久不愈，脾阳不振累及肾阳，肾阳不足又不能温煦脾阳。症见泻下清稀不止，形神不振，面色不华，睡时露睛，四肢不温，汗出较多，舌淡苔白，二脉沉细。肾阳不足，火不暖土，脾气失于温煦；或脾阳困乏累及肾阳，命门火衰，故泻下清稀，四肢不温，汗出舌淡。脾气不足则睡时露睛，色白神萎。治则以回阳救逆。方药用四逆汤为主：附子、干姜、甘草。可加党参、焦白术、煨肉豆蔻、煨诃子、炒怀山药；若欲脱者加人参、煅牡蛎、煅龙骨。

(3) 阴阳二伤证：常见久泻以后又常可阴损及阳或阳损及阴，导致出现阴阳两伤的症状。此类泄泻病情危重，治疗难度也大，因此要把握好以下三个方面：一是辨证要正确。临床上阴阳二伤症状，常表现为伤阴症状为主，如舌红少苔或无苔、唇朱、虚烦不宁、大便稀绿、小溲短少等。其重要的阳虚症状主要表现在肢末不温或偶微出汗。二是要注意胃气的存亡。重症泄泻其转归如何，关键亦看其胃气如何，古有“留得一分胃气，便有一分生机”，确是如此。因此治疗用药，务必关注胃气，保护胃气，生养胃气，使胃能受药，脾能生津而泄渐止。三是用药要力重而专。大凡重症，常会虚不受药或轻不抵病，因此用药必须抓主要矛盾、主要症状，做到药重力专，如西洋参、别直参都可量症使用，待病得转见，再以按证调治以巩固善后。此症的治疗当以扶阳益阴并用，其侧重则当视阴阳的耗损程度而施。

附：泄泻腹胀

另一个重要问题是临床常可遇到的泄泻腹胀症，凡出现腹胀的患儿其病情往往较重，甚至可见肠麻痹症。据临床所见，约有 3 种不同的腹胀。

(1) 湿困脾土证：症见脘腹胀满，时有肠鸣，泛恶欲吐，形神倦乏，舌苔白腻，脉见濡细。此乃脾为湿困，气化不宣，健运失职。治当温运燥湿以振脾阳之气，药用太无神术散，倍川厚朴，加炮姜、木香，增强温燥调气的作用，使运化得复，则腹胀泄泻随之而瘥。如有呕吐，可加川连、生姜，辛开苦降，屡见获效。

(2) 水湿内滞证：症见泄泻时作，腹胀不减，小溲短少，舌苔白厚滑腻，脉濡而沉。因此小肠泌别失职，水湿不得从膀胱气化而出。法当用五苓散以分利，加藿、朴化湿利气，使水下泄，则胀消而泻止。

(3) 脾惫气衰证：此类腹胀，即西医谓之肠麻痹症，其于脾气虚败，治之最为棘手。症见腹胀如鼓，扣之鼕鼕，呼吸短促，食入即吐，而大便不畅，次多量少，形困神疲，证属危重。西医学认为此证因腹泻所致之低血钾，或“停滞性”缺氧；严重者若不及时治疗，可危及生命。

本症在《幼幼集成》中有所记载：“虚胀者，或因吐泻之后……致成腹胀者，宜温中调气，厚朴温中汤；若虚而兼寒者，加附桂。”症治似略接近。然《内经》已知本症为逆症。《灵枢·玉版》云：“其腹大胀，四末清，脱形、泄甚，是一逆也……咳呕腹胀且飧泄，其脉绝，是五逆也。如是者，不及一时(一天一意)而死矣。”于此可见，泄泻而现腹大胀鼓，类似于肠麻痹者，以小儿多见，且尤危重。

本症之病机，为久泄脾惫，中焦窒滞，升降紊乱，故气阻于下而大便不畅，胃气上逆而呕吐吸促。治当振奋脾阳，复其升降。可用附桂理中汤加木香、砂仁。但若呕而胃不受药时，必须另觅途径，急予外敷之法。我们所用的是自制温脐散，能即转矢气，拯危为安。

温脐散之药物组成：公丁香 1.5 g，肉桂 1.5 g，广木香 1.5 g，麝香 0.15 g。上药共研细末，用熟鸡蛋去壳，对剖去黄，纳药末于半个蛋白的凹处，复敷脐上，外扎纱布。2 小时后即可闻肠鸣蠕动，矢气频转，便畅腹软而神安。若无转气，当再敷一次。

本方主用温香之品，借麝香的渗透之力，深入肠内，旋运气机；若得频转矢气，为脾阳有复苏之机，即是向愈之兆。我们常备本方，以便随时取用，则有利

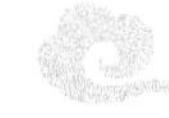

于抢救济急也。

上述三种腹胀，都为虚多实少，切忌攻下，这是必须注意的。

十七、新生儿黄疸的治疗经验

新生儿黄疸，中医称为胎黄。以巩膜皮肤黄染为其主要特征。临床上可分为生理性和病理性二种。其生理性者，多在生后2～3日出现，约10日自行消退。若病理性者，或生后即显黄疸，或1周乃至数周后出现黄疸，且难以消退或日益加重，并可兼及他症产生，如新生儿溶血、肝炎综合征、先天性胆道闭锁等。

黄疸的病名和证候，最早见于《内经》。如《素问・平人气象论》："溺黄赤安卧者，黄疸。目黄者曰黄疸。"又《灵枢・论疾诊尺》："身痛面色微黄，齿垢黄，爪甲上黄，黄疸也。"宋以前医家对黄疸的分类纷繁复杂，至元代朱丹溪才归纳其"同为湿热"，罗天益又根据黄疸的性质，区分为阳黄与阴黄两类，得以使黄疸的辨证渐趋明了。

新生儿黄疸的形成，多因母体胎孕之时，因湿热熏蒸于胎胞，如《证治准绳・幼科》曰："此胎黄之候，皆因乳母受湿热而传于胎也。"因此婴儿出生以后，湿热之邪，蕴于脾胃，熏蒸于胆，失于疏泄，胆汁不循以常，外溢肌肤而见周身发黄。由于小儿为纯阳之体，肝常有余，脾常不足，感邪以后又易虚易实，易寒易热，故胎黄虽从湿论治，亦当辨其寒热虚实。临床上其病大致可分为湿热蕴蒸、寒湿阻滞、湿热瘀阻进行辨证。

阳黄者必由湿热郁结，阴黄者多因寒实阻遏。因此黄疸的治疗大法，阳黄当以清热利湿为主，阴黄当以健脾温化为主。由于黄疸的发生和消失，和小便的通利与否有密切的关系。小便不利，湿热无从分消，故蒸郁发黄；小便得利，则可湿热从下而泄，则黄疸可退，故在治疗上要时时注意通利小便，这是整个治疗中的一个重要环节。

分型治疗如下。

1. 湿热蕴蒸

(1) 热重于湿证：症见身目黄色鲜明如橘，微热口渴，烦躁呕恶，腹满便秘，小溲短赤，舌红苔黄。孕母内蕴之湿热，传于胎儿，肝胆失疏，胆汁不循常道而外溢肤肌，则皮肤发黄。湿热内阻，脾胃气机受阻，升降失和，故恶心呕

吐。湿热搏结，郁而化火，故大便燥实，小溲短赤。治则以清热利湿，佐以泻下。方药以茵陈蒿汤为主：茵陈、栀子、大黄。热重而烦者加川连、黄芩；便实腹胀者加枳实、柴胡、厚朴；小便短少加泽泻、茯苓、车前子、滑石。

(2) 湿重于热证：症见身目色黄，但不如热重者之鲜明，纳少腹胀，便下溏薄，小溲短黄，舌苔厚腻。湿热困阻，肝失疏泄，胆汁外溢肤肌则黄。湿阻脾胃，气机不畅，失于和降，故腹胀便溏。泄热失于疏利，则小溲短少而黄。治则以利湿化浊，佐以清热。方药以茵陈四苓散为主：茵陈、泽泻、猪苓、茯苓、车前子。苔腻腹胀加枳壳、木香；大便溏臭加山楂、麦芽；肝脏肿大加柴胡、佛手、制香附。

2. 寒湿阻滞

(1) 脾虚湿阻证：症见肤目发黄，其色浅暗，形神不振，纳乳不香，便下溏薄，小溲短少，舌苔薄白或腻。湿阻日久，脾气受耗，故黄疸其色淡暗；脾虚湿阻，则运化失司，大便溏薄；水湿失于分利，则小溲短少。治则以健脾利水化湿。方药以四苓散为主：白术、泽泻、猪苓、茯苓、车前子。若腹满多气，加枳壳、木香、青皮；苔腻作恶加川厚朴、陈皮、麦芽；小便短少，黄疸明显加茵陈。

(2) 阳虚湿滞证：症见黄色灰暗，神疲畏寒，四肢欠温，纳少易吐，大便稀薄或灰白，小溲短少，舌淡苔白或腻。先天不足，或患病日久，湿浊不化，脾气受损，日久导致脾阳虚弱，肝气失疏，故胆汁外溢其色灰暗；阳气不足，失于温煦，故形寒肢冷，运化乏力；水湿内滞，失于分消，则便溏溲少。治则以健脾温中化湿。方药以茵陈理中汤为主：茵陈、党参、淡干姜、白术、茯苓、甘草。肢冷多汗加附子；大便溏薄干姜易为炮姜，加怀山药、扁豆；吐恶纳少加麦芽、泽泻、木香。

3. 湿热瘀结　症见肤目发黄，其色深暗，或肤有瘀斑，腹满纳呆，或右胁痞块，大便灰白，小溲短赤，舌黯红苔黄。湿热互搏，日久气阻，血运不畅，故发于外则黄色深暗；瘀于内则肝气不畅，脉络受阻而成痞块；其血不循经，故可见皮肤瘀斑。治则以疏肝化瘀，清热利湿。

方药用血府逐瘀汤为主：柴胡、枳壳、当归、桃仁、赤芍、生地、川芎、牛膝、生甘草。若痞块质硬可加煨三棱、煨莪术，但不可久用，免伤脉络；便下秘结可加栀子、大黄；黄疸明显加茵陈、茯苓、泽泻。

第二节 王霞芳临床经验

一、内外合治治疗小儿厌食症的经验

小儿厌食是由于小儿脏腑娇嫩，形气未充，且脾常不足，各种原因影响脾胃的正常功能，引起脾胃不和，纳化失职所致。王霞芳结合现代小儿厌食病因病机及病理的变化，从理论和实践两方面较全面、客观地阐述了厌食症的诊治。

（一）“董氏开胃散”外敷疗法

基于现今儿童饮食结构的改变，小儿厌食症的主要病因多为肥甘厚腻喂养过度，湿食里滞证已成为主要证型，已占小儿厌食症总发病率的70%以上。

1. “董氏开胃散”药物组成　胡黄连、青皮、陈皮、枳壳、木香、三棱、莪术、五谷虫、莱菔子、谷芽、麦芽、神曲等。此方源于董氏消疳一方基础，经临床多年验证，筛选改制而成外敷剂，功效专于消食、导滞、健脾、开胃，主治湿食里滞型厌食。方中以胡黄连为君，清热燥湿化滞；青皮、陈皮、枳壳、木香为臣，调气消积，健运脾胃；佐以三棱、莪术、五谷虫，行气化瘀去积；莱菔子、谷芽、麦芽、神曲为使，消食助运开胃。现代药物研究表明：胡黄连有促进消化腺分泌及利胆作用；青皮、枳壳、木香均对胃肠道有兴奋作用，可加强胃肠道的收缩力；莪术、莱菔子有直接兴奋胃肠道平滑肌的作用；谷芽、麦芽富含淀粉酶，具有助消化作用。

2. “董氏开胃散”外敷方法　用布制成特定的肚兜，将“董氏开胃散”按每日剂量分为两份分别装袋。每晚将两袋药分别置入布兜前后小袋内，药袋上滴醋4～5滴。临睡前用温水洗净患儿脐腹部及腰背部，擦干。将肚兜兜紧患儿腹部，前兜对准脐部“神阙”穴，后兜对准腰背部“命门”穴。患儿仰卧，家长用手掌在患儿的脐部药兜上，加压顺时针方向揉推，揉20分钟左右即可。次晨起床时，拿下肚兜，去除药袋，留兜洗净，晒干，次夜复用。

3. “董氏开胃散”外敷理论依据　王霞芳认为：外治法是中医疗法一大奇葩，有着悠远的历史。外治法的理论依据与内治法完全一致，皆基于中医经典的阴阳五行、脏腑经络学说，正如《理瀹骈文》所述：“外治之理即内治之理，外治之药亦即内治之药，所异者法耳。"所谓"殊途同归"矣。王霞芳认为人体是一个有机的整体，是以五脏为中心，配以六腑，通过经络系统"内属于腑脏，外络于肢节"的作用而实现的。人体的各个组成部分之间在结构上不可分割，在功能上相互协调、互为补充，在病理上则相互影响。中医辨证论治也是首先从整体出发，把局部病理变化与整体病理反应统一起来，作出正确的诊断，制定正确的治法。王霞芳经过理论研究和临床实践，采用按经络分布，在体表取相互对应穴位神阙穴、命门穴，敷以药物"董氏开胃散"的治法治疗小儿厌食症。神阙穴位于脐中，古人云："脐为百风总窍。""五脏寒门。"该穴又被称为命带，位于任脉中；命门穴位于督脉中；带脉环腰一周，贯连神阙、命门两穴，与冲脉交合，从而能和全身诸经百脉，与五脏六腑相通。"董氏开胃散"药物芳香，气味俱厚，加滴宣散之醋为引，手掌按摩起静电感应，磁场效应，使药性自脐孔窜入，借助腧穴的渗透，通过经络作用，使药性直达病所，调整脏腑功能而收治疗之功。西医学指出：脐部表皮角质层最薄，无皮下脂肪，药物易于穿透；脐下两侧分布有丰富的血管网，气味芳香的药物敷于脐部能有效地刺激皮下毛细血管扩张，加速改善血液循环，机体代谢旺盛，促进药物吸收。近年更有报道：中药敷脐可有效地提高机体免疫能力，厌食症的患儿因较长时段进食量少，营养吸收障碍，致气血生化乏源，使患儿抗病力下降，易感外邪，而反复感受外邪也加剧其厌食症状，互为因果，王霞芳归之于"肺脾同病"，提出对这类患儿的治疗原则是"肺脾同治，健脾为要"。

（二）穴位针刺法

1. *方法介绍*　用75%乙醇棉球常规局部消毒后，以一次性采血针点刺四缝穴，深1.5～2 mm，挤出清液或黏液，直至见血，再以干棉球压，压迫止血即完成1次。每周针刺1～2次，3～6次为1个疗程。小儿厌食病程越长，症情越重，挤出液体越多越稠，反之则液体少而清。

2. *理论依据*　四缝穴属经外奇穴，是手三阴经所过之处。位于双手示指、中指、环指及小指四指掌面第一与第二关节横纹中央露白处。点刺四缝穴可清热、除烦、通畅百脉，调和脏腑，多用于治疗小儿疳证、厌食等疾病。早在《针灸大成》就有记载可治"疳证"，历代医家多用此法治疗"积滞""奶痨""恶食"等证。近代引用治疗小儿厌食症，皆获理想疗效。近年曾有报道：动物实验证明，针刺"四缝"穴可使肠中胰蛋白酶、胰淀粉酶、胰脂肪酶含量增加，从而促进患儿消化功能。

（三）三期分治，重在治本

针对当今小儿厌食症的特点，尤其是湿食里滞证患儿，王霞芳提出了“三期分治，重在治本”的治疗原则。王霞芳认为：小儿厌食症的治疗具体可分三期，三期消补各有所重。厌食初期当以消为主，消导积滞而不伐胃气；治疗进入中期，积滞渐消，胃口见开，宜消补兼用，当健脾助运，开胃助消；后期胃口已开，食量显增，当益气健脾，补肾壮骨促长。三期分治中尤其应该注意，无论补或消，皆须牢记处处顾护胃气，做到“消不伐胃，补不呆胃，消补皆以运以化为要”。王霞芳治疗小儿厌食症，已不局限于单纯的治愈疾病之职，针对小儿“五脏六腑，成而未全，全而未壮”生理特点，提出了作为儿科医生的最终目标是促进儿童健康生长。三期分治的提出，充分体现了王霞芳治病重在辨证，治随证变，证变治当变的观点；体现了王霞芳治病重在治本，治小儿病当以“调理脾胃为本”的辨证论治特色。

二、按压“火丁”治疗小儿呕吐症的经验

婴儿吐乳症是新生儿的常见病，其特点为：婴儿于哺乳后即刻或片刻出现呕吐乳食，量多如注，且频繁出现，甚者一日数次，但吐后如常，神情舒畅，可再喂哺。患儿多无器质性病变，属于功能性呕吐。药物治疗弊多利少，且难以配合奏效。患儿往往吐乳频作，日久难愈，终致营养摄入不足而影响生长发育。王霞芳秉承一代名医董廷瑶之旨，运用董廷瑶创立的独特外治手法——指压“火丁”法治疗婴儿吐乳，临床每获神效。为发扬光大董氏儿科疗法，王霞芳以中医脏腑经络学说和西医学的生理病理学说相互应证，认真探究外治法治疗婴儿吐乳症的理论；同时进行动物实验；并在临床开展多中心随机对照观察法验证，进一步论证了董氏指压法在临床上取效快，疗效佳，而且安全简便，实是造福于患儿。

1. 董氏指压法具体操作方法　指压法由董廷瑶首创，王霞芳则得其要领，将该手法加以整理归纳规范之。具体操作如下：患儿需空腹 2 小时，医生首先剪净手示指指甲，清洗干净，常规消毒后，用指头掌面蘸少量冰硼散，左手固定患儿下巴，右示指呈弯曲弓状伸入患儿舌根部，在“火丁”（即会厌软骨部位）上按压瞬间即退出，如此完成 1 次治疗，指压后 1 小时才能进食，间隔 5 日

重复1次,3次为1个疗程。

2. 董氏指压法机制　早在《素问・至真要大论》曰:“诸呕吐酸,暴注下迫,皆属于热。”提纲挈领指出了呕吐的病机。《诸病源候论》详细地论述了婴儿吐乳与乳母的关系。《颅囟经》提出呕吐的治疗大法“当和胃气”。当代儿科泰斗董廷瑶有丰富的临床实践经验,提出婴儿吐乳由患儿咽喉部之“火丁”高突所致。“火丁”又称“蒂丁”,是指咽喉处与悬雍垂相对的会厌软骨部,因秽浊之气循经而上,浊邪火热熏蒸而导致局部突起,甚至高而尖,状如火丁,故命名之。每于吮乳进食时,喉部如有物梗咽探吐,终致吐乳,量多喷射而出。针对婴儿吐乳的特点,董廷瑶认为患儿已病呕吐,饮药亦吐,汤药甚难奏效,乃另辟蹊径,创用指压法,以按压手法平复突起之“火丁”,旨在振奋胃气,促使脾胃气机调畅,通降复常,而奏平逆降浊止呕之功。《经》云:“足太阴之脉……属脾,络胃,上膈,挟咽,连舌本,散舌下。”“胃足阳明之脉……循咽喉,入缺盆,下膈,属胃,络脾。”“火丁”位于咽喉部,是脾、胃两经循行所过之处。按压“火丁”,则能调达脾胃气机,使脾能升清,胃能降浊,秽浊邪热皆无以藏,致病之源得除,故指压治疗用时虽短,疗效却持久。

王霞芳继承董廷瑶临床经验,结合西医学理论认为:婴儿食管短,胃容量小,胃呈水平位,胃底肌肉发育不完善,贲门松弛,而幽门括约肌相对发育良好,且食管下端压力较低,加之吮乳吸进空气,胃内乳汁容易反流呕出。此现象与新生儿胃食管反流征密切相关。王霞芳曾随机对96例呕吐患儿行X线钡餐检查,均见有不同程度的胃食管反流现象,而指压治疗后不再呕吐,再行钡餐复查58例,有24例反流痊愈,17例好转,17例无效。提示指压法也可治愈或改善小儿胃食管反流现象。近年研究得出结论:婴儿食管下端括约肌的短暂松弛是呕吐发病的主要原因,另外婴儿吐乳症与胃排空延迟和腹内压增高亦相关。为研究指压法止吐的机制,王霞芳进行动物实验观察,证实了董氏指压法治疗婴儿吐乳的机制是一种神经反射作用。按压“火丁”能延长胃收缩间期,减小收缩幅度,抑制胃的节律性活动,舒张胃壁平滑肌,使胃内容积扩大,胃内压降低,从而缓解、遏制吐乳,达到根治婴儿顽吐的效果。

王霞芳通过长期临床观察,认为凡是西医诊断为功能性呕吐,排除消化系统、颅脑器质性和感染性病变引起的呕吐,无论中医病因为乳食伤胃,外邪犯胃,肝气犯胃还是脾胃虚弱,只要是胃失和降,气逆于上所致的呕吐,均可用董氏指压法治疗。有些反复呼吸道感染的患儿，在急性感染时，在咳嗽剧烈发作时往往会呕吐较多痰食，王霞芳在应用宣肺化痰中药的同时，常常也配合指压手法治疗，使脾胃气机得以通畅，肺胃疾病同治，能使机体功能很快得以调整，咳轻吐止。拓宽了“董氏指压法”的应用范畴。

三、小儿支气管哮喘周期治疗的经验

王霞芳认为哮喘素有宿根，易反复发作，其发作时“咳而上气，喉中水鸡声”，呼吸不利，喘鸣，张口抬肩，甚则不能平卧。究其病源以痰饮为主，现代幼儿多痰饮，是由多食高蛋白、高糖、冷饮等肥甘厚腻之品，超过脾胃的运化功能，脾伐失运，水谷不化精微，滋生痰饮，久之使宿痰内伏，在气候变化时，寒暖失慎，感受外邪而诱发，或海鲜腥味、特殊气味吸入而触发。

王霞芳认为哮喘在临床上应该分三期治疗。发作期、缓解期、稳定期各有不同症状，应该分型分期，采取不同的治法方药，作周期性治疗和预防。

（一）急性发作期治疗

哮喘发作期表现为咳嗽、喘息、胸闷、呼吸困难等症状，常在夜间和凌晨加剧，两肺听诊闻及哮鸣音或干、湿啰音，亦可伴消化道症状。我们根据哮喘发作时间的长短、咳痰的性状，汗之有无，发热与否，大便性状，以及脉象舌苔等来辨证施治。自拟经验方宣肺通络平喘汤加减。

（二）缓解期治疗

哮喘初平，往往是咳少而痰浊壅盛之时，化痰、杜痰之源是其治疗之要。若痰浊白黏，大便散烂，舌淡胖苔白腻，脉滑，当属寒饮内停未消，拟苓桂术甘汤合二陈汤加味治之。若素体脾虚，痰湿困脾，纳谷不馨，痰浊未清，应培土生金，以六君子汤或星附六君子汤主之。若素体热盛，痰热蕴肺，胆胃不和，咳而呕吐痰液，烦躁不安，大便干结，舌苔黄腻者，宜温胆汤加三子养亲汤理气化痰，清胆和胃。

（三）稳定期治疗

哮喘患儿往往存在脏腑功能失调，肺、脾、肾三经亏虚，痰饮是其宿根。因“脾为生痰之源，肺为贮痰之器”，所以在稳定期咳喘虽平，宿根未清，应治其本。拟异功散、六君子之属，或玉屏风散调护脾肺，加辛夷、苍耳子、蝉蜕、白芷等祛风通窍，防治鼻部过敏症状；若患儿表虚营卫不和而盗汗易感，则合桂枝汤固表治本。由于哮喘在春、秋多发，而夏季是缓解稳定期，可以采用冬病夏治，以白芥子、细辛、白芷、川椒等组成敷贴膏，敷贴天突、足三里、肺俞、涌泉等穴，可增强免疫力，预防秋季的发病。冬季万物收藏，适宜调补，若症情稳定不发时，可配制膏方，补益肺、脾、肾，可预防来春引发咳喘。如此周期治疗、预防3年，约有70%的患儿可获根治痊愈。

四、小儿湿疹的治疗经验

湿疹俗称“奶癣”，是由多种内外因素引起的一种过敏性炎症反应。可发生于体表的任何部位，常见于头、面、耳后、四肢、手足、阴囊、女阴及肛门等处，多对称分布。

中医认为湿疹的发生与热毒侵润胎中有关，出生后多用海腥发物和肥甘厚腻食品，则更加重患儿的肺肝之火，导致血热发疹，所以王霞芳多采用清热解毒、祛风透表的方法治疗，选用金银花、连翘、野菊花、蒲公英等清热解毒，荆芥、防风、地肤子、白鲜皮、乌梢蛇等祛风止痒，重症者加用老秋蝉、赤芍、牡丹皮等清热凉血，薏苡仁、苦参、蛇床子等清热燥湿。对于小婴儿的湿疹可用单方治疗，羚羊角粉每日0.6 g加水少许调匀，隔水蒸服。

饮食控制可以减轻症状、减少复发。患病时应忌吃海鲜、河虾蟹、菌菇、笋、牛羊肉等发物。湿疹患儿大多体质偏热，芒果、菠萝、草莓、哈密瓜等热性水果也不能吃。可经常选择西瓜、梨、荸荠、香蕉等凉性水果。必须保持大便通畅，如有便秘可选服健儿清解液或王氏保赤丸等。母乳喂养的妈妈也要同样忌口。建议病情比较严重顽固的患儿做过敏原测试，明确过敏原，对小儿喂养有积极的意义。

五、内外合治治疗滞颐经验

滞颐是指小儿口中涎水不自觉地从口内流溢出来的一种病症。因涎水常滞渍于颐下而得名，常见于3岁以内的小儿。《内经》称之为“涎下”，《诸病源候论》则称为“滞颐”。俗称流涎、流口水。此病临床多见于3岁以下幼儿，虽病轻却难取速效，且因长期流口水浸渍口周，造成两侧口角、下巴潮红、糜烂，患儿难受，家长焦急。若因患儿换牙、口疮、口腔肿痛糜烂、软瘫、低能等疾病所致则不归于内。

一般认为小儿滞颐是由于小儿稚阴稚阳之体，机体柔嫩，形气未充，脾常不足，腠理疏松。一旦寒温不适，饮食不调，养护失宜，首伤脾胃，使其功能失常，水湿、饮食运化受滞，津液固摄障碍。主要病机可用虚、寒、热三字概之。“虚”为脾气、脾阳虚，“寒”为阳虚虚寒，“热”为湿食郁热。对此，历代医家早有阐述。《灵枢·口问》曰：“胃中有热……故涎下。”《诸病源候论》曰：“滞颐之病，是小儿多涎唾液出，渍于颐下，此由脾冷液多故令涎流出，滞渍于颐也。”《寿世保元》曰：“涎者，脾之液，脾胃虚冷故涎自流，不能收约。”如沈金鳌《幼科释迷》认为“脾气不足，风热相兼，壅遏中脘”，此见补充了前人的不足，多为现今儿科学所遵从。《幼科释迷》曰：“小儿多涎，亦由脾气不足，不能四布津液而成。”本病的发病机制是脾胃虚寒或阳明积热，致胃失和降，浊气上逆，唾液自溢，渍于颐间。涎为脾液，脾和则水津四布，胃和则浊气下行，脾胃失司则导致廉泉不闭，津液失约而口中流涎不止。王霞芳认为，本病之根本，在于小儿脾常不足，主要由脾气虚弱、脾阳不足所致，脾阳虚则不能运化水湿、饮食，脾气虚则不能固摄津液外流为涎。而且与肾气不足也有密切的关系，这是因为唾液之中有“涎”“唾”之分，“涎”为脾津，“唾”为肾液，涎唾自流，病在脾肾。脾失健运，固摄无权，则脾涎外走；肾气不足，镇纳失权，唾液上泛，故而外溢。

（一）内治法

滞颐的治疗，可按中医辨证施治的原则，分型治之。

1. 脾胃湿热证　主要表现为口角流涎，涎液稠黏，甚则口角赤烂，小便短赤，大便臭秽或燥结，面赤唇红，舌质红，苔黄厚，脉浮数，指纹色紫。当以清热泻脾为治，选用泻黄散。

2. 脾胃虚寒证　主要表现为口角流涎，涎液清稀，多如漏水，颐肤湿烂作痒，纳食减少，小便清长，大便正常或溏薄，四肢不温，啼声低弱，面白唇淡，舌质淡，苔薄白，脉细弱。当以温中健脾为治，可选用理中汤。

（二）外治法

王霞芳根据临床小儿特点，总结多年临床经验，提出滞颐患儿多为婴儿，汤药较难顺利喂服，所以采用外治法治疗，方法简便，小孩及家长易于配合，且奏效快捷。

方药组成：吴茱萸 30 g，益智仁 50 g，五倍子 10 g。

治疗方法：上三药共研细末，每夜取 6 g，醋调为丸，分敷两足涌泉穴。晨起弃之。

滞颐是儿科临床常见疾病，且脾胃虚寒更为多见。王霞芳予内服、外敷同用，临床起效更快。尤外治方仅用三味药，其中益智仁辛、温，具涩性，归脾、肾经，偏温补脾阳，功能温脾摄涎。与党参、白术等补脾健胃药同用，可治脾虚之口多涎唾。正如《本草备要》指出："益智仁能涩精固气，又能温中进食，摄涎唾。"现代药理分析：此药有健胃及减少唾液分泌作用；吴茱萸辛、苦、热，归肝、脾、胃经，用于中焦虚寒之吐涎沫。五倍子性酸、涩，归肺、肾经，酸涩收敛入肾。三药配伍同研末，可温补脾肾，固涩止涎。另涌泉穴属足少阴肾经。以药醋调，敷于此穴位，可加强温肾之效。配合内服桂枝汤合四君子汤，使疗效更佳。王霞芳继承董氏儿科特色，灵活应用桂枝汤治疗小儿疾病。四君子汤出自《太平惠民和剂局方》，全方药仅四味，配伍精要，功在益气健脾，脾气旺盛，摄涎有节，滞颐得愈。

调护方法如下。

(1) 家人注意勿因宝宝好玩而捏压小儿脸颊部，以免刺激唾液腺而加重流涎，甚至用力过重导致腺体损伤。腮腺有损伤后，唾液的分泌量和流涎现象大大超过正常儿。

(2) 小儿流口水，常湿衣襟，容易感冒。且婴儿唾液呈酸性，对皮肤有刺激作用。唾液常浸泡下颌、颏部直至颈部，会使局部皮肤轻度红肿，甚至糜烂、脱皮。因此，父母应注意对婴儿下颌、颏部、颈部常用温水清洗，涂些油脂，保护皮肤。在擦流涎时要轻，以免损伤皮肤。

(3) 对已懂事听话的孩子要及时教他怎样下咽口水。

六、小儿口疮的治疗经验

口疮是婴儿时期常见的口腔疾患，以口颊、舌边、上颚、齿龈等处黏膜上出现淡黄色或白色的小溃疡面为特征，单个或多个不等，呈椭圆形，局部灼痛，反复发作，重者可影响进食和吞咽。如发于口唇两侧者，称为燕口疮；满口糜烂、色红作痛者，称为口糜。本病相当于西医的口炎。王霞芳认为："口为脾之窍，舌为心之苗。"脾脉络于舌。先天胎毒，蕴积心脾，或心脾热盛，循经上炎，熏蒸于口舌。若口腔不洁和破损，邪毒内侵，皆可导致口舌生疮。主要是由于胎中蕴热，或小儿嗜食炙烤、辛辣肉食及甜品，不喜吃蔬菜，导致脾胃积热，热郁久化火，或热病以后损伤津液，以及口腔不洁或破损，均可导致口舌生疮。亦有因小儿久病久泻，使阴液亏耗，水不制火，虚火上浮而成口疮。临床辨证有虚实之分。凡溃疡周围鲜红，疼痛较甚，口臭流涎，甚或发热、口渴、小便短赤，大便干结者为实证；溃疡较少，周围淡红，疼痛不甚者为虚证。治疗原则遵循实热者宜清泻心脾之火，虚热者宜滋阴降火。王霞芳尤推崇钱乙方——“导赤散”，临床屡用屡验。

1. 清心泄热，治疗心火上炎证　因小儿“阳常有余”，邪易热化，热盛为火，火性炎上，灼肉化腐。“舌为心之苗”，故见口舌生疮，口痛拒食。热盛则伤津，故见便秘、口渴诸症。王霞芳认为此证之治首当清心泻火，同时宜顾护津液。导赤散由生地、木通、竹叶、甘草组成。其中生地凉心血，竹叶清心气，木通降火利水，引热下行。生甘草清热泻火，四药配伍共引心经之火从水道而出，终能清心火，利小便，上治口疮口糜，下疗小便短赤刺痛。王霞芳临床尤其注重辨证论治，随症加减。若心火较甚，加姜川连、栀子；若热已伤阴，舌红，苔光剥，则加川石斛、天花粉、北沙参等；若出现便秘口臭，可予生大黄。因木通有负面报道，故改用通草代之。

案1　周某，女，4岁。

初诊(2003年4月2日)　口痛拒食2日。患儿1周前上感发热，经服药热退。2日前诉口痛，拒食哭吵，大便2日未解，口气秽浊，面赤尿黄，烦渴欲饮。舌及口腔黏膜多处溃疡糜烂。舌质红赤，舌苔花剥，脉细小数。辨证分析：心脾郁热，伤津化腐。治宜清心泻火，养阴生津。拟导赤散加味治之。处方：

生地10 g，竹叶10 g，生甘草3 g，通草6 g，谷芽15 g，天花粉10 g，乌梅5 g，川石斛9 g，川连3 g，知母6 g。

5剂。

二诊(2003年4月7日)　口痛缓，可进食，大便散软，每日1次，舌红苔润中剥，脉小细。证属余热未清，阴津未复。再拟养阴清热。处方：

生地10 g，竹叶10 g，生甘草3 g，谷芽15 g，乌梅5 g，川石斛9 g，麦冬9 g，南沙参10 g。

7剂。

2. 清热解毒，通腑泻火治疗脾胃积热证 《内经》曰"高梁之变，足生大丁"。小儿脏腑娇嫩，脾常不足。但自胎前孕妇就多嗜厚味油腻，片面强调高营养；小儿出生后又超量喂以高蛋白高能量，厚味乳食并进，超越幼儿脾胃运化之能，积滞化热，应了《内经》所言："饮食自倍，肠胃乃伤。"脾胃蕴热，日久化火上攻，熏灼口舌而发口疮。本证以大便秘结、口舌溃疡重且多发等脾胃火热为特点，故首当泻火通腑为先。凉膈散中大黄、芒硝荡涤中焦积热，导热下行；黄芩、栀子、连翘清热解毒，通泻三焦之火；竹叶清心除烦；薄荷升散郁火，甘草甘以缓之。王霞芳认为小儿脾胃娇嫩，用药不宜攻伐太过，故临床常用连翘、莱菔子、枳实导滞泻热，较少用大黄、芒硝。若患儿舌苔厚腻，多为湿热里滞，故加藿香、川厚朴、金银花清化湿热，通草利水泻热，效速而药轻不伤脾胃，体现了王霞芳"治小儿病当处处顾护脾胃"特色。王霞芳强调：脾胃为"后天之本，气血生化之源"，药物调理贵在平和，宜顺脾胃之所喜而去其恶，宜健运为本。对小儿尤为重要。

案 2 王某，男，5 岁。

初诊(2006 年 3 月 6 日) 口炎碎痛 3 日。患儿素嗜食厚味煎炸，近日火锅、烧烤多次，3 日前诉口痛拒食，口腔溃疡较多，或满口糜烂、周围红赤，疼痛拒食，烦躁多啼，口臭腐浊，小便短黄，便秘腹满，舌红绛，苔厚黄腻，脉滑数。证属脾胃积热，火热上攻。治宜清热解毒，通腑泻火。拟凉膈散加味治之。处方：

生大黄 3 g(后下)，黄芩 10 g，焦栀子 10 g，竹叶 10 g，通草 6 g，枳实 10 g，藿香 10 g，川厚朴 6 g，薄荷 3 g(后下)，连翘 10 g，炒莱菔子 10 g，生甘草 6 g。

3 剂。

二诊(2006 年 3 月 9 日) 诉药后便下臭腐，口炎速缓，已能进食，精神愉悦，口气转清，口渴多饮，舌红苔化，脉滑数。再拟清热消食，健脾助运。处方：

姜竹茹 6 g，枳实 9 g，陈皮 6 g，六曲 9 g，山楂 9 g，麦芽 15 g，砂仁、豆蔻各 3 g(后下)，藿香 10 g，白术 10 g，连翘 10 g，炒莱菔子 10 g，生甘草 3 g。

7 剂。

3. 滋阴降火治疗虚火上浮证 《经》云："女子二七天癸至。"青春期少女

每逢经期则发口疮，同时伴有腰酸体乏，究其缘由，是为天癸初至，阴阳不调，肾阴不足，相火偏盛，虚火上炎而发口疮。选知柏地黄丸中知母、黄柏、牡丹皮、生地、山药滋肾阴，降相火；泽泻、茯苓健脾利湿以滋肾阴。诸药同用可使阴阳平治。切忌不辨虚实，不辨脏腑，一概投以清热泻火之药。患儿若面红足冷，可加桂枝、芍药调和营卫，调理气血阴阳；若见盗汗少寐，加酸枣仁、龙骨(先煎)；午后潮热加重滋阴，可用地骨皮、知母；若长期腹泻而反复发作口疮者，以脾气虚弱为主，可重用健脾益气药物，如用参苓白术散加减。

4. 饮食疗法及护理

(1) 患儿饮食应以清淡为主，注意饮食卫生，食物宜新鲜、清洁、营养全面。多食蔬菜、水果，少食辛热、香燥、酸辣刺激之品。

(2) 做好口腔卫生工作，饮食后及时漱口，保持口腔清洁。清洁口腔时不宜用粗硬布帛拭口。刷牙时注意正确使用牙刷，以防刺伤口腔黏膜。对急性热病、体弱久病的小儿，注意检查口腔，及早发现破损，及时外涂冰硼油或鱼肝油软膏，促其愈合，减轻疼痛。

(3) 家用饮食餐具，要经常保持清洁，定期消毒。

七、儿童多动综合征、抽动秽语综合征的治疗经验

儿童多动综合征、抽动秽语综合征等是以精神神经症状为主的儿童期特有的疾病。症状各有异同，病情复杂顽固，且互有交叉。病久年长，至学龄期却大都表现为智力发育迟缓，学习困难，成绩不稳定，为现代儿科常见的疑难病症。其病因病机证型却互有相通之处，故以辨病结合辨证，重在辨证分型分阶段论治，异病同治，常能获效。

病因：① 先天禀赋不足为主：如父母遗传缺陷，或胎孕不足、孕期调摄失宜，或用药不当，损伤胎儿发育。② 后天因素：产娩损伤、窒息缺氧；新生后罹患疾病，如高热、脑炎、惊风等损伤心脑；喂养不当，营养缺乏，不能充养脑髓；痰瘀交阻，窍道不通，心脑失养，精明为之失聪。日久渐见精神神经发育迟缓，随着年龄增长，衍变为注意力障碍、智力偏低及学习困难；亦有表现为儿童多动综合征及抽动秽语综合征等。其病位在脑窍。病机为心脾气虚，肝肾精亏，髓海失充，与心、脾、肝、肾的虚损相关；常见虚实兼夹，如心肝火旺，湿热内蕴，痰浊上蒙清窍，以致痰瘀阻络，神机失灵。

（一）心肝火旺，痰热化风扰神

抽动秽语综合征、儿童多动综合征患儿临床常见抽搐多动不宁，耸肩摇头眨眼，喉发怪声，上课注意力难集中，小动作多，易激惹发怒，或动作不协调，舌红苔腻，脉弦滑带数。证属心肝火旺，风痰内扰，心神失养，其标在风、火、痰，本为肾虚精亏。当先豁痰泻心宁神，兼以滋肾平肝息风。首选半夏泻心汤或黄连温胆汤，待心火降、风痰蠲后，改用百合地黄或甘麦大枣汤，合左归、右归饮之类，滋水涵木，补肾填精养脑，常能异病同治而获效。

案3　任某，女，12岁。

初诊(1999年8月25日)　素有肢体抽搐症4年。今年抽搐日益加重，喉有怪叫声，看电视头伸项强肩搐，上课不能自控，多言或突然起立走出教室，作业拖拉，烦躁好动，学习成绩急剧下降，纳佳体胖，舌红赤苔薄干，两脉弦滑带数。脑电图多次检查有痫波，脑CT(—)，磁共振(—)。诊断：抽动秽语综合征、癫痫？证属心肝火旺，痰浊挟风上扰。先予泻火化痰，平肝镇惊宁心。方选半夏泻心汤出入。处方：

川连3 g，黄芩9 g，竹沥半夏10 g，竹叶10 g，钩藤10 g，龙齿30 g，白蒺藜9 g，珍珠母30 g，天竺黄10 g，大白芍15 g，琥珀3 g(吞)。

7剂。

二诊(9月15日)　服上方7剂后，继加生地、天花粉共21剂。抽搐症缓和，舌红苔薄黄而干。但烦热渴饮，两便尚调，心火未平，水不涵木。再拟上法进退，增入百合地黄及甘麦大枣汤。处方：

生地12 g，百合12 g，牡丹皮10 g，大白芍15 g，甘草6 g，川连3 g，黄芩9 g，天花粉10 g，竹叶10 g，青龙齿30 g，淮小麦30 g。

14剂。

三诊(10月7日)　抽搐怪声未作，症情稳定，上课不再起立，能坐定完成作业，成绩全面进步，前法加重。处方：

生地15 g，百合12 g，淮小麦30 g，甘草6 g，龟甲9 g，益智仁9 g，鹿角霜10 g，大白芍15 g，竹叶10 g，青龙齿30 g，牡丹皮10 g，川连3 g。

14剂。

四诊(12月6日)　调扶以来，症情全面改善，自强、懂事，学习成绩稳步上

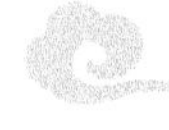

进，达良好。

再拟上方加柏子仁 10 g，杜仲 9 g，减去川连、牡丹皮，以巩固之。

【按】 患儿因抽动症年久病重，成绩急剧下降来求治。观其伸项搐肩，四肢躁动，喉闻痰声怪叫，体胖舌红苔薄干，两脉弦滑小数。辨为心肝火旺，痰浊壅盛，化风上扰清空。急以半夏泻心汤泻心火蠲痰浊以治标，因无寒象则去干姜、人参，配竹叶、龙齿、钩藤、珍珠母、琥珀，加重清心镇惊宁神之力；芍药、生地、天花粉滋阴柔肝濡筋，增强息风定搐。药后抽搐虽获缓和，然烦热渴饮，舌红薄黄，心火未平，显示阴虚脏躁之象，复诊时改投百合地黄、甘麦大枣及芍药甘草汤复方，养阴柔肝，滋水涵木，润燥安脏，仍加连、芩以清上滋下而敛心神。调治 3 个月，阴精渐复，心火自平，神情安宁，学习进步，然肾元尚弱，脑髓仍亏，再增龟甲、鹿角、益智仁滋肾补督、填精健脑，徐图康复。

（二）产伤脑病，肾精不足，镇息滋养兼顾

案 4 孙某，女，7 岁半。

初诊(1989 年 4 月 28 日) 癫痫半年。出生时用吸胎器，7 足岁时曾癫痫大发作 1 次，经西医和中医先后治疗，尚时有癫痫小发作。发现智力下降 1 年，上课注意力不集中，记忆力差，作业不能独立完成，动作不灵活，不协调。在蚌埠医学院做智商测试为 83，脑电图 3 次均有痫性放电，当地医院诊断为癫痫、智力低下兼有多动症表现。刻下指指试验阳性，苔腻脉滑。病因产伤心脑受损，髓海空虚，痰浊乘虚上蒙清窍。先拟清心豁痰开窍，继以滋肾充髓养脑。家长在蚌埠医学院工作，要求带药回家。自拟方清心豁痰宁神汤。

第一方：

川连 3 g，沥半夏 10 g，天竺黄 9 g，茯神 10 g，石菖蒲 20 g，朱远志 6 g，珍珠母 30 g，琥珀 3 g(吞)。

14 剂。

第二方：

生地 12 g，龟甲 6 g，鹿角片 6 g，淫羊藿 9 g，益智仁 9 g，生何首乌 15 g，九节菖蒲 20 g，朱远志 6 g，茯神 10 g，珍珠母 30 g，琥珀 3 g(吞)，生龙骨、生牡蛎各 30 g(先煎)。

14 剂。

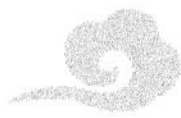

二诊(8 月 23 日) 服第一方后神情较前安定，痫性小抽搐停发；继服第二方，苔化薄润。诸症均有好转，唯学习成绩尚不及(50～60 分)。药后痰浊虽蠲，智力尚弱。再拟清心安神，滋肾益智。处方：

生地 12 g，竹叶 9 g，龙齿 15 g，茯神 10 g，竹沥半夏 9 g，益智仁 9 g，淫羊藿 9 g，生何首乌 15 g，龟甲 6 g，鹿角片 6 g，九节菖蒲 15 g，远志 6 g，琥珀 3 g，珍珠母 30 g。

14 剂。

三诊(11 月 1 日) 服上方 28 剂后，痫证未发，上课较前安定，仍有小动作，自能完成作业，成绩上升(语文 76 分、算术 81 分)，家长欣慰，来沪代诊，要求续药。再予滋肾填精益智宁神，兼以息风镇惊以防痫发。处方：

生地 10 g，熟地 6 g，龟甲 9 g，鹿角片 9 g，生何首乌 15 g，淫羊藿 9 g，益智仁 9 g，竹叶 6 g，龙齿 15 g，茯神 10 g，琥珀 3 g，九节菖蒲 15 g，远志 6 g，珍珠母 30 g。

28 剂。

1990 年 2 月 7 日亲友来沪代诊，告之痫证至今未发；学习成绩同上，尚属稳定，续药。

【按】 癫痫、儿童多动综合征的病因都复杂而尚未完全清楚，中医认为先天禀赋不足是内因；后天失调、产伤或他病所伤，或教育不当，环境刺激，逐渐形成阴阳偏胜，脏腑失调，均能引发。简言之，以肾精不足为其本；虚阳浮越，心肝火盛，积痰动风为其标，常从痰、火、风论治。本例患儿因产娩时受损，影响心脑发育，髓海空虚，痰浊乘虚上蒙清窍，出现多动症，7 岁时又引发痫证，虽已服中西药物，仍有痫样小发作，为元虚标实，心神被扰，先予自拟方清心豁痰宁神汤，清心豁痰，开窍息风。痰蠲风息后，智弱精亏之本虚象现，再进大剂龟鹿、二地、淫羊藿、益智诸品，阴阳双调，滋肾补阳填精，益智充髓健脑而获显效。

(三) 元精虚耗，心神失养，育阴潜阳养心为要

案 5 刘某，男，12 岁。

初诊(1997 年 5 月 17 日) 注意力涣散成绩下降 3 年。足月顺产，曾做手术 2 次，全身麻醉，影响心智发育。入学后注意力涣散，上课走神，连看电视、

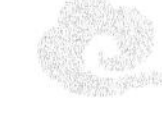

连环画亦难坐定，任性易怒，打架说谎，学习成绩不及格。时有摇头挤眉眨眼，缩鼻咽哽有声，肢体扰动，夜寐梦呓，纳佳，便调，溲黄，舌红苔薄干，脉细而弦。翻手试验动作尚快但不齐整。外院诊断：儿童多动综合征、小舞蹈病（脑电图异常）？病因手术麻醉损伤心脑，阴精亏损，心神涣散，肝阳上越。先拟滋阴养心平肝。百合地黄汤加味。处方：

生地 12 g，百合 12 g，龟甲 10 g，白芍 10 g，生龙骨、生牡蛎各 30 g（先煎），石决明 30 g，钩藤 6 g，柏子仁 10 g，九节菖蒲 15 g，朱远志 6 g，琥珀 3 g（吞）。

14 剂。

二诊（6 月 3 日） 药后挤眉弄眼递减，偶有摇头，自觉神宁脑清，夜寐转安，舌红苔润，脉细带弦。上法育阴养心潜阳初效，仍宗前义。处方：

龟甲 10 g，炙鳖甲 15 g，白芍 15 g，甘草 5 g，淮小麦 30 g，柏子仁 10 g，九节菖蒲 15 g，朱远志 6 g，琥珀 3 g（吞）。

14 剂。

三诊（6 月 27 日） 摇头挤眉眨眼诸恙向安，上课多动亦减，唯记忆力尚弱，考试成绩差，苔润脉细。再于阴中求阳。处方：

龟甲 10 g，炙鳖甲 15 g，白芍 15 g，鹿角片 9 g，益智仁 10 g，柏子仁 10 g，远志 6 g，生龙齿 30 g，生地 12 g，牡丹皮 9 g，山茱萸 9 g，茯神 10 g，太子参 15 g。

14 剂。

四诊（12 月 15 日） 以前方加减调治半年，手足舞蹈症转平，上课能坐定，能理解知错改，多动症状基本控制，成绩明显提高（语算均达 80 分以上）。

【按】 儿童多动综合征病因与小儿稚阴稚阳体禀有关。脑为元神之府，心主神明，均有赖于肾精上输。小儿肾水未充精气不足，常导致心肾两虚而神气涣散。阴亏则肝阳偏亢扰动心神，而现是症。患儿因手术 2 次均做全身麻醉，影响心脑发育，继发儿童多动综合征，兼现抽动症，因而学习困难成绩下降。结合脉苔判断，证属病后阴精亏损，心脑失养，神智虚散，阴虚阳亢而现多动抽动，智力发育迟缓，本虚为主。先予三甲复脉汤和百合地黄汤，滋阴潜阳，加入石决明、钩藤平肝息风，石菖蒲、远志化痰通窍之品，标本同治，浮阳躁动之象即趋平和；但久病肾虚精耗，髓海空虚则神智不足，再于前方中加入鹿角、益智仁，于阴中求阳，选血肉有情之品峻补阴阳，以充养脑髓益智振神。

（四）体会

（1）临床就诊的儿童多动综合征、抽动秽语综合征、癫痫、智力低下等患儿，其诊断病名各异，症状亦有不同，然从病因病机、病情发展又有类同之处，病久每多导致智力发育迟缓，学习困难。故病因虽有先天、后天之分，气血阴阳之虚，但临床常显示痰热内郁，化火生风，上扰清空而出现精神神经症状，是为本虚标实。辨证多以肝肾阴精亏虚，心脾气血不足为本；心肝火旺，痰浊壅盛化火动风为标。针对病因病机错综复杂，病程久长，标本虚实相互转化，治疗亦应辨证求因，明析证候为基础，不必受病名框限。若见症状类似，可采用异病同治法则。但须随病情变化，标本虚实孰重孰轻，先治其标后图其本。往往一个病例，先后选用几法及不同的方药投治，方能获效。

（2）辨证见有痰火壅盛者，王霞芳常选半夏泻心汤去干姜、人参，或黄连温胆汤出入。半夏用竹沥制加强其下痰力；加天竺黄、石菖蒲、远志重在豁痰开窍；参入珍珠母、竹叶、龙齿、琥珀、钩藤等品平肝息风安神，此为第一阶段，常能痰浊蠲、窍道通而风阳平。第二阶段则根据痰化火平后之舌质舌苔、脉象症情，显露为心脾气虚，或肝肾阴亏，或阳弱肾元不足，分别选用人参养荣汤、百合地黄汤、左归丸或右归丸为主方，益气滋肾养血填精，达到养心健脑宁神，促进智力发育。第三阶段症减病情向愈，唯智质尚弱，记忆力差，继予河车大造丸或龟鹿二仙胶，酌加健脾益气之品，脾肾双调，峻补元神，使髓海充盈，智力日进。

（3）对常用益智宁神中药的认识：石菖蒲，入心豁痰开窍，《本草正义》谓其“开心窍，补五脏者，亦以痰浊壅塞而言；荡涤邪秽，则九窍通灵，而脏气自得其补益……且清芬之气，能助振刷精神，故使耳目聪明，九窍通利”，故能益智，久服不忘；远志，“功专于强志益精，治善忘”（《本草纲目》）。石菖蒲、远志同用，则有肾气上通、心气下降之妙，自能运其神机而开窍醒脑益智。故可于各阶段方中均加入二品施治。龟甲，“专补阴衰，善滋肾损”，滋阴潜阳补肾健骨，有通补任脉之义，具开合张翕之机；鹿角，咸温入肝肾，强精活血，有通补督脉之功，其阳刚之性使元神充养，龟鹿相配，贯通任督而育精化神，能益智强志，振发神明；龙齿，味涩性凉，入心肝经，镇惊安神治烦热，《名医别录》谓其：“养精神，定魂魄，安五脏。”竹叶，甘寒入心清热除烦，“内息肝胆之风，外清温暑之热，故有安神止痉之功”（《重庆堂随笔》），两味相配，善治。上述数药能针对儿童精神神经症状，因而在治疗儿童多动综合征、抽动秽语综合征、癫痫、智力低下等症的方药中每多选用加强镇惊宁心安神、滋肾生髓通窍作用。

第三节 倪菊秀临床经验

一、对小儿热病的诊治

热病是最常见的儿科病症，无论外感还是内伤都可出现发热甚至壮热。在邪正相搏之际，往往还会发生神昏、惊厥、抽搐，甚至危及生命的情况。有时高热暂退，旋即复来，也有时高热虽减，低热反复。倪菊秀对热病的诊治除了一般的方法外，还常采用开门逐盗法、和解少阳法、清热祛湿法和养阴清热法。

1. 开门逐盗法　简单地说，"开门逐盗"就是给病邪以出路，把病邪逐出身体，从而达到邪去正安的目的。《内经》有"因其轻而扬之""其高者而越之"（涌吐法）、"其有邪者渍形以为汗"（发汗法）、"皮者汗而发之"（表散法）、"因其重而减之""其下者引而竭之"（涤荡法）、"中满者泻之于内"（消导法）、"血实者宜决之"（活血散瘀法）。近人注疏钱乙《小儿药证直诀》时指出："病邪不可令其深入……伤寒之邪入内，有传腑传脏之不同……胃之府，外主肌肉而近大门，故可施解肌之法；内通大小腹而近后门，故间有可下之法。至胆之府则深藏肝叶……但从和解而已。若传至三阴，则已舍大门而逼近寝室，设无他证牵制，唯有大开后门，极力攻之使大便出，此即三阴可下之证也。"

开门逐盗包含了"医门八法"中的汗、吐、下、清、消五法。在热病中，常用的有汗、消、下法。汗法在外感发热中比较常用，此时病邪浅表，当以发汗为主。临证常用辛温解表或辛凉解表，常用方剂如银翘散、桑菊饮等。消法常用于食积发热。食积发热可单独发生，亦可夹杂于其他疾病当中。其发热不高、腹满、大便不畅，或者泄利。

案 1

1979 年曾应邀会诊一男性患儿。患儿仅 16 个月，因发热泄利多日，用西药抗生素、静脉补液及止泻剂等病情未见减轻。经询问得知，家中对他溺爱有加，任其啖食。又细察患儿腹部胀满拒按，腹鸣胀气，口气臭浊，舌苔厚腻。知有食积，遂用消食导滞理气之品，如青皮、枳壳、陈皮、神曲、莱菔子、川厚朴等。药后泻下大量宿屎，热退利止。

下法通常指的是通大便。外感热病在诊治的时候要注意患儿的大便通否。大便不通，邪无从所出。用药可加大黄。药后腑气一通，热毒下泄，发热亦随之和解。这在儿科临床是相当多见的。小儿肺热咳喘，发热不退，气急喘促，痰热内伏，以及小儿急惊、痰惊等症，均可以泻下方法，给“痰”以出路。仲景“控涎丹”以甘遂、大戟峻攻即为此意。此外通利小便，使热邪从小便而解亦属于开门逐盗之法。

案 2

曾治一 5 岁男孩，外感高热，经西医治疗后时有低热，形神萎倦，小溲短赤，大便尚通，烦躁不安，渴欲引饮，舌质淡红苔薄白，脉浮数。倪菊秀诊后认为，这是《伤寒论》71 条文所载“太阳病，发汗后，大汗出，胃中干，烦躁不得眠，欲得水者……若脉浮，小便不利，微热消渴者，五苓散主之”的蓄水证。即予泽泻 9 g，茯苓 9 g，猪苓 6 g，白术 9 g，桂枝 3 g，陈皮 3 g，甘草 2 g。4 剂后症状大减，再予调理而愈。

2. *和解少阳法*　邪入少阳，寒热往来。在临床常表现为入夜热甚，清晨则退；或者表现为寒热暂退，不久复来。常用小柴胡汤加减治疗。

案 3

曾治一 2 岁患儿，发热近 1 周，数日来入暮热升，体温高达 39.5℃，清晨则退。咳嗽有痰，纳食不佳，溲黄便通，睡眠尚安，脉细弦数，舌边尖红。邪在少阳，治以和解。予柴胡 4.5 g，黄芩 4.5 g，半夏 9 g，青蒿 9 g，连翘 9 g，杏仁 6 g，陈皮 3 g，淡豆豉 9 g，芦根 30 g，浙贝母 9 g，麦芽 9 g，甘草 3 g。4 剂之后热度即减，咳嗽亦好转。

3. *清热祛湿法*　湿性黏滞，经久不去。在临床常表现为热久不退，或者热仅稍退，旋即又高，并常伴随汗出不畅，纳呆，舌苔厚腻。治疗中常加入黄连、清水豆卷、藿香、紫苏、佩兰等清热祛湿之品。

案 4

2011 年治一 5 岁患儿，发热 5 日，39.5℃左右，时高时低，反复不退，鼻塞，涕黄。汗出黏腻不彻，微烦不安，脘腹胀满，纳呆泛恶，小溲黄少，大便黏滞，舌红，苔黄腻。治以清热化湿。处方：

金银花 9 g，连翘 9 g，厚朴 5 g，藿香 9 g，佩兰 9 g，茯苓 9 g，清水豆卷 9 g，陈皮 5 g，泽泻 9 g，淡豆豉 9 g，黄连 3 g，紫苏梗 9 g，山楂 9 g，生谷麦芽各 9 g，甘草 3 g。

3 剂后，患儿热退身静。

4. *养阴清热法*　多用于热病后期，邪未退净，或者邪热已退，但阴液亦伤。其热不高，身热夜甚，晨起即退，口渴喜冷饮。治疗中常加入芦根、青蒿、地骨皮、天花粉、银柴胡等。

案 5

2009 年治一 6 岁患儿。肺炎初和，但身热时有时无，38℃左右，稍有鼻塞，汗少，口干纳少，小溲黄少，咽喉稍红，舌红，苔少。治以养阴清热。处方：

金银花 9 g，连翘 9 g，芦根 12 g，淡豆豉 9 g，桑叶 9 g，石斛 9 g，青蒿 9 g，地骨皮 9 g，天花粉 9 g，生谷麦芽各 9 g，甘草 5 g，南沙参 9 g，北沙参 9 g。

7 剂后患儿身热渐退而静。

5. *羚羊角粉的应用*　羚羊角咸、寒、无毒，平肝辟恶解毒，治子痫痉疾，又能降寒热及伤寒伏热。现代研究表明羚羊角经酸水解后含多种氨基酸，这些氨基酸成分具有一定的解热，抗惊厥和镇静作用。羚羊角粉的用法为：羚羊角粉的退热作用比较和缓平稳，不会骤升骤降。在使用的时候要注意时机的选择，在发热三四日仍然不退时使用，它的退热效果会更好。

二、加味金粟丹预防小儿高热惊厥

加味金粟丹是我们董氏儿科预防小儿高热惊厥复发的临床验方。高热惊厥是小儿在发热时常易伴发的一种症状。其危害主要有两个：一是容易复发，一般发作一次高热惊厥后，再次发热时就很容易惊厥。其复发率国外报道为 33.77%，国内报道为 51.7%。二是反复发作高热惊厥很容易诱发癫痫。因此预防其复发是关键。

金粟丹一方原载于清代乾隆年间陈复正所著《幼幼集成》，本方功能疏风化痰，清火降气，主治眼翻手搐、嗽声不转、喘急不定、咳嗽上气等，谓其“诸家截风定搐之方，皆不及此方之圣”。20世纪董廷瑶将其用于小儿高热惊厥的预防治疗，临床疗效不错。

加味金粟丹是在原方基础上改进而成，组成：胆南星，白附子，僵蚕，天麻，全蝎，乳香，金箔，羚羊角粉，蝉蜕，石菖蒲，龙齿。

炮制方法：上药碾粉制成丸剂，如梧桐籽大小。服用方法：30 g为1个疗程，分成20日服用，惊厥发作几次，服用几个疗程。

加味金粟丹预防高热惊厥复发临床疗效不错。多年观察发现其可以减少高热惊厥的复发次数。我们曾研究它对119例高热惊厥患儿的影响，并以104例作为对照，得出以下结论。

1. *综合疗效* 治疗组综合疗效为81.31%，对照组为42.16%，治疗组的综合疗效高于对照组，说明加味金粟丹可以减少高热惊厥的发作次数。治疗组有25例在随后的1年里未发生惊厥，对照组有18例，治疗组未发生惊厥的比例仍然高于对照组。

2. *最低惊厥体温* 惊厥体温越低，引起惊厥的概率就越高。本次研究发现，两组患儿的惊厥体温均有升高，但是治疗组的升高值高于对照组。说明金粟丹可以提高高热惊厥患儿引起惊厥的体温。

3. *惊厥持续时间* 两组患儿治疗后惊厥持续的时间均有减少，但是两者之间的差别无统计学意义。这里有可能是因为金粟丹对减少惊厥持续的时间无效，也有可能是匆忙之间记录不准确。

4. *发热和惊厥之间的时间间隔* 两组患儿治疗后发热和惊厥之间的时间间隔均有提高，但是两者之间的差别无统计学意义。同样这里有可能是因为金粟丹对提高这个时间间隔无效，也有可能是匆忙之间记录不准确。

5. *再次惊厥情况* 治疗后两组再次惊厥的比例均有下降，但是治疗后两组再次惊厥的差异有统计学意义，以治疗组再次惊厥的比例为更低。说明金粟丹可以降低同一次发热内多次惊厥的概率。

6. *脑电图异常情况* 本次研究表明，金粟丹可以减少高热惊厥患儿脑电图异常的发生。

高热惊厥是儿科的急症，其危害在于惊厥引起大脑缺氧，这对于生长发育中的患儿是非常不利的，反复多次的惊厥还有可能引起癫痫的发作。

然而儿童是处于生长发育之中的，高热惊厥患儿的机体总处于不断完善

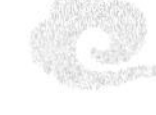

当中，其神经系统也不断完善。所以我们在此设立了一个空白对照组，以观察自然状态下高热惊厥的向愈倾向，也对比一下我们采取加味金粟丹干预的疗效。

本次研究表明，加味金粟丹对儿童高热惊厥有一定的预防作用，可以减少高热惊厥的发作，抬高引起惊厥所需的体温，预防一次发热中多次惊厥的发作，并对脑电图的改变有预防作用。

三、厌食症的治疗经验

厌食症是指小儿较长时间见食不贪，食欲不振，甚则拒食的一种病症。厌食症的特征是进食或者喂食困难，其具体表现为吃得慢，吃得少，或者挑食，偏食，严重者拒食。对厌食症的诊断还强调一个病程的问题，至少要 2 个月以上才能作出诊断。

厌食症是一种高发病率的疾病。2009 年的一份调查报道上海市 1～6 岁儿童喂养困难的发病率在 39.7%。随后 2012 年的一份全国性调查研究显示，1～3 岁儿童喂养困难发生率为 34.7%。同年的另一份调查研究表明，6～24 月龄儿童中喂养困难的发生率为 21.41%。同时厌食症也是一种世界性的问题，不仅在我们国内，世界其他国家的儿童同样存在此问题。国外 Carruth BR 等 2004 年的一份报道显示其发病率在 20%～60%。Massion A 等报道其发生率为 25%～35%。目前我国正处于社会和人口结构转型时期，“421”型的家庭越来越多。一方面由于孩子养育得少，年轻的父母普遍缺乏喂养经验，另一方面老一代的育儿经验已经不适应新的养育环境，这样就造成了一家子大人围着一个孩子，却不知道到底如何去喂养孩子的局面，并经常无所适从，也由此经常造成家庭争吵和矛盾。

厌食对儿童的影响主要体现在体格发育和免疫功能方面。吃得少，营养不足或者不均衡，很容易引起身高体重的不增。2012 年国内的一份研究报道，体格发育和喂养困难密切相关，并且随着喂养困难严重度的增加，身高、体重和消瘦程度等体格发育指标偏离的程度越来越大。患儿喂养困难，营养不良，会引起贫血，引起免疫球蛋白和其他与免疫功能相关的物质的贫乏，进而引起患儿的抵抗力下降。有临床研究表明，儿童反复呼吸道感染与厌食及营养不良密切相关。

（一）病因病机

本病的主要原因是由于饮食不节，喂养不当，或者病后失调，或者患病用药过多、损伤脾胃，脾胃运化功能失常，从而产生见食不贪，食欲不振，甚则拒食。

小儿时期“脾常不足”，饮食不能自调，食物不知饥饱；有些家长缺乏育儿保健知识，片面强调高蛋白，高热量食物，超过了脾胃正常的运化功能；有些家长对于小儿过于溺爱，乱投杂食，或者恣意投其所好，养成偏食，食不定时，生活不规律等不良习惯；或者有些疾病本身会损伤脾胃，或者治疗过程中某些药物会损伤脾胃，凡此种种均可导致脾失健运、胃不思纳、脾胃不和的厌食症。

（二）辨证论治

关于厌食症的临床分型，一般中医儿科教材是分三型的：脾胃不和，脾胃气虚，脾胃阴虚。但是我们经过多年的临床观察发现，如今的小儿厌食症虚实夹杂，其分型已远远突破这三型，临床常见以下几种类型。

1. 邪热不清　临床上常见3岁以下的小儿在患病(大多为上呼吸道感染发热等症)后，出现较长时间的纳呆，舌质偏红，苔黄腻或白腻，咽部稍充血，时有流涕或有低热不清，便下干实，小溲通赤，夜时烦吵，指纹滞浮等症。患儿发热、咳嗽，或服用影响胃肠功能的抗生素，出现胃纳不佳。经过治疗，高热虽降，余热未净，消化功能紊乱，不思饮食。治疗时必须清疏化热，醒脾和胃，予以银翘散加消导之品即可。

案6　范某，女，18个月。

初诊(2005年1月17日)　患儿自上月初上呼吸道感染高热后，纳谷减少，近日更甚，每日仅喝200 ml牛奶。症见舌质红，苔薄腻，乳蛾红肿，略有咳嗽，大便尚调，但小溲短赤，脉数。此为邪热未净所致，予以清热利咽，消导醒胃。处方：

金银花6 g，射干6 g，连翘6 g，川厚朴3 g，青皮、陈皮各5 g，芦根15 g，猪苓、茯苓各6 g，泽泻6 g，生甘草3 g，炒山楂9 g。

5剂。

外治：针刺四缝穴，见黏液少血多。

二诊　服上药后，患儿纳食略增，咽部红肿亦平，易咳，喉间有痰声，小便

转清长，便下软干，舌质稍红，苔已薄润，脉软。再以化痰运脾开胃，处方：

青皮、陈皮各 5 g，姜半夏 9 g，茯苓 6 g，炙甘草 3 g，炒谷芽、炒麦芽各 9 g，鸡内金 9 g，炒枳壳 6 g，炒竹茹 6 g，杏仁 9 g。

5 剂。

服药后患儿纳和便润，再以健脾和胃调之而愈。

2. 湿滞中焦　此类病症多见于平时喜嗜香甜食品的患儿，父母过分宠爱，任意喂养，常以饼干、巧克力、膨化食品及酸奶饮料等为主食，久而久之，脾胃受损，痰湿内滞，致使厌恶进食，食不知味，食后脘腹胀满，舌质淡，苔白腻，指纹淡，脉濡。治疗应以化湿调脾助运为主，常以“藿香正气散”为主方，随症加减用之。有的小儿溲短而少，口渴但不欲饮，此乃水湿内停，运化失施所致，则应在主方中加入五苓散以利水渗湿。

案 7　胡某，男，2 岁。

初诊(2004 年 4 月 5 日)　患儿因啖酸奶过多，而致谷食减少，进而厌食，已有半年余。近旬以来纳食更少。症见面色少华，舌质淡红苔白腻。大便时不成形，小溲短少，有时还呈米泔水样，脉细滑。曾服用过胃酶、复合维生素 B 合剂等罔效。此乃水湿为患，运化失职所致，治以化湿助运为要。处方：

藿香 5 g，紫苏梗 5 g，川厚朴 3 g，青皮、陈皮各 5 g，桂枝 3 g，猪苓、茯苓各 9 g，茅术 9 g，姜半夏 9 g，泽泻 9 g，广木香 3 g，炒五谷虫 6 g。

5 剂。

外治：针刺四缝穴，有黏液无血。

二诊　患儿舌苔已薄润，纳谷亦动，小便清长，便下仍有散泄不化，脉濡。再以温运脾胃。处方：

上方去川厚朴、猪苓、泽泻，加炒谷芽、炒麦芽各 9 g，炮姜 3 g。5 剂。

并针四缝穴位，黏液少稍见血。

三诊　时患儿面色已润，纳和，二便均调，继以健脾调胃而愈。

3. 肝气犯胃　现在独生子女家庭多，二三个家庭五六个大人围着一个孩子转，过分的溺爱很容易造成娇生惯养，孩子的脾气大，稍不顺心便大动肝火，加之喂养毫无规律，亦无节制，时间长久出现胃脘作痛，甚则吐恶，脾气急躁，便下不畅等胃不受纳、气郁湿困的症状。此时应予疏肝理气，消导化滞，使其

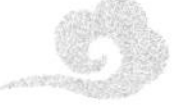

气滞一去，胃腑则得以和降，遂再以运脾和胃之药可愈。倪菊秀以董廷瑶经验方——董氏苏脾饮加味主之，处方柴胡、山楂、鸡内金、枳壳、五谷虫等，理气疏肝，运脾消食。

案8 李某，男，7.5岁。

初诊(2003年8月11日) 患儿为家中独子，平时爷爷奶奶和外公外婆照顾得多，常常以自我为中心，动则发怒。诊时症见面色萎黄，舌苔薄白，平时常感胃部不适，且伴恶心、嗳气，或胃脘疼痛，口苦口干，大便时溏时结，脉濡数。肝脾不和，气滞中焦。治疗当先疏肝理气，消食运脾。处方：

柴胡6g，炒山楂9g，鸡内金9g，炒枳壳6g，炒五谷虫9g，青皮、陈皮各5g，茯苓9g，清甘草3g，佛手9g，生炒麦芽各9g，广木香3g。

5剂。

外治：针刺四缝穴，黏液多而色较黄，并嘱合理喂养，严加管教。

二诊 诊后患儿胃纳大开，舌苔薄润，便下转调。

原方去广木香，加焦白术9g，再续7剂。针四缝黏液减少。

三诊 患儿面色转润，纳和便调，再以健脾和胃，消补兼施，以参苓白术散加减调理2周后告愈，并告诫不要溺爱。

4. 伤食积滞 小儿伤食积滞有轻重之分。轻者为纳谷减少，经调整饮食，服用消导之剂即可。而积滞日久则成厌食甚则疳病。此类厌食常见于2～5岁之小儿。平时喜嗜饼干、薯片等香燥食物，《幼幼集成·食积证验》："脾虚不运则气不流利，气不流利则停滞为积……以致饮食减少，五脏无可资禀，血气日愈虚衰，因致危困者多矣。"此类患儿临床常见纳呆不食，时有腹痛，食入易吐，大便干结或臭秽，舌苔黄厚腻，脉数等症。此时应以消积导滞，宜保和丸加减；而积滞厌食日久又常有低热、便秘等症，此时须用大黄，或玄明粉，以通腑清热。但中病即止，不可过用。

案9 颜某，女，4岁。

初诊(2003年9月5日) 患儿胃纳不佳已有3个月之久。症见形体尚丰，面色尚可，舌质偏红，苔厚腻，口气臭秽，腹满而膨，便下干结。肥甘乳食过多，壅积脾胃而致脾胃不和，运化失职。处方：

川厚朴5g，青皮、陈皮各5g，炒莱菔子9g，茯苓9g，山楂9g，炒麦芽

9 g，生甘草 3 g，炒五谷虫 9 g，瓜蒌仁 9 g，连翘 9 g，鸡内金 9 g。

5 剂。

外治：针刺四缝穴有黏液。

二诊 患儿舌苔已转薄腻，但腑气未通，大便数日一次。

故在原方中加入生大黄 4.5 g（后下），服 5 剂。

三诊 见舌苔薄润，便下通畅，胃口亦开，宿食已清。

再拟六君子合保和丸加减消积扶脾收功。

5. *痰浊内恋* 此种类型的厌食症常见于反复呼吸道感染患儿。在急性感染控制后仍有痰湿不清、痰声辘辘的症状，继而又重复感染，以致肺气虚弱，脾胃受损，出现面色萎黄，形体消瘦，纳少厌食。治疗须先拟清肺化痰，养胃和中之剂；待痰祛再拟调理脾胃，常用星附六君子汤加百合、款冬花、川贝母等，以健脾和胃，益气养肺，壮其“生痰之源”，固其“贮痰之器”，肺脾同治，以收其功。

案 10 姚某，男，2 岁。

初诊（2002 年 5 月 6 日） 患儿近半年来频频外感发热，咳嗽，咽炎，同时纳食不香，便下不畅。旬日前外感发热后，咳嗽不断，痰声仍多，纳呆不思谷食，仅饮牛奶、米糊等，大便不畅，小便通赤，舌质红，苔薄腻，脉滑数。此乃痰热内恋、脾不健运所致，治先清热肃肺化痰，兼予消积之品。处方：

桑叶 6 g，枇杷叶 9 g，杏仁 9 g，陈皮 5 g，姜半夏 6 g，连翘 6 g，黄芩 6 g，茯苓 9 g，炙甘草 3 g，紫菀 9 g，炒莱菔子 9 g，浙贝母 9 g。

7 剂。

二诊 患儿咳嗽已和，痰声仍有，大便已通，舌苔薄腻。

原方去黄芩、炒莱菔子、连翘、浙贝母，加川贝母 3 g，炙紫苏子 9 g，冬瓜子 9 g，炒谷芽、炒麦芽各 9 g。

服 7 剂后咳嗽大减，纳谷已动，二便通调。予星附六君子汤加款冬花 9 g，炒谷芽、炒麦芽各 9 g，川贝母 3 g 等调理近月后痊愈。

6. *脾虚便溏* 常见于 6 个月～2 岁的小儿，多因患暴泻热泻时，邪气伤正，或失治误治，或长期便泻不化，消化不良，以致脾气困遏，脾阳不振，受纳运化失常，生化无源而出现食欲不振、面皖色白、大便溏薄、舌质淡、舌苔白、脉缓

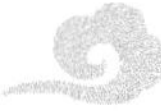

弱等脾气虚的证候，治疗上应理气助运调胃。钱氏益黄散、理中汤加减，佐以调胃之品，待纳动便调后，再以甘温健脾，益气和胃，才能取得满意的疗效。

案11 颜某，女，8月。

初诊(2004年9月) 患儿因纳呆不食而来就诊。究其病因是为泻利不和已有3个月之久，便下溏泻，日有3～6次不等。外院诊断为重度营养不良，厌食。经西医及推拿等治疗未见效验而来就诊。症见面色萎黄，形体羸瘦，两目无光泽，消瘦，舌质淡苔白。纳呆不欲进食，只吃些牛奶和米汤。腹软溲长，脉细弱。此证已属脾阳亏损之虚证，先拟附子理中汤加炒谷芽、炒麦芽、广木香、煨诃子等；外治以针刺四缝穴，见有黏液。服药7剂后，患儿便次减少，纳谷已动。此乃胃气渐复之象。嘱其饮少量稀粥及营养米汤，继以补脾益气、固涩调胃之剂。前后共服药2个月，针刺四缝穴5次，直至无黏液见血为止，方见面色转调，纳和便调，体重增加而痊愈。

7. 胃阴不足　此类厌食患儿在临床中不太常见。胃阴不足之厌食小儿常因发热，热邪伤阴，或用寒凉伤阳损气之品，机体的气血阴阳受损，而反复热病后更伤其阴，以致形体渐瘦，皮肤干涩，两颧色红，手足心热，大便燥结，脉细数，舌质红，苔少无津，纳谷不振的阴亏内热体质。

然而在临床上单纯的上述表现类型比较少见，更多的时候是两种或者更多的类型交织在一起。这就需要我们仔细辨识，合理处方用药。

(三) 饮食习惯的调整

不良的饮食习惯是很多厌食症的原因，对不良饮食习惯的调整是厌食症的治疗措施之一。饮食习惯的调整包括忌食和进食节律的调整。对于厌食症，我们主张忌食花生、芝麻、油炸食物、膨化食品、冷饮、饮料和巧克力等难以消化或者对胃肠道有影响的食物。虽然酸奶含有益生菌，有助于胃肠道功能，但是酸奶需要低温保存，过多的酸冷容易伤胃，所以我们并不支持服用过多的酸奶。在食品的选择和烹饪上，我们主张荤素搭配，煮透食物以使其容易被消化吸收，少食生冷食物。

(四) 厌食症治疗中综合疗法的重要性

由于导致厌食症的原因错综复杂，所以在治疗上也应该采用多种方法综合治疗，我们尤其强调饮食习惯的调整、针刺四缝穴和辨证论治三者的综合运

用。在这其中，饮食习惯的调整比较容易被人忽视。其实饮食习惯的调整也很重要。不良的饮食习惯通常也是导致厌食症发生的重要原因，比如暴饮暴食、饮食不规律、营养不均衡等。饮食习惯的调整在婴儿中更为重要。很多婴儿在添加辅食之前的营养来源主要是母乳或者奶粉，此时很多厌食的患儿只需要稍微调整一下频繁喂奶的习惯即可使厌食情况得到改善。

四、补肺阿胶汤治疗小儿肺虚久咳

咳嗽是小儿呼吸道疾病的常见症状，由于咳嗽的病因很多，所以中西药物治疗方法亦很多，但临床对咳嗽持续时间较长，且 X 片仅表现为肺纹理增粗者，以及迁延性肺炎、支原体感染等所致的反复不愈的咳嗽，中西药物疗效不显，以补肺阿胶汤治之，往往取得较满意的疗效。补肺阿胶汤原出自钱乙《小儿药证直诀》，由阿胶、杏仁、牛蒡子、马兜铃、糯米、甘草等组成。原方主治小儿肺虚气粗喘促。倪菊秀用其治疗小儿肺虚久咳，疗效不错。

案 12 林某。

初诊(1976 年 10 月) 患儿平素易感冒，此次咳嗽已逾 5 个月，咳则痰阻不易咯出。曾用中西药物治疗无效。症见面色少华，纳谷欠佳，口干喜饮，汗出多，小便短数，大便尚调，舌质红，苔薄润，脉细滑。此是久咳肺气耗损，气痰不顺。治拟补肺阿胶汤加味。处方：

阿胶 9 g，马兜铃 9 g，甘草 3 g，牛蒡子 6 g，糯米 30 g，川贝母 4.5 g，菟丝子 9 g，川石斛 9 g，杏仁 9 g。

4 剂。

二诊 后吐痰不少，咳嗽减轻，小便较长，口渴亦减，舌红苔薄。处方：

原法加款冬花 9 g，南沙参 9 g，生地 12 g。

4 剂。

三诊 咳嗽基本已和，再以补肺胃为主 7 剂调理而愈。此例患儿肺卫素弱，时易感邪。此次咳嗽 5 个月不愈，已成肺气不足之证。久咳耗肺，肾虚尿数，故喜饮多汗，咳嗽不爽，痰难咯出。痰热灼津，则金水两耗。治拟补肺阿胶汤，滋阴润燥。借马兜铃吐涌胶痰，且内有糯米可保胃气，再加川贝母清养止咳，菟丝子补肾。在痰去气清之下，小便转长，津液渐复。

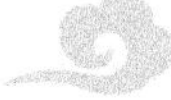

案13 患儿,徐某,5岁。

初诊(1980年9月) 患儿因高热后伴有低热不清,咳嗽不断,已有月余而住院。西医诊断为支气管肺炎。已用抗生素静脉滴注1周,口服止咳药等,但咳嗽仍有,且痰声亦多,咳则不畅,低热未尽。一诊时患儿咳嗽已近2个月,咳时痰多且感喉部黏而咳不出,汗出有低热,便干溲赤,纳谷减少,舌质红苔薄黄,脉细滑数。此乃痰热蕴肺,失于宣肃。治拟清宣肃肺,止咳化痰,处方:

炙麻黄5g,杏仁9g,生石膏30g,生甘草3g,橘络5g,橘红5g,紫菀9g,百部9g,牛蒡子9g,浙贝母9g,芦根15g。

2剂。

二诊 低热已净,但咳嗽仍旧,痰声亦多。细察患儿,舌红口干较甚,且晨起咳多,病程已长,可见肺气已虚,阴分耗损,遂用补肺阿胶汤加味。处方:

阿胶9g,马兜铃9g,牛蒡子9g,糯米30g,杏仁9g,生甘草3g,川贝母5g,紫菀9g,川石斛9g,橘红4.5g。

4剂。

三诊 患儿痰吐爽利,咳嗽大减,纳谷亦动,舌质红苔少,二便尚调,唯口干较甚,当以清养肺阴为主,佐以化痰。处方:

南沙参6g,北沙参6g,麦冬9g,五味子3g,桑白皮9g,枇杷叶9g,竹茹6g,川贝母3g,款冬花9g,川石斛9g,生谷芽9g,生甘草3g。

4剂调理而愈。

此例患儿西医诊断唯肺炎,中医初诊亦以麻杏石甘汤加味,但疗效不显。主要因病久肺气受伤,津液亏损,致正虚而痰浊恋肺,故用补肺阿胶汤加味,以补阴润肺化痰,使肺阴得复而肺气得展,正盛而邪祛则病即痊愈。

补肺阿胶汤适治肺虚有火,咳无津液而气哽者。此因火盛则阴亏,液少则气哽。方中马兜铃清肺降火,牛蒡子利膈滑痰,杏仁润燥散风,阿胶滋阴养肺。气顺则不哽,液充则火退,甘草、糯米以益脾胃。适用于咳嗽不断,痰咯不畅,肺热口干,舌红少苔,脉象细数之症。临床上常见肺虚久咳不愈的患儿,多为平时易于感冒咳嗽,面色不华,精神不振,自汗淋多等,此乃肺气素虚之象。一旦感邪后,常高热咳嗽,随即出现气促、呛咳等肺炎之症。经西药抗生素等治疗后，虽无急性症状，但咳嗽未断，痰阻不畅，且伴低热烦躁、口干唇赤、舌红少苔、形神委顿、二便短少等症，此因高热耗津、肺之气阴两伤，致疾病迁延不愈。故以补肺阿胶汤为主，佐以紫菀、沙参、款冬花、川贝母等，增强滋阴清肺化痰之力，使肺阴复而肺气得展，则其病即愈。

五、抽动秽语综合征的治疗经验

抽动秽语综合征是儿科的常见病，表现为多部位、不自主的反复抽动，或伴随发声抽动，并具有游走性。本病在中医学中隶属于慢惊风范畴。倪菊秀认为，本病总体责之于肝风内动，病位在肝、脾、肾；辨证上注意辨虚实，实证责之于痰、热，虚证责之于脾虚和肾虚。在分型上，倪菊秀认为本病可以分为以下三型。

1. 风痰阻滞，肝风内动　本病发病之初，多见于风邪外犯。外风引动肝风。肝风内动，则肢抽强急。病初多实，日久易虚，脾虚肝亢，痰浊内生，甚则日久化火，伏痰内隐，故有“内伏胶固之痰”，一遇风邪引动，阻碍经络为“风痰痉”。《万病回春·风痰痉》中说“若眼牵嘴扯，手摇足颤伸缩者，是风痰痉”。对此类患儿，倪菊秀常采用半夏、竹沥、胆南星、藿香、佩兰、竹茹、茯苓、石菖蒲、僵蚕、地龙、黄连等药物治疗。

2. 脾虚湿盛　脾胃虚弱，痰湿内生，阻碍经络，化为风痰，引动肝风。结合小儿自身常常肝有余、脾不足的生理特点，临床常用党参、白术、茯苓、陈皮、薏苡仁、扁豆等运脾胜湿之品，外加白芍、天麻、白蒺藜等柔肝敛肝之品。

3. 肝肾不足，肝风内动　抽动症反复迁延，病程长久，久则致虚，迁延脾肾，脾虚肝旺，木亢生风；肾主水，肾水不足，水不涵木，虚风内动。临床常用六味地黄丸加减治疗。

虽然在分型上有上述三种类型，但是临床上各型之间交错出现。除了药物的治疗之外，心理的调适也很重要。本病除引发抽动症状外，常常伴随心理障碍和行为障碍，严重影响患儿身心健康，也给家庭带来心理负担。反过来，心理的波动，尤其是紧张，也会导致本病的加重。所以在治疗的时候，要嘱咐家长不能心急，心态上淡然处之。另外与本病发作有关的两个因素一是疲劳，二是生病。所以要嘱咐患儿注意休息，增强体质，减少生病。

下面举一个实例说明。

案14　唐某，女，12岁。

初诊(2016年9月)　患儿患干咳，说脏话3年余。脾气稍急躁。纳谷尚可，大便通。夜眠尚安。舌质红，苔薄腻。脉弦数。辨证为痰热内阻，肝火偏旺。处方：

柴胡9 g，白芍9 g，黄连3 g，天麻9 g，郁金9 g，竹茹6 g，半夏6 g，陈皮5 g，茯苓9 g，石菖蒲9 g，枳壳9 g，钩藤9 g，甘草5 g。

7剂。

二诊　患儿症状稍有缓解。但干咳和脏话仍有。舌质红，苔薄腻。

上方加入薏苡仁12 g，全蝎3 g。

7剂。

三诊　患儿症状明显缓解，偶有干咳，脏话已少。上方连服28剂以巩固疗效。

四诊　诉三诊后病情大为缓解，近几日又出现干咳，新出现眨眼、搐鼻子等症状。纳谷稍减。舌质红，苔少。处方：

天麻9 g，钩藤9 g，生地9 g，山药15 g，山茱萸9 g，白蒺藜9 g，生谷芽9 g，生麦芽9 g，郁金9 g，墨旱莲9 g，白芍9 g，陈皮5 g，甘草5 g，当归9 g。

14剂。

五诊　再次复诊时，患儿症状缓解，眼睛和鼻子部位症状消失，唯干咳仍时作，并且以入睡前为重，晨起无症状，较疲倦。舌质淡红，苔薄白。患儿马上要毕业考试，学习负担重，并且参加班级年末的活动，每日要跳舞训练，考虑疲劳过度。处方：

党参9 g，白术9 g，茯苓9 g，白芍9 g，天麻9 g，白蒺藜9 g，当归9 g，炒谷芽9 g，炒麦芽9 g，钩藤9 g，甘草5 g。

14剂。

并且嘱咐患儿多休息。后复诊时，诉诸症消失。再以上方14剂调理而愈。

六、咳嗽的治疗经验

咳嗽是儿科的常见病，多发病，一年四季均可发作，以秋冬春季节，气候变化较多时节更容易发生。小儿咳嗽多由外感引起，少部分由内伤引起。咳嗽

的病机为肺失宣降，肺气上逆。咳嗽的病位主要在肺。然而他脏的病变也能影响肺的正常功能。正如《素问·咳论》中所说“五脏六腑皆令人咳，非独肺也”。然而小儿咳嗽，无论外感还是内伤，均与肺有密切关系。倪菊秀认为，咳嗽的辨证当注意辨外感内伤，辨寒热，辨脏腑，临床常见的类型有以下几型。

1. 外感风寒　此型患儿咳嗽频频，鼻流清涕，痰色白，恶寒，无汗，发热不甚，咽喉不红，舌淡，苔白，脉象浮紧。对此型患儿治拟祛风散寒，止咳化痰，常以止嗽散加减治疗。

案 15　张某，男，4 岁。

初诊(2013 年 3 月)　患儿因受凉出现咳嗽 3 日。无热，涕清，痰少色白。大便通。夜眠尚安。咳嗽以晨起和入睡时为重，咳作频频。汗出不多。纳谷少减。咽喉少红，扁桃体肿大。舌淡，苔薄白。处方：

荆芥 9 g，桔梗 3 g，防风 6 g，橘络 5 g，陈皮 5 g，紫菀 9 g，百部 9 g，浙贝母 9 g，辛夷花 9 g，苍耳草 9 g，甘草 3 g，炒谷芽 9 g，炒麦芽 9 g。

5 剂。

二诊　患儿咳嗽已少，晨起时有咳嗽，纳谷欠佳。处方：

橘络 5 g，陈皮 5 g，紫菀 9 g，百部 9 g，浙贝母 9 g，炒山楂 9 g，炒谷芽 9 g，炒麦芽 9 g，甘草 3 g。

5 剂调理而愈。

2. 风热咳嗽　患儿常常伴有发热，鼻流黄涕或者浊涕，咽喉发痒或者疼痛，痰少、黏，色白或者淡黄，大便偏干，咽喉红肿，扁桃体肿大。舌红，苔薄黄，脉浮数。临床常以银翘散加减治疗。举例：

案 16　王某，6 岁，男。

初诊(2015 年 5 月)　患儿汗出当风后出现发热、流涕、咳嗽 3 日。涕色白，咳嗽痰不多，黏稠难咯，咽喉痒难忍，喝冷水后稍缓解，咳嗽频作。大便偏干。咽喉红，扁桃体肿大 2 度。舌质红，苔薄黄。处方：

金银花 9 g，连翘 9 g，射干 9 g，蝉蜕 3 g，蒲公英 12 g，橘络 5 g，陈皮 5 g，紫菀 9 g，百部 9 g，浙贝母 9 g，鸭跖草 12 g，杏仁 9 g，牛蒡子 9 g，甘草 3 g。

5 剂。

二诊　患儿咳嗽好转，晨起时有咳嗽，咽喉不适，纳谷欠佳，大便偏干。

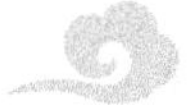

处方：

射干 9 g，蒲公英 9 g，蝉蜕 3 g，鸭跖草 12 g，紫菀 9 g，百部 9 g，橘络 5 g，陈皮 5 g，白前 6 g，牛蒡子 9 g，前胡 6 g。

5 剂。

3. 痰热咳嗽　此型咳嗽患儿痰声重，痰色黄，大便偏干，有时还伴有发热，咽喉红肿，扁桃体肿大，舌质红，苔黄腻厚，脉滑数。临床常以麻杏石甘汤、千金苇茎汤等加减治疗。

案 17　黄某，女，5 岁。

初诊(2016 年 9 月)　患儿发热，咳嗽 3 日。流涕，色黄，鼻塞，痰色黄、厚、稠，汗少，痰咯不爽，大便干结，纳谷欠佳。舌质红，苔黄厚，脉数。证属外感风热未清，内有痰热阻滞。治疗当清热化痰，兼以解表。麻杏石甘汤和银翘散加减治疗。处方：

金银花 9 g，连翘 9 g，豆豉 9 g，射干 9 g，蒲公英 15 g，麻黄 5 g，杏仁 9 g，石膏 12 g，甘草 3 g，橘络 5 g，陈皮 5 g，紫菀 9 g，百部 9 g，浙贝母 9 g，鸭跖草 12 g，金荞麦 9 g。

3 剂。

二诊　患儿发热已退，咳嗽仍有，痰声辘辘，色黄，涕少，少有鼻塞，大便干，2 日未行。咽喉红，扁桃体肿大 2 度。舌质红，苔黄腻，脉滑数。处方：

射干 9 g，蒲公英 15 g，麻黄 5 g，杏仁 9 g，石膏 12 g，甘草 3 g，橘络 5 g，陈皮 5 g，紫菀 9 g，百部 9 g，浙贝母 9 g，金荞麦 9 g，鱼腥草 12 g，莱菔子 9 g，冬瓜子 9 g。

5 剂。

三诊　患儿咳嗽好转，唯有痰仍多，但容易咯出，痰色淡黄，大便偏干。咽喉稍红，扁桃体肿大。舌质红，苔薄黄腻。处方：

麻黄 5 g，杏仁 9 g，石膏 12 g，甘草 3 g，橘络 5 g，陈皮 5 g，紫菀 9 g，百部 9 g，浙贝母 9 g，金荞麦 9 g，半夏 9 g，茯苓 9 g，莱菔子 9 g。

7 剂。

4. 风燥咳嗽　此种类型的咳嗽出现在秋季燥邪当令时节。临床表现为干咳少痰，痰黏难咯，口燥咽干，鼻塞，流涕不多。咽喉红。舌红干，苔薄。临

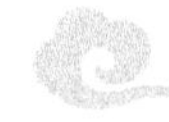

床常以桑杏汤加减治疗。

案 18　张某，7 岁，男。

初诊(2013 年 10 月)　患儿因国庆外出旅游，着凉后咳嗽 3 日。无热，稍有鼻塞，咽喉干痒，痰黏，痰少，咳嗽频作，口干，咽喉红，扁桃体肿大。舌红，苔少。处方：

桑叶 9 g，枇杷叶 9 g，杏仁 9 g，南沙参 9 g，北沙参 9 g，浙贝母 9 g，橘红 5 g，橘络 5 g，紫菀 9 g，百部 9 g，白前 9 g，款冬花 9 g，甘草 3 g。

7 剂。

二诊时患儿咳嗽已少，后以调理脾肺而愈。

5. 痰湿咳嗽　此类型咳嗽多见于咳嗽时间比较长的患儿。痰多，多数患儿还伴随纳谷欠佳，舌红，或淡红，苔厚腻。常以二陈汤、三子养亲汤或者三拗汤加减治疗。

案 19　李某，5 岁，男。

初诊(2013 年 3 月)　患儿支气管肺炎住院后，咳嗽反复不愈，已有 1 月余。涕少，痰多，痰色白清稀，纳谷欠佳，大便通，半夜亦咳嗽，咽喉少红，扁桃体肿大，舌质淡红，苔白厚，脉濡。证属痰湿阻肺。处方：

半夏 9 g，陈皮 5 g，茯苓 9 g，杏仁 9 g，紫苏子 9 g，炒白芥子 9 g，甘草 3 g，炒谷芽 9 g，炒麦芽 9 g，藿香 9 g。

7 剂。

二诊　患儿咳嗽变少，纳谷欠佳，大便通。夜眠不咳。处方：

原方加炒山楂 9 g。再服 14 剂治疗而愈。

6. 阴虚咳嗽　此类患儿干咳少痰，咳声短促，痰少，不易咯出，咽喉干燥不适，或痰中带血，盗汗，手足心出汗，舌红少苔。临床常以沙参麦冬汤加减治疗。

案 20　赵某，男，8 岁。

初诊(2009 年 8 月)　患儿咳嗽反复 3 月余。干咳，痰少，时痰中带血丝，咽喉干，喜冷饮，纳谷欠佳，大便通，手足心热，咽喉红，扁桃体肿大，舌红少苔。处方：

南沙参 9 g，北沙参 9 g，麦冬 9 g，天花粉 9 g，百合 9 g，川贝母 5 g，橘络 5 g，陈皮 5 g，紫菀 9 g，百部 9 g，白前 9 g，款冬花 9 g，地骨皮 9 g，甘草 5 g。

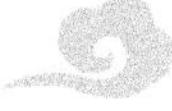

7剂。

前后服用21剂而愈。

7. 肝火犯肺　此型咳嗽在临床较少见，并且病程较长久。咳嗽频频，咳时面红目赤，咽喉干，常感喉中有痰，但是不易咳出，待咳出少量黏痰或者絮状物，咳嗽方停止。须臾又出现。有时表现为定时咳嗽，比如上午，或者傍晚时分。舌苔薄黄。

案21　樊某，女，9岁。

初诊(2016年12月)　咳嗽反复3月余。初因支原体肺炎住院治疗。后肺炎好转出院。自此咳嗽频频。每于傍晚17:00左右咳嗽，咳嗽剧烈。及至19:00左右咳嗽方止。每日均在此时间段内咳嗽，其余时间不咳嗽。咳时痰少，或能咳出少量白黏痰，涕少，纳谷尚可，大便通，夜眠尚安，咽喉少红，扁桃体周围淋巴滤泡，舌红，苔薄白。处方：

柴胡9 g，白芍9 g，橘络5 g，陈皮5 g，海蛤壳24 g，紫菀9 g，百部9 g，白前9 g，杏仁9 g，川贝母5 g，百合9 g，蝉蜕3 g。

7剂。

二诊时患儿咳嗽明显好转。后续服14剂而痊愈。

临床常见的咳嗽类型有上述几种。并且倪菊秀认为，在临床实际中，更多的是两种或两种以上咳嗽类型一起出现，比如外感风热，痰热内阻；或者外感风寒，痰湿内阻等，我们均需要认真仔细地分辨才能作出正确的诊断。其次在对咳嗽的诊治过程中，需要时刻注意脾胃功能。从上述的病例中我们也可以看出，咳嗽患儿中有很多纳谷欠佳，而且调理患儿的脾胃功能，更有利于咳嗽本身的康复。尤其对那些咳嗽经久不愈，或者反复呼吸道感染患儿更应该如此。此也即是肺脾同治。第三，对于经常咳嗽的患儿，肺卫不足，可以在每年夏至之后进行冬病夏治治疗，在冬至后服用调理膏方。这些都是增强患儿体质，减少咳嗽，或者减轻咳嗽症状的有效方法。

七、婴儿肝炎综合征的治疗经验

婴儿肝炎综合征是指出生6个月以内的婴儿在临床上有黄疸、肝脏肿大及肝功能异常表现而未明确其病因前的统称，大多数由病毒性肝炎引起，少数

由其他病因引起。对于婴儿肝炎综合征患儿通常采用护肝、退黄、防治出血及病因治疗。查明原因后，按照原发疾病的治疗原则进行治疗，但大多数病例在疾病早期病因较难确定，临床往往以对症治疗为主。

倪菊秀认为本病属于黄疸、胎黄范畴。本病病因责之于湿热、寒湿；病机为胎中禀受湿热、寒湿，或日久气滞血瘀，以致肝失疏泄，胆汁外溢，形成黄疸。临床主要分为阳黄、阴黄和气滞血瘀型等三型；以利湿退黄为治疗原则；其治法，阳黄采用清热利湿退黄，方药可选用茵陈蒿汤，阴黄采用温中化湿退黄，方药可选用茵陈理中汤，气滞血瘀者采用化瘀消积，方药可选用血府逐瘀汤。然临床上气滞血瘀可兼夹于其他两型之中。

倪菊秀曾治疗 39 例本病患儿，其中阳黄 37 例，阴黄 2 例，均夹杂不同程度的气滞血瘀。治疗采用先退黄，再扶正之法。阳黄先清热利湿，活血化瘀，理气散结，后健脾化湿，活血散结，方药以茵陈蒿汤合膈下逐瘀汤加减：茵陈，当归，川芎，赤芍，桃仁，红花，柴胡，黄芩，枳壳，木香，茯苓，青皮，陈皮；阴黄理气化湿，温阳健脾，以清湿化瘀汤加减：茵陈，当归，川芎，赤芍，柴胡，木香，茯苓，青皮，陈皮，党参，黄芪，白术，附子，干姜。疗程最短 20 日，最长 90 日。结果 39 例病例中，阳黄 37 例全部治愈，阴黄 2 例中 1 例痊愈，另外一例服药 2 周后黄疸渐退，但复感外邪，高热不退，继发肺炎而死亡。

案 22 沈某，男，70 日。

初诊(2001 年 2 月) 患儿生后黄疸不退，目黄肤黄，乳食不进，腹胀满，大便每日 5～6 次，小便短赤，苔黄厚腻。已用激素 9 日。肝脾肿大(肝大 2.5 cm，脾大 1.5 cm)，谷丙转氨酶(ALT)200 U/ml，总胆红素 11.2 mg/dl。处方：

茵陈 12 g，黄芩 5 g，当归 5 g，赤芍 5 g，炒枳壳 5 g，柴胡 3 g，川芎 3 g，生甘草 2 g，青皮 4.5 g，陈皮 4.5 g，木香 3 g，茯苓 9 g，桃仁 3 g，红花 3 g。

3 剂。

二诊 黄疸稍退，便次仍多，小便通赤，舌苔薄腻，稍进乳食。处方：

原方去炒枳壳，加炒麦芽 9 g。

4 剂。

三诊 黄疸渐退，小便较淡，舌苔薄润，大便色黄，每日 3～4 次，腹满而

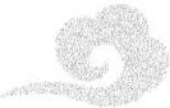

软，肝脾缩小（肝大 1.5 cm，脾大 1 cm）。治疗以清理余湿兼以健脾为法。处方：

茵陈 9 g，陈皮 3 g，焦白术 6 g，茯苓 9 g，清甘草 2 g，炒当归 4.5 g，木香 3 g，炮姜 1.5 g，炒薏苡仁 9 g。

5 剂。

四诊 黄疸已退，乳食已振，面色较润，小便通赤，大便色黄，每日 2 次。治疗以健脾化湿为法调理。处方：

党参 3 g，焦白术 6 g，茯苓 6 g，清甘草 2 g，炮姜 2 g，广木香 3 g，陈皮 3 g，炒怀山药 6 g，炒薏苡仁 9 g。

7 剂。

同时倪菊秀认为对于本病的治疗应不失时机地采用中西医结合的方法，以缩短疗程，提高疗效，并认为婴儿脾肾虚衰，在治疗过程中不能一味攻伐，要不失时机地予以健脾化湿。

八、儿童多动综合征的治疗经验

儿童多动综合征是指小儿智力正常或者基本正常，但是临床表现出与年龄不相称的注意力不集中，或者活动过度，情绪冲动，同时或伴随认知障碍或学习困难的一组证候群。本病好发于 3 岁以上的学龄儿童。随着学习压力的增大，目前本病的发病率越来越高，给患儿的身心、家长和学校的压力越来越大。倪菊秀认为，儿童多动综合征总体是由于阳动有余，阴静不足，阴阳不平衡所致，与心、肝、脾、肾关系密切。临床常分为以下几种类型。

1. 痰火扰心 《杂病源流犀烛·痰饮源流》中说“痰为诸病之源，怪病多痰”。患儿素食肥甘厚味，生冷瓜果，易致痰湿内生，日久化热，酿成痰热。痰热内盛，扰动心神，患儿表现为多动冲动，烦躁易怒，自制力差，任性，心神涣散，注意力不集中，精力充沛。舌质红，苔黄腻。可选用黄连温胆汤加减治疗。

案 23

2016 年 6 月治一庄姓患儿，男，8 岁，小学二年级学生。患儿思想不集中，小动作多，上课干扰别人。患儿激动易怒，夜眠欠安，喜“管闲事”，纳谷尚可，大便偏干，舌质红，苔腻黄。辨证为痰热内阻。处方：

炒川连 3 g，胆南星 9 g，紫苏梗 9 g，藿香 9 g，姜半夏 9 g，陈皮 5 g，白茯苓 9 g，甘草 5 g，炒竹茹 6 g，瓜蒌仁 9 g，枳实 9 g，远志 9 g，益智仁 9 g。

7 剂。

二诊时患儿症状略有好转。继用上方调理 1 个月而愈。

2. 心肝火旺　小儿天生心肝有余，肺脾肾不足。阴阳失衡，阴不制阳，阳亢易动。心肝火旺，心神烦乱，多言多语，激动易怒。临床常用黄连导赤散加减治疗。

案 24

2015 年 5 月治一黄姓患儿，9 岁，三年级。患儿多动冲动，脾气急躁，不做功课，上课不听讲，夜眠尚安，成绩下降，大便偏干。舌质红，苔薄黄，脉弦数。患儿辨证为心肝火旺，心神不宁。处方：

炒川连 5 g，生地 15 g，淡竹叶 9 g，灯心草 0.3 g，生甘草 5 g，煅龙骨 30 g，煅牡蛎 30 g，远志 9 g，酸枣仁 9 g，钩藤 9 g。

14 剂。

二诊时患儿症状好转。后继服本方 2 个月而愈。

3. 心脾两虚　脾为后天之本，气血生化之源。脾气虚弱，气血不足，心失所养而致心神不安，神思涣散，注意力不集中，记忆力差。本病多见于学龄儿童。目前学生的课业负担较重，思虑伤脾，所以容易发作本病。对于本型患儿，临床多用归脾汤加减治疗。

案 25

2008 年治一魏姓患儿，男，11 岁。患儿思想不集中。由于马上要毕业考试，每日做功课到 11 点多。成绩不断下降，夜眠欠安，记忆力下降，纳谷欠佳，疲倦。舌质淡红，苔薄白。思虑过度，心脾两虚。处方：

炒党参 9 g，黄芪 9 g，当归 9 g，熟地 9 g，白术 9 g，茯神 9 g，龙眼肉 9 g，酸枣仁 9 g，远志 9 g，首乌藤 9 g，炒谷芽 9 g，炒麦芽 9 g，甘草 3 g。

7 剂。

二诊时患儿症状略好转。后以此方连服 2 个月而愈。最后亦考取意中初中学校。

4. 肝肾不足　肝肾不足，虚火上扰神明。《素问·生气通天论》中说“阴

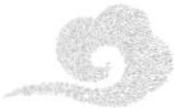

不胜其阳，则脉流薄疾，并乃狂”“阴平阳秘，精神乃治”。《河间六书·狂越》云“心火旺，肾水衰，乃失志而狂越”。临床常用安神定志丸加减治疗。

案 26

2014 年 10 月诊治一黄姓患儿，男，5 岁。在幼儿园坐立不安，不守纪律，小动作多，好动，汗多，尤以入睡前为多，喜饮凉水，纳谷尚可，大便偏干，眠安，舌质红，苔少，脉细数。证属肝肾不足。治以安神定志丸加减，处方：

太子参 9 g，茯苓 9 g，南沙参 9 g，北沙参 9 g，知母 6 g，龟甲 6 g，生地 9 g，远志 9 g，龙齿 15 g，当归 9 g，酸枣仁 9 g。

7 剂。

二诊患儿无明显好转。后继服 1 个月而愈。

除了药物治疗外，倪菊秀认为，对于本病家庭教育亦有重要关系。要早点给孩子立规矩。爷爷奶奶或者外公外婆带孩子时不要溺爱孩子，该怎么样就怎么样。做父母的要做好表率，对小孩要严格要求。不要时时事事都为小孩代劳，小孩要学会自立，能做的事情自己做，从小就培养独立的个性。

九、哮喘的治疗经验

哮喘是小儿时期常见的一种发作性咳喘疾病。本病在秋冬春季气候多变时节容易发作。《幼科发挥·哮喘》云：“小儿素有哮喘，遇天雨而发者。”“发则连绵不已，发过如常，有时复发，此为宿疾，不可除也。”

倪菊秀认为，本病的发作既有内因，也有外因，一般均为外因引诱，促动内蕴之伏痰，痰阻气道，气因痰阻，痰气相搏，肺失宣降。内因责之于肺、脾、肾的不足。小儿肺脏娇嫩，脾常不足，肾常虚。肺气不足，卫外之阳不能充实腠理，常易为外邪所侵，痰湿内停；脾虚不能为胃行其津液，积湿成痰，上储于肺；肾阳亏虚，不能蒸化水液，亦使水液蕴湿成痰。痰之本水也，源于肾；痰之动湿也，主于脾；痰之末肺也，储于肺。因此肺、脾、肾三脏虚衰与痰饮留伏有密切关系，可以导致本病的发生。外因多为气候转变，寒温失调，接触异物，过食生冷，外因是条件，是疾病发作的诱发因素。小儿哮喘，以感冒受冷，气候变化，天气变冷，或者大气污染而诱发最为多见。在饮食方面，过食生冷也能诱发本病。此外，接触花粉、绒毛、异味等，影响肺的宣降功能，使气之升降发生逆乱，也能触动肺中伏痰，引起痰气逆乱而发病。本病发作，新病属实，久病必虚。哮喘的反复发作，可以导致肺气耗散，波及脾肾的虚衰。当其发作之时，由于多兼感受外邪诱发，属于邪实，此时应当攻邪以治其标，并辨其寒热而施治。邪实只是发病过程中的一个短暂阶段，固然可以出现痰热蕴结，但也有不少属于虚实兼见、寒热并存的情况。所以“正虚痰伏”是本病的主要矛盾，也是辨证论治的主要依据。在疾病的发作期，清热化痰，理气化痰，温化寒痰，以祛其标；在疾病缓解期，抓住时机，扶脾益肾，补土生金，调节脏腑功能，以治其本，减少疾病的发作次数。朱丹溪说的“未发以扶正气为主，既发以攻邪气为急”，实乃防治哮喘的基本大法。治疗发作期的哮喘，当辨清寒哮热哮，治疗缓解期的哮喘，当分清肺、脾、肾的亏虚。

临床辨证分型如下。

（一）发作期

1. 热性哮喘　咳喘气急，痰稠色黄，发热面赤，声高息涌，小便偏黄，大便偏干，舌红苔黄或黄腻，脉象滑数。对于热性哮喘，可以清肺化痰，止咳定喘，常采用麻杏石甘汤加减治疗。

案 27　朱某，男，8 岁。

初诊(2009 年 9 月)　患儿原有哮喘病史多年，已有 4 年未发。此次受凉后咳喘发作 3 日。胸闷气急，呼气困难，不能平卧。稍流清涕，咽喉疼痛不适。痰色偏黄。大便干结 2 日未行。咽喉红肿，扁桃体肿大 2 度，舌质红，苔黄，腻。脉数。患儿痰热内阻，肺失宣降。治疗以麻杏石甘汤加减，处方：

水炙麻黄 5 g，杏仁 9 g，石膏 12 g，甘草 5 g，橘络 5 g，陈皮 5 g，紫菀 9 g，百部 9 g，浙贝母 9 g，金荞麦 9 g，旋覆花 9 g，辛夷花 9 g，苍耳草 9 g，牛蒡子 9 g。

5 剂。

二诊　患儿咳喘好转。痰多，大便偏干，咽喉不利。处方：

射干 9 g，蒲公英 9 g，麻黄 5 g，杏仁 9 g，石膏 12 g，甘草 5 g，青皮 5 g，陈皮 5 g，紫菀 9 g，百部 9 g，浙贝母 9 g，桑白皮 9 g，葶苈子 9 g，莱菔子 9 g。

5 剂。

三诊　患儿晨起稍有咳嗽，痰有不多，已无胸闷气急，夜能安卧，大便通调。处方：

橘络 5 g,陈皮 5 g,紫菀 9 g,百部 9 g,浙贝母 9 g,杏仁 9 g,白前 9 g,前胡 9 g,南沙参 9 g,北沙参 9 g。

7 剂调理而愈。

2. 寒性哮喘　咳嗽气促,喉中有哮鸣音,痰色清稀,或成泡沫状,不易咯出,身冷,咽喉不红,舌苔白,或者白滑,脉象浮紧。对于此类哮喘患儿,常温肺化痰,宣肺平喘。可选用三拗汤加减治疗。

案 28　江某,3 岁,男。

初诊(2012 年 11 月)　患儿反复咳喘 2 周余,昼轻夜重,痰咯不爽,色白,涕色清,大便通,夜不能卧,肢冷不温,咽喉不红,舌淡苔白。在外用抗生素、平喘、化痰等 1 周余,喉中仍时有哮喘音,以夜间为重。患儿寒痰伏肺,当温肺化痰。处方:

麻黄 3 g,杏仁 9 g,甘草 3 g,桂枝 1.5 g,紫菀 9 g,百部 9 g,浙贝母 9 g,旋覆花 9 g,细辛 1 g,干姜 1.5 g,陈皮 3 g。

5 剂。

二诊时患儿咳喘气急明显好转,喉中声音消失。夜能寐,仍时有咳嗽。上方再服 10 剂而愈。

(二) 缓解期

1. 肺气虚弱　面色㿠白,气短懒言,倦怠乏力,怕冷自汗,四肢不温,舌淡苔薄,脉细无力。常用玉屏风散加减治疗。

2. 脾气虚弱　咳嗽痰多,经久不愈,纳谷减少,面色不华,大便偏稀软,消瘦,倦怠乏力,舌淡苔白,脉细软无力。通常用六君子汤加减治疗。

3. 肾不纳气　面色㿠白,形寒肢冷,脚软无力,或者发育迟缓,大便澄清,或者夜间遗尿。舌淡苔白,脉细无力。通常用金匮肾气丸。

对于哮喘,倪菊秀认为:① 目前由于生活水平提高,蛋白质、糖类食物多,小儿营养过剩,体质壮实,所以哮喘小儿在发作的时候以热性哮喘居多,患儿息高气涌,口唇红赤,面色红,舌红,苔黄,表现为一派热像。② 虽然热性哮喘居多,但是寒邪在小儿哮喘的发病中仍有非常重要的地位。很多时候寒邪深伏,不一定有典型的表现。在治疗的时候寒凉药不可用太多,以免损伤阳气。在必要的时候可以加入细辛、干姜等温肺化痰之品,以祛除寒邪,促进康复。

尤其对于那些夜间哮喘加重，咳喘厉害的患儿更应该注意这点。③ 哮喘缓解期理论上可以分为肺虚、脾虚、肾虚，但是临床上肺脾虚居多，肾虚较少。在治疗肺虚和脾虚的时候，应该注意肺脾同治，使二者相互促进。④ 饮食调整对于哮喘的预防和治疗同样非常重要。不要吃海鲜、饮料等。其中尤其要注意冷饮不要吃。寒冷的食物容易增加哮喘的发作机会。所以即使在夏天，哪怕天气再炎热，气温再高，也尽量不要吃冷饮。否则秋冬季节哮喘发作的概率就会提高。很多患儿，哮喘几年不发了，放松了警惕，夏天吃了冷饮，到秋冬天哮喘又发作了。这一点尤其要引起重视。⑤ 对于哮喘患儿，每年夏至和冬至后的冬病夏治和膏方调理坚持做下去，对于哮喘的预防有积极的意义。夏季自然界阳气旺盛，通过冬病夏治方法，以自然界旺盛的阳气补充哮喘患儿体内不足的阳气，祛除寒邪，连做几年，对于预防秋冬季节的复发大有裨益。同样，通过调理膏方，调补患儿的肺、脾、肾，使患儿精充，气足，神旺，同样也有助于机体抵御风寒或者风热之邪的侵袭，减少这些诱发因素引起哮喘的发作。⑥ 环境因素对于哮喘的发作也非常重要。目前环境恶化，空气质量不好，雾霾加重，这些都是增加哮喘发作和加重的因素。作为家长，还要注意避免二手烟的影响。总之，哮喘是一个多因素影响的疾病，在防治的时候，这些因素都需要考虑进去。

第四节　董幼祺临床经验

一、小儿皮肤黏膜淋巴结综合征

小儿皮肤黏膜淋巴结综合征又称川崎病，是一种急性起病的局限性疾病。其发病特点为壮热持续，躯干部皮疹散发，眼结膜充血，杨梅舌，颈淋巴结肿大，手足背硬肿，恢复期血小板升高，可并发冠状动脉瘤、冠状动脉炎、动脉栓塞等，其病因认识不一，如有认为感染性的、病毒性的及变态反应所引起的，故临床只做针对性的治疗，且周期较长。根据临床经验，本病若合以中药治疗，可大大缩短疗程，并能收到较快的效果和减少并发症的发生。

由于本病发病以 4～9 月份为多，加之本病热势盛，转化快，如初起即可见卫气同病，继而可见营血同见的演变规律，故辨证当属温病范畴中的风温与暑温。由于患儿原本禀赋不足，感温以后，束于肺卫，故初起可见卫分症状，由于温邪化火较快，又可旋即进入气分，1周左右，邪热则可深入营血，达到本病的高峰阶段。同时邪热鸱张，耗灼营(心)阴，故有的患儿可并发冠状动脉损害的病征。他如暑湿互夹，协热不利；湿热阻滞络脉，关节疼痛诸症均可发生。

根据本病的主症与发病规律，临床上可将其分为急性期与恢复期两类。其治疗则宗叶天士，“在卫汗之可也，到气才可清气，入营犹可透热转气……”之旨。辨证之中兼以迎头截击，以防邪之深入。如一见卫分证即可加入气分之药，如黄芩、石膏之类。

分型治疗如下。

(一) 急性期

1. **卫分证** 症见发热初起，咽喉红肿，目炎红，皮疹隐之，舌红苔薄黄，便条或溏，小便短少，二脉浮数。温热之邪，初袭肺卫，邪尚在表，故可见发热，皮疹隐之，脉浮数。温为阳性，其性炎热，故咽喉红肿，二目红炎。治则以清热疏风。方药以银翘散主之：连翘、金银花、芦根、牛蒡子、淡竹叶、生甘草、荆芥、薄荷、桔梗。其热盛者即可加川连、黄芩、石膏；兼协热下利者加黄芩、川连，去牛蒡子；烦渴者加黑栀子、淡豆豉，去荆芥、薄荷；兼咳嗽加桑叶、浙贝母。

2. **气分证** 症见壮热持续，烦躁不安，咽喉焮红，二目炎赤，颈部淋巴结肿大，躯体散发皮疹，手足背硬性水肿，舌红少苔，唇朱红，口渴，便干或溏，小便短赤，二脉数实。温热之邪，入于气分，邪热炽盛，故壮热烦躁，咽喉焮红。热毒炼液成痰，凝阻经络，则颈部淋巴结肿大。邪火炽热上逆于肝而二目赤炎。邪热与气血相搏，则疹点散发。治则以清气泄热。方药以羚羊白虎汤：羚羊角、石膏、知母、陈粳米、甘草。二目炎赤加川连、黑栀子、淡竹叶；咽焮红加黄芩、芦根；皮疹较密加牡丹皮、赤芍；口渴加石斛、天花粉。

3. **营血证** 症见壮热烦躁或嗜睡身昏，咽焮红肿大，目赤，皮疹暗红连片，手足背硬肿，舌红绛起刺，唇朱渗血，便干或溏，溲赤，脉疾数或细数。热毒深入营血则嗜睡神昏，使皮疹暗红连片，热毒炽盛则咽焮红目赤，热重津伤则舌红绛起刺，唇朱渗血。治则以清营凉血，透气泄热。方药以清营汤加羚羊角：水牛角、丹参、连翘、生地、玄参、川连、麦冬、羚羊角、淡竹叶、金银花。渴喜饮者加石斛、天花粉；烦热者重用石膏 30 g。

（二）恢复期

1. 阴虚热恋证　症见高热以后，低热不清，烦渴喜饮，舌红少苔或薄黄，唇朱，二脉细数。湿热之邪，大势虽去，余热未尽，而津液已伤，故低热口渴喜饮等症同显。治则以清热养阴生津。方药以竹叶石膏汤为主：淡竹叶、石膏、麦冬、北沙参、芦根、天花粉、石斛、生甘草、青蒿。舌红少苔者加生地、地骨皮；汗多者加浮小麦；便下干结者加知母、火麻仁。

2. 气阴耗伤证　症见身热已退，形神不振，汗出较多，口渴喜饮，如并发冠状动脉损伤者则可见心悸时作，舌红苔少，二脉细弱或结代之证。由于热盛日久，津气受耗，故形神不振，动则多汗。若心之气阴受耗则可见心悸脉结代之证。治则以益气养阴。主方以黄芪生脉散为主：黄芪、太子参、麦冬、五味子。渴喜饮者加川石斛、天花粉；阴血不足而心悸者加生地、当归；尚有余热而虚烦者加淡竹叶、生甘草；汗出多者加浮小麦、麻黄根；若阴血不足，兼以阳气虚而脉结代者，亦可用炙甘草汤为主（炙甘草、生姜、桂枝、太子参、生地、阿胶、麦冬、火麻仁、大枣）。

（三）并发症

另：本病除易并发心脏损害外，其急性期常可出现腹泻、咳嗽和关节肿痛之症。

1. 腹泻　肺与大肠互为表里，故常因邪热不退，而致泄泻。其症状较轻者可加炒金银花、扁豆衣、荷叶之类，重者加增入葛根芩连汤，更严重的如热结旁流之状，则清泄邪热，其泻可自止。病情后期，运化乏力，脾阴受损，药当予怀山药、扁豆等健脾补中之品。

2. 咳嗽　温邪上受，首犯及肺，肺气失肃，必为之咳嗽，故初期宜加入桑叶、浙贝母、前胡等清肃之品，中后期肺阴受损则宜加入南沙参、川贝母、款冬花等养肺润肺之品。

3. 关节疼痛　温邪夹湿，经络阻滞，则可关节疼痛不利，药可加入忍冬藤、豨莶草、络石藤等清热祛风通络之品，忌用辛燥走窜之药。

至于个别患儿出现脑膜刺激情况，可在主方中适当加入清热疏风之药，如钩藤、蝉蜕等，忌用或慎用重镇安神之品，血小板增高，红细胞沉降率增快，一般来说，均会随着病情好转而恢复正常。

二、急性传染性肝炎

急性肝炎出现黄疸者，阳黄居多；无黄疸者，列入湿滞或肝脾不和之证；重症肝炎有“急黄”或“瘟黄”之类；慢性肝炎，则往往会导致肝硬化腹水，以及腹满膨胀等证候。

本病的病因，中医学认为湿热之邪乘虚侵入，湿郁热伏，困扰脾胃，致脾胃升降失度而出现恶心呕吐、脘腹胀满、食欲不振、四肢乏力、二便失调等证。若湿热不化，郁结熏蒸，脾失健运，肝失疏泄，胆汁外溢肌肤，而发为黄疸。若湿热炽盛，毒邪内陷营血，则可呈现高热、烦躁、神昏、谵语、衄血、便血等症……小儿急性肝炎的病因，主要有内因、外因两个方面。外因是外感湿热毒邪；内因则与饮食有关，如恣啖生冷瓜果，或零食杂进，使脾运受损，湿食阻滞，从而气机不畅，肝失疏泄，郁而化热。所谓“气郁则湿郁，湿郁则热郁”。值得注意的是，小儿平素形体虚弱者，较易感染本病。

小儿其生理与病理特点：形气未充，脏腑娇嫩，生机蓬勃，发育迅速，这是生理特点；易寒易热，易虚易实，这是病理特点。因此在治理中，必须处处注意到这些与成人不同之点。

在急性期，虽然肝失条达，升降失调是其病机，但是当时的主要矛盾是湿热壅遏，因此治疗用药的重点在于清热利湿。不宜偏于疏肝，免生他变。在好转期，由于小儿脏气轻灵，苦寒之药不能过剂而影响脾胃。因此在急性期用过大剂苦寒之后，如果湿热渐去，苦寒之品，必须慎重考虑，转而调和脾胃，促进其生化之源，以恢复其肝脏功能，这是十分重要的一环，小儿如此，大人亦不例外。董幼祺曾治一妇女，患黄疸肝炎，经治疗后，黄疸退净，ALT 一直偏高不退。人感乏力，舌洁、便溏，脉稍软。前医选用苦寒清热解毒之品，经治月余，毫无效果，反致胃呆体乏，怠给予健脾理气之药，10 余剂自觉症状好转，纳香便调，肝功能复查，ALT 亦趋正常。可见临床上不能单纯辨病而忘却了辨证，这是不符合中医的基本法则的。

在祛湿退黄治疗方面，古代虽有“治湿不利小便非其治也”之说，但此仅仅是退黄的途径之一，临床上还应当分辨湿热的主要病位。湿热交结，首先应阻脾胃，中焦枢机不利，上下不得通宣，所以中州受病是其基本特征。根据临床病象和病邪的轻重，以及机体抗病能力的差异，从病位来分析，大致可归纳为：

①湿热偏于中上焦：症状可见头痛，心烦脑憔，呕吐频作，胃脘胀闷等。②湿热偏于中下焦：症状可见小便短赤，尿浊尿频，尿道灼痛，小腹胀。热盛者大便干，湿热者大便溏薄，湿热并重，大便黏滞不爽。③湿热弥漫三焦：则上述症状交错出现，而且病情严重，严重时湿热蒙闭心包，可见高热、神昏、谵语、抽搐等危候。因此在治疗中，除辨湿热轻重而予以清热解毒利湿外，尚须注意湿热的病位。若偏于中上焦，当应开上宣中而散湿；若在中下二焦者，则宜宣中导下以利湿；如果弥漫三焦，则轻开、宣化、利导同时并进，使云雾湿热得以消散。这些治法，用之得当，确见功效。

在急性期的治疗中，主方加入凤尾草，有时亦与板蓝根、夏枯草同用者，以凤尾草性苦寒，能清热解毒，临床证明确有较好的效果，剂量可用至15～30 g；板蓝根与夏枯草亦为苦寒清热解毒之品，且抗病毒作用较好。急性期大便闭结者，必须加用生大黄，以生大黄能泻火热，不必顾虑，所谓“有故无殒，亦无殒也”，但需中病即止。如有夹食可加炒莱菔子、山楂，以莱菔子既能消食，又能理气通便，山楂消食兼能祛除油腻。总之在治疗中应当注意有时清热不宜太寒，祛湿不宜太燥，疏泄不宜太过，健脾不宜太壅，养阴不宜太腻，以免影响脾胃，这样随机应变，合宜而施，以获功效。

在临床辨证论治上，一般可分为三个不同阶段。

（一）急性期

急性期又可分为三型，即辨别湿重于热，或热重于湿和湿热并重。

1. 偏热证　症见黄疸前期，初起恶寒发热，精神疲惫，四肢乏力，食欲不振，恶心呕吐，上腹不适，并可出现尿胆红素，约1周后进入黄疸期，面目皮肤呈现黄疸，鲜明如橘子色，口渴思饮，不喜油腻，小便短赤，大便干结，舌质红，苔黄腻，脉弦数，有的可见肝区疼痛或肿大，并伴有压痛或叩击痛。湿热郁阻，气机受阻，则恶心、便秘溲赤，肝失调达则胆汁外溢，气滞血瘀则肝区疼痛肿大。治则以清热解毒，利胆除湿，疏肝理气为主。方药以茵陈蒿汤为主，酌加凤尾草、板蓝根、夏枯草、柴胡、枳壳、赤茯苓、泽泻等，便闭加生大黄；恶心加厚朴、藿香、佩兰、山楂等。

2. 偏湿证　症见初起发热轻或无，头重身倦，胸闷腹胀，嗳气作恶，渴不喜饮，继则出现面目皮肤色黄而滞，小便浊而不清，大便溏或黏腻不化，舌苔白厚腻，脉弦而缓。湿邪困阻，则头重身倦，湿食壅阻，肝胃失和，则胸闷腹胀，嗳气作恶，肝气不畅，胆汁外溢则发为黄疸。治则以疏肝利胆，淡渗利湿为主，兼以清热消导。方药以茵陈四苓散为主：茵陈、泽泻、猪苓、茯苓、凤尾草、板蓝根、柴胡、枳壳、炒莱菔子、川厚朴、山楂。

3. 湿热并重证　症见具有湿热并重的特点。较上述二类为剧。治法着重于湿热两分，如叶天士说："此则分消上下之势，随证变法。"以清热解毒、利胆除湿为主，兼以疏肝理气。方药以茵陈蒿汤合三仁汤加减：茵陈、黑栀子、大黄、薏苡仁、川厚朴、通草、滑石、凤尾草、枳壳、泽泻、赤茯苓。

（二）好转期

即实验室检查及各项体征渐趋恢复。症见：热净或有低热，面目肤黄退，失调化薄，脘舒纳呆，便通溲清。湿热渐清，故肤目黄退，便通溲清。肝气调和，胃气未复，故脘舒纳呆。治则以疏肝理气，和胃化湿为主。方药以四逆散合茵陈四苓散：柴胡、枳壳、白芍、甘草、香附、佛手、茯苓、茵陈、炒谷芽、陈皮。

（三）恢复期

急性肝炎以后，容易出现脾胃虚损，或肝阴受耗二种情况。

1. 脾胃气虚证　症见症状明显好转，黄疸退净，热净或低热，舌洁或苔薄腻，神倦乏力，纳谷不香，便下溏薄不化等正常。湿热渐去，但脾胃气虚，故乏力、纳呆、便溏。治则以健脾和胃为主，兼化余湿。方药以香砂六君子汤为主：党参、焦白术、茯苓、清甘草、香附、砂仁、陈皮、佛手、神曲。

2. 肝阴虚耗证　症见黄疸退净，舌红苔净或无苔，口干喜饮，低热盗汗，神倦乏力，便干或溏，脉细微数。湿热蒸郁以后，肝阴受耗，阴虚火浮，故低热盗汗，口渴喜饮。累及于脾则为便秘或溏。阴虚肠燥则便而为秘，余热不清，亦可便溏。治则以养阴清热为主。方药以一贯煎为主：北沙参、麦冬、当归、枸杞子、川楝子、石斛、地骨皮、天花粉、生扁豆。若便干者加火麻仁；便溏稀者去麦冬、当归、枸杞子，加怀山药、炒金银花。

三、迁延性肺炎

迁延性肺炎即为病久而肺气受伤，津液亏损，致肺炎一时难以吸收而淹缠。其主要症状表现为余热不清，咳嗽有痰，或形神萎倦，面色不华等慢性虚弱现象。

盖疾病之愈否，与人之正气强弱，感邪之深浅，病机之转归，有密切关联，若疾病初起，或邪轻微，正气尚足，在邪正相搏过程中，正长邪消，其病获愈较快。若感邪深重，或素体本弱，邪正相搏，于邪气转衰之时，正气亦已受伤，无力祛邪务尽，遂致迁延不愈。

由于小儿脏腑嫩弱，尤以脾肺不足，故常致感邪失运，而肺炎之重症，更易伤及脾肺，使之正气难复，正不胜邪，故此症之发，常以余邪未清而脾肺气阴已显不足，从而导致正虚邪恋之证。因此该病的治疗总则当以扶正祛邪为主，同时必须注意正气已虚，痰浊恋肺及肺脾之间的内在联系。正如《小儿卫生总微论方》云："治嗽大法，盛则下之，久则补之，风则散之。"只有正确掌握，合理运用，则可收到效果。

分型治疗如下。

1. 肺气阴不足证　此类患儿平素多见肺气不足，盗汗多汗，易于感邪，因此感受肺炎高热以后，经抗生素等治疗后，虽无急性症状，但尚致咳嗽不断，汗多低热，纳呆唇朱，口渴喜饮，便干溲少，二脉细数等症，使肺炎一时难以吸收。邪热闭肺，灼伤肺津，经治疗后热势虽减，但肺津气受耗，痰气不活，故见汗多低热、咳嗽喜饮等症。治拟清养肺阴。方药以沙参麦冬饮为主：南沙参、麦冬、玉竹、天花粉、桑叶、生甘草、川贝母、青蒿、石斛。痰多者加竹茹、枇杷叶、款冬花；盗汗自汗口渴者加太子参、五味子、川石斛；若肺津受耗，痰稠难咳，舌红少苔者则以补肺阿胶汤为主，阿胶、马兜铃、牛蒡子、杏仁、糯米、甘草。

2. 脾虚肺弱证　症见肺炎高热以后，咳嗽不断，面色萎黄，形神憔悴，毛发枯稀，肌肉消瘦，食欲不振，大便不化。该类患儿，平素多以饮食不节，化机受伤或已成疳者，感邪发为肺炎后，肺气阻而不宣，脾运更为失职，脾气既弱，愈不能散精归肺，而致脾肺两虚，病久不愈。治则以培土生金。主方以星附六君汤为主：胆南星、竹节白附子、党参、焦白术、茯苓、生甘草、陈皮、姜半夏。大便松散次多加炒怀山药、炒扁豆；口馋纳呆，疳积已成者加炒神曲、炒五谷虫、炒谷芽，同时辅以针刺四缝穴。

此法之用以冀脾土健复，输精于肺，既杜生痰之源，又使肺气得养，肺炎自能消散，合乎于治病求本之旨也。

3. 痰浊内恋证　症见咳嗽痰多，时有低热，胃纳呆钝，舌苔厚腻，形神萎软，便干或溏。多为感邪深重，失于及时疏泄，致痰浊逗留，肺气膹郁，升降不利，从而导致邪居肺虚。治则以痰湿重者予以燥湿化痰，痰热重者予以清肺化痰。

(1) 燥湿化痰：主方用二陈汤合三子养亲汤，苔厚腻纳呆加厚朴、神曲、炒谷芽；咳痰多加浙贝母、紫菀、款冬花。

(2) 清肺化痰：主方清气化痰丸(散方)为主，桑叶、竹茹、枇杷叶、枳实、瓜蒌仁、冬瓜子、川贝母、浙贝母、杏仁、生甘草。大便偏干者加牛蒡子，此药一可化痰，二可润肠，一举两得，纳呆喜饮者加石斛、天花粉，兼见肺阴虚者加南沙参、麦冬。

四、抽动秽语综合征

抽动秽语综合征又称多发性抽动症，好发于学龄期前后的儿童，其临床特征为慢性、波动性和多发性的运动肌不自主抽动，伴不自主的发声性抽动，或伴有语言猥秽等，其发病原因多为遗传、药物不当、精神因素等有关，但从临床观察，其精神紧张、劳累，当为引发或继发本病的主要原因。

中医历代文献虽无此病名，但根据其临床表现，当属“瘛疭”“筋惕肉瞤”等证的范畴。如《证治准绳》云：“水生肝木，木为风化，木克土……瘛疭渐生……两肩微耸，两手下垂，时腹摇动。”本病之因多与风、火、痰、气相关，其所涉脏腑又有肝、脾、肾，其中与肝的关系最为密切。《素问・至真要大论》曰：“诸风掉眩，皆属于肝。”《素问・阴阳应象大论》：“风胜则动。”因此心火亢盛，肝亢横逆，土虚木亢，肾水不足，均可导致动风抽动之症。而无形之痰，与风相搏，随气而动，更促使该症的反复发作。故该病的治疗原则，实证应该以平肝息风、化痰止痉为主；虚证应该滋养肝肾，使木得水涵，筋脉利滑。若脾土不足，则补脾抑肝以制亢。由于本病病情较长，又错综复杂，故临床又常可虚实互见，因而正确辨证，灵活施治，乃最为重要。另外调整心态，劳逸结合，适当锻炼，增强体质，亦为根治该病的重要一环。

分型治疗如下。

1. 肝亢风动证　症见头颈、面部、躯干、四肢等不同部位，肌肉抽动，频繁有力，或时作吼叫，情绪较躁，时感头晕，面红目赤，二胁感痛，便干溲赤，舌红苔黄，二脉弦数。肝木失于调达，郁而不疏，化火生风，风胜则动，故可见肌肉频繁抽动不已。肝性刚直，其声为呼，今肝风内动，通畅不达，则时作吼叫。肝火上扰头目，故面红目赤，时作头晕。肝失条达，气机不畅，则二胁疼痛。其舌红苔黄，便干溲赤，脉弦均为肝旺之象。治则以清泻肝火，息风止痉。方药以泻青丸合止痉散加减：生地、黄芩、黑栀子、龙胆草、菊花、钩藤、生石决明、全蝎、僵蚕。颈肩抽动明显加柴胡；目眨连劄，加谷精草、密蒙花；腹部抽动明显加郁金、枳壳；四肢抽动明显加地龙、牛膝；吼叫时作加蝉蜕、射干；便下秘结加黄柏、知母。

2. 痰火扰动证　症见头面肢体摇动，喉有痰鸣，喃喃自语或口出秽语，神时呆钝，少寐多梦，胸闷纳呆，二便尚调，舌红苔腻，二脉弦滑。痰热湿浊互搏，阻于气道，筋脉不利，故头面四肢摇动。痰浊内恋，阻窍失导，故常自语秽言，神呆多梦。痰浊困阻脾胃，气机受阻则胸闷纳呆，其苔腻脉弦滑均为痰热风动之象。治则以清胆涤痰，平肝安神。方药以黄连温胆汤为主：黄连、陈皮、姜半夏、茯苓、生甘草、竹茹、枳实、青礞石、胆南星、僵蚕。火偏旺而烦者加黑栀子、菊花、钩藤；头晕神呆加珍珠母、石菖蒲；积滞口臭加炒莱菔子、厚朴、神曲。

3. 土虚木亢证　症见全身肌肉时有抽动无力，或伴有手足蠕动，形神不振，心慌时悸，面色萎黄，喉中痰鸣，纳谷不香，舌苔薄白，便条或溏，小溲清长，二脉细弱。多因素体脾虚或久病体弱，致肝木乘脾，风动痰生，故肌肉抽动无力，手足蠕动。脾虚湿聚，痰浊内恋，故喉中痰鸣时作。脾运不健，运化失司，气血不足，故色黄心慌，便或不化，其苔白，脉弦，均为脾虚之象。治则以扶土抑木，化痰息风。方药以六君子汤合芍药甘草汤为主：党参、焦白术、茯苓、淡甘草、陈皮、姜半夏、白芍、钩藤、僵蚕、胆南星。若气虚多汗加黄芪、牡蛎；脾虚便泄加炒怀山药、炒扁豆；苔腻湿重加川厚朴、薏苡仁。

4. 阴虚动风证　症见挤眉眨眼，耸肩摇头，或肢体震颤，手足心热，口渴唇红，喉时作吭，大便干结，小溲短赤，舌红少苔，二脉细数。阴津内耗，阴血不足，而致水不涵木，虚风内动，故头面抽动，肢体震颤。阴虚火旺则五心烦热，唇朱口渴，喉燥时吭。其舌红少苔，脉细数，均为阴津不足、虚风内动之象。治则以滋水涵木，潜阳育阴。方药以三甲复脉汤为主：生地、麦冬、牡蛎、炙鳖甲、白芍、龟甲、火麻仁、北沙参。目燥眨动加菊花、谷精草、密蒙花；头晕少力加制何首乌、女贞子；便下秘结、火偏旺者加知母、黄柏；口渴多饮者加石斛、天花粉。

五、性早熟的治疗经验

近年来随着生活质量的不断提高，饮食物的丰富多样，但由于饮食不当，特别是过量摄入甜品、厚味，如饮料、油炸类、高蛋白、高脂肪之品，从而使儿童性早熟也日渐增多，其主要特征为乳核增大，触之疼痛，有的女孩伴有阴道分泌物的排泄和月经提前来潮；男孩则生殖器增大，阴茎时而勃起。

本病从临床发生来看，女孩要大大多于男孩，究其原因，内因多为生理结构所致，因女子本属阴，阴不足而易阳亢；外因则多是饮食所致，为偏食、过食、蛮补，导致营养失衡，内外因相合，促使肾气过早充盈，阴阳失调而发为早熟。因此本病的主要机制在于阴阳失衡，肾阴不足，相火偏亢。此多乃小儿肾常虚、肝常有余、脾常不足的生理现象，从而导致在病理上容易使阴阳失去平衡而产生是病，故本病主要病变为肾、肝、脾三脏及冲任二脉。

小儿阴不足而阳有余，若不能制阳，导致阴阳失调、相火偏亢，则可致“天癸”早至；肝常有余，若肝气郁结，失于疏泄，气血失和，冲任失调，则可乳核早发而胀痛，饮食厚味，营养过剩，呆滞脾胃，既可化湿生痰，又可使肾气过于充盈而致早熟。

综上分析：本病的治疗原则，当以调和阴阳，达到阴阳平衡。

具体之法：主要为滋肾水泻肝火，疏肝气调气血，消积滞化痰浊。当然病有转化，症有兼杂，临床亦须辨证而施，方有准度。

分型治疗如下。

1. 肾阴不足，肝火偏亢证　症见乳核增大，触之感痛，女孩或月经来潮或阴道有分泌物，男孩生殖器增大或阴茎时勃，烦躁盗汗，面赤或黄，口渴不多饮，便下干结，小溲短赤，舌红苔黄偏燥，二脉弦数。肾水不足，相火偏亢，导致阴阳失去平衡，而致提早发育。阴虚则盗汗，相火旺则烦而面赤，其舌红苔黄，脉弦数，均为阴虚火旺之象。治则以滋阴降火。方药以知柏地黄丸为主：知母、黄柏、生地、牡丹皮、龙胆草、炙龟甲、柴胡、玄参。初期乳核胀痛加夏枯草、煨三棱、煨莪术；烦躁较甚加黑栀子、淡竹叶；女孩分泌物黄稠加椿根白皮、六月雪、茵陈；低热加地骨皮、青蒿；面部痤疮加蒲公英、黄芩、滑石。

2. 肝气郁结，气血失和证　症见乳核增大，触之感痛，情志不稳，胸胁脘腹不舒，纳少不香，二便当通，舌苔薄黄，二脉弦。肝气郁结，失于调达，气血失和，聚而为肿为痛。肝气不畅则情志不和，肝气郁结则胸胁脘腹不舒，其苔黄脉弦，故为肝郁失畅之象。治拟疏肝解郁，调气和血。方药以逍遥散加减：柴胡、当归、白芍、茯苓、枳壳、橘核、浙贝母、郁金、制香附。舌质红苔黄之偏热者，加生地、龙胆草、夏枯草；兼便干者加黄柏、知母；乳房胀痛加煨三棱、煨莪术；女孩带下色黄偏热加椿根白皮、黄柏；带色白者加川萆薢、薏苡仁、泽泻。

3. 食滞不化，痰湿内恋证　症见乳核增大，形丰或瘦黄，女孩阴道时有分泌物，脘腹不舒，纳少苔腻，便下干结，二脉弦滑。膏粱厚味或生冷饮料，积聚肠胃，运化失司，日久又可化湿生痰，郁而不化，影响冲任二脉，结于乳络而为乳核。湿浊下注，则现白带。食滞气阻，则为脘腹不舒。其苔腻，脉弦滑者，均为秽浊内阻、气机不畅之象。治则以消积理气，化湿除痰。方药以保和丸合温胆汤加减：神曲、山楂、炒莱菔子、陈皮、姜半夏、茯苓、生甘草、枳壳、柴胡。乳核胀痛加橘核、浙贝母、香附；苔黄或腻、口臭之胃火重者加生石膏、黑栀子；女孩带浊色白加泽泻、薏苡仁、川萆薢；带浊色黄加椿根白皮、黄柏。

六、病毒性肠炎的治疗经验

小儿病毒性腹泻属感染性腹泻范畴，是儿科的常见病、多发病，尤以6个月～2岁婴幼儿发病率高。本病一年四季均可发生，又以夏秋季节为多，常见的病原体有轮状病毒、致病性大肠埃希菌等。本病病情急，周期长，易造成营养不良，若营养不良不及时纠正，可引起肝肾功能、心肌功能等肠道外脏器功能受损。

病毒性腹泻属中医“泄泻”范畴。泄泻病因较多，大致可分为外感与内伤两类。在《内经》中即有记述，如《素问·阴阳应象大论》中有言“清气在下，则生飧泄”“湿胜则濡泻”“春伤于风，夏生飧泄”等。小儿脏腑娇嫩，藩篱不密，易为外邪侵袭，并常与湿邪相合而致病。秋季腹泻更与时令气候密切相关，长夏多湿，夏秋季节感受暑湿之邪，困阻脾胃，运化失司而成。其次，小儿脾常不足，若调护失宜，喂养不当，饮食不节，易损伤脾胃，食而不化，积久化热。由此可见，湿热泻最为常见，主要症状有：大便呈黄色或黄绿色水样便，不含脓血及黏液，有时呈白色米汤样或蛋花汤样便，或色褐而臭，可有少量黏液；舌红苔黄或腻，或舌红少苔，小溲短少；可伴有发热、恶心、呕吐等全身不适症状。

由于病毒性腹泻起病急、泻次多，若治不及时或治不对症，常可致水液耗损严重而产生阴津亏损，甚至阴竭阳脱的情况，因此在临证时要注意顾护阴液。

分型治疗如下。

1. 初期(湿热型) 症见泻下稀水,次数频多,酸臭异常,小溲短少,发热或无热,舌红苔黄或腻。此类多为腹泻初期,湿热互夹,困阻脾胃,下迫肠道。治以清热利湿。方药以葛根芩连汤合四苓散加扁豆衣、车前子为主。发热重加金银花;大便夹有少量黏液加马齿苋;脘腹胀满加青皮、木香;苔厚腻呕吐加藿香、川厚朴;兼积纳少加炒山楂、炒麦芽。

2. 中期(热留伤津) 症见泻下稀糊,略有酸臭味,每日4～5次,小溲短少,身微热或不热,舌红苔黄或少苔稍干。此类腹泻多泻利3～4日,为邪热逗留,阴津初伤。以苦酸甘合用为法。治以升清运脾汤加减:黄连、金银花、荷叶、生甘草、炒石榴皮、扁豆衣、怀山药。便带黏液加马齿苋、黄芩;苔腻兼积加山楂、谷麦芽;作恶加藿香;口干加石斛、乌梅。

3. 后期(阴津受损) 症见泻下如水,臭味不扬,哭目无泪,小溲短少,唇朱,喜饮,舌红无苔而干。此类多下利日久不愈,水液耗损较多,导致阴津亏损严重。治以酸甘化阴,健脾生津。方以生脉散为主:太子参(珠儿参)、五味子、乌梅、木瓜、炒石榴皮、怀山药、生扁豆、荷叶、生甘草。伤阴症状严重,舌干红者加西洋参、石斛;泻下略带黏糊加炒金银花;烦躁不安加炒川连;兼四肢不温,或偶微汗,此为阴损及阳,必加淡附片以育阴扶阳;纳谷不苏加粳米、麦芽。

临床需要注意的是:① 正确辨证阴阳两伤证。② 注意保护胃气,“留得一分胃气,便有一分生机”。③ 抓住主要病机,药力专至。

此外,对病毒性泄泻的治疗,当以中西二法并用为疗效更佳,因西医输液,可暂时迅速补充体内失去的水分,防止电解质紊乱,但止泻效果不好,中药止泻虽好,但短时间体内液体恢复不快,二者可互补优势,相得益彰,临床上只要辨之得当,往往2～3剂即可获效。

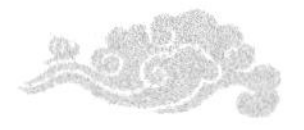

第五章
用药特色及验方

第一节 董廷瑶用药特色

一、董氏定惊丸

发热性惊厥是以小儿体脆神怯，夙有风痰蕴伏，经脉不耐邪热而拘急，生风生惊，董廷瑶宗陈氏(《幼幼集成》)"金粟丹"化裁，创制"董氏定惊丸"。组成：天麻、全蝎、代赭石、胆南星、僵蚕、白附子、麝香、乳香、冰片、钩藤、龙齿等。功用：豁痰通窍，息风镇惊。易金箔以朱砂为衣，水泛为丸，如绿豆大，每日 2 次，每次吞服 6 g，连服 1 个月为 1 个疗程，重则连服 2 个月。60 余年来已治数千例，四分之三惊厥患儿获愈，尤其用于预防，有显著疗效，虽发高热，惊厥亦未作。但对脑炎、脑膜炎等病理性惊厥，则不适用。

二、董氏涤痰镇痫汤

痫病有实有虚，实证每多因痰祟，组成：皂角 6 g，明矾 2 g，天竺黄 9 g，竹沥半夏 9 g，胆南星 3 g，橘红 3 g，川贝母 3 g，竹节白附子 9 g。诸药煎服，每日 1 剂。功能：豁痰利窍，清心抑肝，息风镇痫(令痰上越吐出)。主治：小儿因痰浊蒙蔽清窍而发之癫痫。惊搐目翻加天麻、钩藤、琥珀、全蝎、蜈蚣；心肝火旺加川连、龙胆草或牛黄清心丸；亦可加竹叶、龙齿、石菖蒲、炙远志、郁金。

三、董氏镇痫丸

组成：牛黄 1.5 g，朱砂 5 g，琥珀 5 g，珍珠 3 g，猴枣 1.5 g，天麻 6 g，川贝母

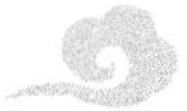

3 g，钩藤 9 g，胆南星 3 g，天竺黄 9 g，甘草 1.5 g 等，共研细末，朱砂为衣蜜丸，为 1 料。每日开水化服 3 g。适用于小儿痫证痰浊渐蠲，邪火初退，尚有余痰深潜，而络窍阻结未尽，惊痫发病虽已大减，尚有轻度偶发。

案 1 陈某，女，4.5 岁。

初诊(1990 年 12 月 2 日) 有痫证史 2 年，前后共发 8 次。上月中旬又发，发则喉痰鸣响，戴目，吐涎，肢体抽搐，舌苔薄腻，脉弦带滑。证属痰浊阻络，蒙蔽清窍。先拟豁痰为主，董氏涤痰镇痫汤出入。处方：

皂角 6 g，明矾 1 g，天竺黄 9 g，沥半夏 9 g，胆南星 3 g，白附子 9 g，钩藤 6 g(后下)，龙齿 30 g(先煎)，朱茯苓 10 g。

14 剂。

二诊 家长代诉，每逢痫发之前，自觉头晕，脘腹不舒，近有新感，咳嗽痰多，纳谷不馨，舌苔白腻，痰浊内阻，兼感外邪，再拟疏化痰滞。处方：

藿香 9 g，紫苏梗 9 g，陈皮 5 g，浙贝母 9 g，杏仁 9 g，神曲 10 g，沥半夏 9 g，胆南星 3 g，白附子 9 g。

7 剂。

三诊 脘和咳瘥，外邪已化，再治本病。

予董氏镇痫丸每日开水吞服，每次 3 g。

四诊 服丸剂 2 料后，病情稳定，痫证未发，胃纳亦旺。前日痫发，轻微抽搐，瞬息自如，继以六君子汤加味出入调理善后。

【按】 患儿因顽痰阻络，蒙蔽清窍，肝风上旋发为痫疾，先予豁痰通络以开窍，息风镇惊；二诊时兼感新邪，咳嗽痰多，改选疏化之品，治标为急。药后邪化，痰浊渐蠲，余痰深潜，宜用通窍入心、豁痰宁神的董氏镇痫丸，徐徐透剔，而痰邪渐蠲，终获良效。

案 2 桂某，男，2 岁。

初诊(1981 年 10 月 14 日) 惊痫时作 1 年余。惊痫 1 个月数发不等，发则晕仆抽搐，喉痰鸣响。平时痰多，眠中惊惕，纳食一般，二便尚调，脉见弦滑，舌苔薄腻。辨为风痰惊痫。治拟平肝豁痰镇惊。董氏涤痰镇痫汤出入。处方：

钩藤 6 g(后下)，龙齿 15 g(先煎)，胆南星 3 g，天竺黄 3 g，竹节白附子

4.5 g,干石菖蒲 9 g,天麻 3 g,远志 6 g,姜半夏 6 g,川贝母 6 g,橘红 3 g。

7剂。

二诊(10 月 21 日) 本周症情稳定,吐涎量少,痰阻不爽,睡眠稍安,纳可便通,二脉沉伏,舌苔薄腻。病为顽症,风痰深藏兹需缓消。处方:

原方 7 剂。

另配董氏镇痫丸:丸方同上,连服 3 料,未发惊搐。随访至今,痫疾不作。

【按】 本例痫证乃痰浊为患,肝木偏亢,风痰上旋发为癫痫。先投汤剂以豁痰开结、平肝息风为治。然其内痰较深,绝非荡涤攻逐之所可速战速决;改投豁痰通窍、宁心安神的董氏镇痫丸,丸者缓也,连服 3 料,徐徐剔化,而痰浊渐蠲,风静而惊痫不发,终获良效。

四、董氏定痫散

组成:生晒参 4.5 g,茯神 6 g,紫河车 3 g,琥珀 3 g,麝香 0.15 g,珍珠 3 g,胆南星 3 g,朱砂 3 g,甘草 1.5 g 等,研成细末为 1 料。分 20 日开水吞服。原方中野山参、紫河车大补气血,杜痰治本,历年施治,颇有心得(今野山参昂贵,又少真货,故改用生晒参)。功用:培元益气,宁心安神,息风定痫。适用于先天不足,本元怯弱,形神不振之虚证癫痫;或久病本虚,痰火初退,形神不足之癫痫。专治元虚以致癫痫,或久病本虚之癫痫。

案 3 蔡某,男,6 岁。

初诊(1982 年 5 月 7 日) 1981 年 9 月不慎跌仆,头部被撞受伤,此后出现阵发痴笑,日作 10 余次,发时神志尚清,两目上窜,手足颤动,近日连发,次数尤频,可达 20 余次。脑电图示:局灶性痫波。诊断为颞叶癫痫。平时睡中露睛,纳可便调,形瘦质薄,面色苍白,脉弱带滑,舌苔薄少。此乃禀赋不足,又因头部受伤,心神散乱。治拟扶元宁心。董氏定痫散主之。处方:

生晒参 4.5 g,茯神 6 g,紫河车 3 g,琥珀 3 g,麝香 0.15 g,珍珠 3 g,胆南星 3 g,朱砂 3 g,甘草 1.5 g 等,研成细末为 1 料。分 20 日服。

二诊(6 月 25 日) 药后痴笑逐渐减少,近已月余不作,但偶有两目上翻,手足不颤,眠时尚有露睛,脉弱苔薄。

乃以原方 1 料续服。

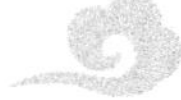

随访：症情安和，从此未再复发。

【按】 患儿质禀素薄，又因头部撞击后，发生痴笑频作，目翻手足颤动，为外伤后元神受伤，惊则气乱之故。即投扶元宁神之董氏镇痫散，去胆南星。药后其症日减，痴笑迅即不作。再服1料，以资巩固。

五、熊胆剂灌肠

组成：熊胆0.6 g，马齿苋15 g，椿根白皮15 g，川黄柏12 g。上药加水200 ml，煎成30 ml，保留灌肠。每日1～2次。功用：主治疫毒痢之实热内闭型，壮热烦躁，面红目赤，谵妄抽搐，下痢脓血，舌红苔黄，两脉数紧。可用此剂灌肠。注意事项：非实热型下痢或已露虚象则不宜灌肠。

案4 李某，男，6岁。

初诊(1961年8月2日) 患儿昨起呕吐3次，腹泻1次，高热惊厥，大便培养为宋内志贺菌。西医诊断：暴发型菌痢。入院后用抗生素、泼尼松、补液等。现高热40.5℃，四肢厥冷，手足抽搐，面色晄白，神志昏迷，两脉沉数，舌苔黄垢。属暴发疫毒痢，来势险急。急须泄热解毒。处方：

紫雪丹1.5 g，分2次化服；熊胆剂灌肠救急处理，1剂。

二诊(8月3日) 体温下降(38.5℃)，神志转苏，抽搐亦定，大便秘痢(里急后重)，日10余次，舌苔黄腻。为积滞夹杂，热毒未清也。再予清泄导滞。处方：

枳实4.5 g，山楂炭9 g，马齿苋15 g，生大黄6 g，生白芍9 g，槟榔9 g，炒莱菔子9 g，连翘9 g，鲜石菖蒲4.5 g，鲜藿香、佩兰各9 g，金银花炭9 g。

2剂。

三诊(8月5日) 身热尚有(38.9℃)，腹痛，便下黏冻，小溲短赤，胃口不开，舌尖红绛，苔灰腻。证属痢滞未化，湿热蕴结。兹拟苦寒泄热。处方：

葛根6 g，黄芩4.5 g，川连3 g，川黄柏6 g，白头翁9 g，秦皮8 g，金银花9 g，马齿苋12 g，六一散12 g(包)。

2剂。

四诊(8月7日) 便痢黏冻，日三四行，舌苔已薄，胃气亦和，两脉滑数。再拟清痢。处方：

陈皮 3 g，青皮 4.5 g，川厚朴 2.4 g，广木香 2.4 g，神曲 9 g，扁豆 9 g，带皮黄芩 9 g，地骷髅 9 g，清甘草 3 g，炒谷芽 9 g。

2 剂。

药后诸症随手而安，大便培养已 3 次阴性，痊愈出院。

【按】 该儿为疫痢重症，势甚危急。初诊时系热深厥深，即予紫雪丹泄热定惊以济急，熊胆剂灌肠泻火解毒以清里，上下合治。翌晨即神苏搐止，体温下降，痢次增多而毒得下泄，痢疾症状反而明显。其舌苔黄垢腻为积热与湿浊夹杂，故予苦寒泄热之葛根芩连合白头翁汤为主方。药后诸症渐轻，大便趋于正常。

六、理气活血通络汤

组成：小茴香 4.5 g，官桂 1.8 g，延胡索 4.5 g，没药 3 g，生蒲黄 9 g，醋炒五灵脂 6 g，当归尾 6 g，赤芍 6 g，桃仁 9 g，木香 2.4 g，小青皮 4.5 g，红花 4.5 g。1 剂。加水煎 2 次，每日 2 次温服。功用：适用于慢性期反复肠套叠患儿，反复发病，腹痛阵作，伴恶心，偶有呕吐，少有血便，腹部可触及肿块等；急性期不宜用。晚期患儿出现高热或休克，严重中毒脱水时不可用。疗效：董廷瑶曾治疗 12 例肠套叠，1 岁左右 4 例，3～5 岁 5 例，6 岁以上 3 例，均是复发性的肠套叠，病机大致相同，腹痛反复乃因血络瘀滞，运行失常，套入部分肠道麻痹，不通则痛。采用温通经络，利气活血，化瘀止痛法。治疗以后，通过随访，均不再发作。

案 5　徐某，男，9 个月。

初诊(1978 年 1 月 5 日)　3 个月来已发 2 次肠套叠，近日腹痛又作，纳呆泛恶，便下泄利，四肢不温，舌苔薄白，面青唇黯。病因在于肠部血行瘀滞，当以理气活血为主。处方：

当归尾 6 g，醋炒五灵脂 6 g，小茴香 4.5 g，广木香 2.4 g，官桂 1.8 g，红花 4.5 g，青皮 4.5 g，乳香 3 g，没药 3 g，延胡索 4.5 g。

4 剂。

二诊(1 月 9 日)　疼痛已解，腹部柔软，纳和便实，面润肢温，舌净无苔，再以前法。处方：

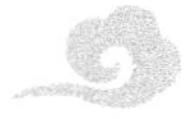

当归尾 6 g，赤芍 6 g，小茴香 4.5 g，枳壳 4.5 g，木香 2.4 g，青皮 4.5 g，红花 4.5 g，乳香、没药各 3 g，醋炒五灵脂 6 g。

5 剂。

以后连续数次随访，未再复发。

【按】 患儿接连发作肠套叠腹痛，同时伴有四肢不温，面青唇黯，苔白泄利，故辨证为下焦寒凝瘀滞。《经》云："寒气入经而稽迟，泣而不行……客于脉中则气不通，故卒然而痛。"(《素问·举痛论》)拟理气活血通络汤温经散寒，行瘀定痛。药以官桂、小茴香温下逐寒；木香、青皮理气行滞；当归、红花、五灵脂活血祛瘀通络，乳香、没药、延胡索行瘀利气定痛。二诊后其病即安。

七、熊麝散

组成：熊胆 0.9～1.5 g，麝香 0.03～0.05 g，两药研末化服，每日 1 剂，以 2～3 日为度。功用：主治小儿腺病毒肺炎，痰热壅膈，高热惊风之重症。能泻胸膈郁火，泄膻中痰热。以熊胆入膻中泻火开郁，清心凉血；麝香开结解毒，平惊苏神，两品相合，直入病所，有"开关夺路"之功。参入辨证选用之汤药，辄能热退咳和而获奇效。注意事项：只适用于腺病毒肺炎高热不退。

案 6 陈某，男，11 个月。

患儿因发热 4 日，咳嗽气急 2 日入院。检查：体温 39.2℃，气急烦躁，面色苍白，两肺湿啰音明显，右侧有管呼吸音，心率 180 次/分，肝肋下 4 cm，白细胞计数 7.6×10^9/L，中性粒细胞 68%，淋巴细胞 26%，杆型细胞 3%。血培养(阴性)。因病情危急，未予胸透。诊断为支气管肺炎合并中毒性心肌炎。予四环素、氯霉素和红霉素，及可的松、毒毛旋花素、尼可刹米等抢救措施，病情未见好转，请中医会诊。

初诊 高热 1 周，咳逆气急，面色苍白，惊厥，抽搐，角弓反张，便下黏滑，小便短赤，舌质红赤，苔厚腻干燥。辨为温毒痰热化风，风痰阻肺，病势危急。姑拟豁痰制惊。处方：

钩藤 4.5 g，明天麻 3 g，天竺黄 6 g，鲜石菖蒲 4.5 g，胆南星 3 g，连翘 9 g，白附子 4.5 g，炙紫苏子 6 g，桔梗 3 g，橘红 3 g，橘络 4.5 g，琥珀抱龙丸 1 粒(化服)。

1 剂。

二诊 药不应症，痰热秽浊壅阻未化，仍以豁痰开窍，以制其惊。处方：

原方去连翘、橘红、橘络，加川连 3 g。续进 1 剂。至宝丹 1 粒(化服)。

三诊 服药 2 剂，壮热不退，四肢厥冷，更见昏沉嗜睡，痰多咳逆气促，舌红苔薄，口糜，便下泄利。温毒内扰膻中，已成闭脱之势，亟需清热解毒开窍。处方：

葛根 9 g，生黄芩 6 g，川连 2.4 g，生石膏 30 g(先下)，金银花 9 g，生甘草 3 g，钩藤 4.5 g(后下)，橘红 3 g，天花粉 9 g。另熊胆 1.5 g，麝香 0.09 g，化服。

1 剂。

四诊 昨加服熊麝散后，毒从便下，热势稍和，项脊较软，四肢转温，神志已清，气促亦缓。虽温毒未曾尽撤，病势以由险化夷。以原法白虎汤加味主之。处方：

生石膏 30 g(先下)，知母 6 g，甘草 3 g，粳米 30 g，黄芩 6 g，黄连 1.5 g，竹叶 6 g，天花粉 9 g。另熊胆 0.9 g，麝香 0.03 g 化服。

1 剂。

此后热清恙和，唯肺气未复，先后以补肺阿胶汤及六君子汤清肺调治以收全功。

【按】 本例患儿西医诊断为腺病毒肺炎。初以清热豁痰、镇惊开窍，未见缓和。三诊时改用熊麝合葛根芩连加石膏主之，1 剂其热即退，症象由险化夷。考抱龙、至宝亦为清热解毒、凉心豁痰之品；但本病则因温毒犯肺，痰热壅盛，蒙蔽心窍化风抽搐。故以熊胆凉心平肝，麝香开结解毒，合白虎汤清其肺胃实热。药症既合，效如桴鼓。最后清调而安。

八、泻白肃肺涤痰汤

组成：桑白皮 9 g，地骨皮 15 g，清甘草 3 g，粳米 30 g(包)，葶苈子 10 g，侧柏叶 9 g，陈皮 3 g，姜半夏 9 g，竹茹 6 g，白茅根 30 g。汤药煎服，每日 1 剂。功用：适用于肺热咳呛严重，或百日咳痉咳连作，引发的胬肉攀睛(乙状胬肉)。注意事项：有眼科其他疾病、非肺热型的胬肉不宜服。

案 7 周某，男，15 岁。

初诊(1993 年 6 月 24 日) 咳喘反复发作 12 年，近感新邪，咳呛阵作，痰

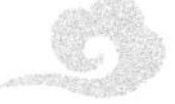

阻气促而喘，目睑水肿，两眼白睛赤脉纵横，上有胬肉高起红赤，已达黑睛边缘，纳和便调，舌红苔薄腻，二脉细滑数。辨证为肺经有热，风邪外袭，痰火上壅，咳剧损及肺络而致血溢。处方：

桑白皮 9 g，地骨皮 15 g，清甘草 3 g，粳米 30 g（包），葶苈子 10 g，侧柏叶 9 g，陈皮 3 g，姜半夏 9 g，竹茹 6 g，白茅根 30 g。

7 剂。

二诊 药后，两目胬肉渐消，咳减喘和，苔化薄白。前法初效，续增清肃肺金之剂。处方：

上方去葶苈、侧柏叶、陈皮、半夏、竹茹；加桑叶 6 g，枇杷叶 9 g（包），冬瓜子 10 g，紫菀 6 g。

7 剂。

三诊 胬肉消退，结膜转清，咳瘥，呼吸如常，苔净，二脉细软。病去七八，再拟清润肺气以泄余热。处方：

上方去紫菀，加黄芩 5 g、北沙参 9 g。3 剂。病愈。

【按】 患儿两眼白睛红丝满布，胬肉翳遮，此病名为“胬肉攀睛”，甚则障瞳，影响视力。西医眼科专家建议手术，家长商求于董廷瑶。《经》云：“五脏六腑之精气，皆上注于目而为之精。”又云：“白眼赤脉，法于阳也。”启示目疾与五脏均有联系。后世发展有“五轮”之说，均阐明白睛风轮属于肺，眼白红赤，病发于阳，推知肺经有火。临诊每逢百日咳剧咳之时，常见是症。本案患儿因新邪引动宿疾，痰火上壅迫肺，咳呛剧烈损伤肺络出血而上注于目，故见两目红赤，胬肉攀睛。急当泻肺，泄火涤痰为要。法宗钱氏泻白散合肃肺涤痰止嗽之品，痰火并泄，标本同治，二诊即获肺宁血止，胬肉退净，咳逆旋平。

九、保赤散

小儿常有痰证，这是由于小儿每因肺脾不足，气阳虚弱，故易见津液滞运，聚而成痰。小儿喘嗽痰鸣迁延难愈者，多属顽涎之类。顽涎随气升降，到处为患，变幻莫测，是为风痰；小儿风火易起，与痰涎交相煽动，致成诸疾。

那些风痰重病，诸如肺风痰壅、喘急欲绝，或风痰入心、神钝惊搐，或顽痰蒙窍、痫疾频作等，临床每可见于重症肺炎、癫痫及多种神经精神性疾患，包括某些脑发育障碍等。诸症的共同特征在于风痰壅盛，其体壮证实者，非攻不解。故选用验方保赤散,能使痰涎上吐下泻,症急使痰平降气者,旋获缓解;病深者风痰顿蠲,惊痫即轻。

保赤散方:巴豆霜 9 g,胆南星、朱砂各 30 g,神曲 45 g。

案 8

1982 年 3 月,诊一 3 个月大的婴儿陈某,因毛细支气管炎并发心力衰竭,经治后发热已退,心衰好转,但咳嗽痰鸣,气促鼻煽,喘急汗多,面色青紫,曾予豁痰通络之剂,患儿症情不解,腹满便结,舌苔薄少。证属风痰阻肺之肺风痰喘,亟须攻逐下痰。处方:

橘红、橘络、炙猪牙皂(去皮筋)各 3 g,竹沥半夏、炙紫苏子各 9 g,竹节白附子 4.5 g,丝瓜络、白芥子各 6 g。

7 剂。

另:保赤散 0.3 g,3 包,每日 1 包,分 2 次化服。

药后患儿便次增多,泻下黏涎,痰喘较减,咳逆尚多。3 日后只用汤药,肺气又急,大便干结。风痰未解,仍须通利。原方 7 剂,保赤散 3 包,服如前法。其后患儿喘平痰少,咳止气顺,面转红润,腹软便和。可见保赤散泄痰降气之功。但需强调,要了解保赤散的性能,应首先熟谙巴豆的利弊。前贤均谓巴豆之能,以导气消积、攻痰逐水为特点;善于推荡脏腑,开通闭塞;长于通关窍,泄壅滞。然其气热烈,其性刚猛,如不审慎妄用,"耗却天真,使人津液枯竭,胸热口燥",故而切勿轻投。

十、干姜、细辛、五味子的运用

以干姜、细辛、五味子三药配合,用治寒饮射肺之咳喘气逆,屡见于《伤寒论》与《金匮要略》。真武汤的加减法中有"若咳者,加五味子、细辛、干姜"之文。成无己云:"气逆咳者,五味子之酸,以收气;水寒相搏则咳,细辛、干姜之辛,以散水寒。"(《注解伤寒论》)后世对这一经验较重视,如《仁斋直指方》认为,真武汤加姜、细辛、五味子,专主"少阴水饮与里寒合而作嗽……凡年高气弱久嗽通用"。《鸡峰普济方》之五味细辛汤,为干姜、细辛、五味子、茯苓、甘草组成,"治肺经感寒,咳嗽不已"。吾继承前人经验,以此三味与诸方合用,灵活机变而效益彰。若水湿中阻,痰独上壅,喉鸣不止而者,常与二陈、三子养亲同用，并加厚朴、射干诸品，燥湿豁痰，平喘化饮。咳嗽较剧，咳逆气促而致喘者，取止嗽散之意，配以百部、白前、紫菀、橘红、款冬花、杏仁之属，宁嗽定喘，肃肺化痰。咳逆兼表虚汗多，低热时作，脉象浮弱者，合桂枝汤（一般不用枣），再配紫苏子、杏仁等品，调和营卫，宣肺化饮。阳虚饮聚，胸脘作胀，每与苓桂术甘汤复合，增入旋覆花、鹅管石之类，温肺降逆，行水化饮。选用此三药，必须是咳喘久嗽之水寒相搏者，当精审其舌，必舌色较淡而苔滑湿润者方宜。

案9　周某，女，5岁。

宿有哮喘，近日又发。入夜咳喘，痰鸣喉中，胃纳不佳，口中气浊，大便难下，脉滑，舌苔白腻。是寒饮射肺，痰壅于土。治以温化平喘。处方：

细辛、五味子、桂枝、炙甘草、陈皮各3g，干姜、白芥子6g，紫苏子、莱菔子、半夏各9g。

5剂。

二诊时咳嗽大减，续用原法加减而安。

案10　俞某，女，9岁。

夙哮7年，时发时止。近日又作，夜间为重，形体畏寒，寝中汗出，胃纳较少，大便艰结，有时肛裂。其脉软弱而滑，舌苔薄白而润。证属营卫虚弱，寒饮气逆。处方：

桂枝、五味子、甘草各3g，干姜、细辛各2g，白芍、当归、紫苏子、白芥子各6g，半夏9g。

7剂气喘减，仍有咳嗽，大便较顺。上方去归、芍，加杏仁、紫菀，其症渐平。

十一、运用三棱、莪术的经验

三棱、莪术二药，味苦平无毒，入肝脾二经。功用为行气、消积、破血、止痛。适用于治疗癥瘕积聚，气血凝滞，心腹疼痛，胁下胀痛，闭经等症。吾幼承庭训，博览医书，撷取各家之长，为己所用。选方用药机变灵活，将三棱、莪术二味药物用治新生儿黄疸的肝脾肿大、小儿疳积、食积、血小板减少等证颇为灵验。

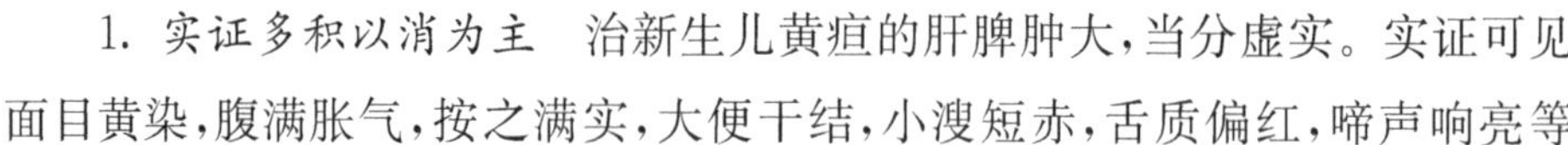

1. 实证多积以消为主　治新生儿黄疸的肝脾肿大，当分虚实。实证可见面目黄染，腹满胀气，按之满实，大便干结，小溲短赤，舌质偏红，啼声响亮等

症。凡属实证者，每用三棱、莪术为主，配以清热利湿的茵陈、连翘、赤小豆等。对食滞、疳积等症，口秽苔腻，形现腹满胀痛者，以三棱、莪术配合消疳导滞的胡黄连、五谷虫、广木香、青皮、陈皮、谷麦芽等，切中病机，合理施治，每获良效。

案 11 张某，男，3 个月。

初诊(1986 年 2 月 5 日) 初生 3 个月，黄疸不退，目黄肤黄，大便陶土色，每日 4～5 次，小溲短赤，腹部胀满，矢气频多，舌苔白腻，吐恶严重。证属湿热阻滞，气机失调。治以清热化湿，调畅气机。处方：

茵陈 20 g，连翘 9 g，青皮 6 g，陈皮 4.5 g，煨三棱 4.5 g，煨莪术 4.5 g，煨木香 3 g，川楝子 9 g，大腹皮 9 g，鸡内金 6 g。

7 剂。

【按】 本例患儿系阻塞性黄疸，中医辨证属湿热交阻，气滞血瘀，肝脾不和。故在利湿清热退黄剂中加入破气活血散结之三棱、莪术二味药，取其能通肝经瘀血，破血中之气滞。服药 1 周后，黄疸即见明显消退，腹部转软，矢气减少。综观全方，三棱、莪术二药与理气破结的川楝子、鸡内金、大腹皮、青皮、陈皮，与清热利湿的连翘、茵陈等相互协调，治疗新生儿黄疸的肝脾肿大疗效是可靠的。

案 12 李某，男，3 岁。

初诊(1986 年 3 月 17 日) 形体瘦弱，面色萎羸，胃口不开，平时口馋喜啮衣被，腹痛常作，大便间隔，舌苔薄腻，脉象细数，针四缝穴液少。证属疳积，治以消疳杀虫为主。处方：

胡黄连 2 g，醋炒五谷虫 6 g，使君子 9 g，青皮 6 g，煨三棱 4.5 g，煨莪术 4.5 g，炒谷芽 9 g，佛手 6 g，广木香 3 g，炒神曲 9 g。

6 剂。

【按】 本例患儿，以四诊合诊，加之针刺四缝穴见液，实属疳积虫扰。临诊时凡遇此类患儿，常在消疳理脾药中参与三棱、莪术二味。《本草经疏》谓："三棱，从血药则治血，从气药则治气，老癖癥瘕积聚结块，未有不由血瘀、气结、食滞所致。苦能泄而辛能散，甘能和而入脾，血属阴而有形，此所以能治一切凝结停滞有形之坚积也。"我们体会，对重度疳积患儿见到腹满，按之而硬者，用以上验方，用三棱、莪术施治，收效甚佳。

2. 虚证夹瘀以脾养为主　小儿为稚阴稚阳之体，肝常有余，脾常不足。尤其是体弱易感儿童，一旦得病，每因邪盛正伤，往往出现虚实寒热夹杂之证。若不及时治疗，病情迁延，以致正虚邪恋。

人以胃气为本，在祛邪的同时勿忘扶助正气，处处顾及胃气，使化源不绝。对久治不愈之疳积，血小板减少伴有肝脾肿大等患者，在消疳化瘀的同时，加用益气健脾、养胃和血之品，亦能收到良效。

案13　徐某，男，15个月。

初诊(1985年5月4日)　时有皮下出血点，胃纳尚可，舌苔薄润，肝脾肿大，腹部胀满，二便尚调，曾在外院验血，血小板仅$56 \times 10^9/L$。证属肝脾失调，气血不和。治以活血和血为主，佐以消瘀散结。处方：

当归尾6 g，赤芍6 g，桃仁6 g，红花4.5 g，墨旱莲9 g，冬青子9 g，大生地9 g，煨三棱6 g，煨莪术6 g，生甘草3 g。

7剂。

案14　马某，女，5岁。

初诊(1986年8月4日)　疳积已久，形体瘦弱，毛发枯黄，胃口不开，平时喜嗜零食，腹满较软，舌苔薄润，大便通调。针四缝穴液少。脾胃素薄，疳久本虚。治拟消疳扶脾法，以开其胃。处方：

陈皮3 g，醋炒五谷虫6 g，煨三棱5 g，煨莪术5 g，生甘草3 g，炒党参5 g，焦白术6 g，茯苓9 g，佛手6 g，焦楂曲各9 g。

7剂。

【按】　上二例患儿均为久病体弱儿，病程长，病情较为复杂，故难取速效。案13患儿系血小板减少伴有肝脾肿大，血虚夹瘀之象明显。在养血活血的同时，兼用破瘀消积之三棱、莪术，活血以行瘀，益气以摄血，使气血冲和。经数次调治，患儿腹满、肝脾肿大之症明显消退。案14患儿用益气健脾，消积开胃，佐以活血化瘀法，其目的在“疏其气血令其条达”，使疳证得以渐消。总之，运用运三棱、莪术二药果断及时，而以辨证精细、审证明确为前提。

3. 体会　古代医家张洁古认为：“三棱能泻真气，真气虚者勿用。”又谓：“故凡以消导必资人参、芍药、地黄之力，而后可以无弊，观东垣五积方皆有人参，意可知矣。”“盖积聚癥瘕，必由元气不足，不能运化流行致之，欲其消也，必借脾胃气旺，能渐渐消磨开散，以收平复之功。如只一味专用克消，则脾胃之气愈弱，后天之气益亏，将见故者不去，新者复至矣，戒之哉。”临床上选用三棱、莪术二味时，须掌握一定的尺度。气滞、食积、血瘀者用之，中病即止，待积散瘀化，即去两药，调扶而安。李时珍的《本草纲目》中亦有记载：“三棱能破气散结，故能治诸病，其功可近于香附而力峻，故难久服。”清代名医张锡纯在破血药中亦独喜用三棱、莪术，以其既善破血，尤善调气，论述更为精辟，谓：“补药剂中以为佐使，将有瘀者瘀可徐消，即无瘀者，亦可借其流通之力，以行补药之滞，而补药之力愈大也。三棱、莪术与参、术、芪诸药并用，大能开胃进食。”仅此数言，简明概括，对我们的临床用药很有现实指导意义。三棱、莪术二药，经适当配伍运用儿科消化道常见病之食积、气滞、疳积、瘀阻等证，每与四君、四物相伍，气滞者佐以理气，食积者参以消导，每能药中病所，辄取良效。

第二节　王霞芳用药特色

一、太子参配伍炒莱菔子，益气健脾，化痰通腑

历来医家都认为人参不宜与萝卜同用。但王霞芳认为太子参清轻能益气生津，补脾润肺；莱菔子可消食化痰兼通腑气，炒用后并不破气，合用非但不会抵消太子参益气补虚之力，且能化痰消食而收健脾助运之效，达到相辅相成的作用。正如张锡纯云：“莱菔子乃化气之品，非破气之品。其性能下气，气顺则食消。”对于肺系疾患初愈患儿出现上述脾虚生痰症状者尤为合适。

二、麻黄配伍麻黄根，宣肺泄邪，平喘敛汗

王霞芳擅用麻黄宣肺平喘。《本草正义》云：“麻黄轻清上浮，专疏肺郁。宣泄气机……虽曰解表，实为开肺，虽曰散寒，实为泄邪。”哮喘患儿常肺脾肾不足，腠理疏松而多汗。麻黄发汗力宏，若发散太过，易耗伤患儿正气，配以麻黄根走表入卫分，收敛肺气，固腠理而敛汗，一宣一收。既可加强宣肺平喘作用，又可防止汗泄过多正伤邪恋。

三、胡黄连配伍炒五谷虫，清热除疳，消导化滞

厌食症是婴幼儿期最常见的消化道疾病，王霞芳常采取针刺四缝穴对小儿厌食、疳证进行诊治，并且根据针刺结果进行辨证。若四缝穴液出量不多，色偏黄，质黏稠者，则为湿邪郁久化热，湿热内滞。应以清热消疳化滞为主。药用胡黄连，炒五谷虫等苦寒之品来清热化滞。此乃王霞芳治疗小儿厌食、疳证疗效显著之特色。

四、珠儿参配伍川石斛，清热生津，益气养阴

王霞芳对厌食属胃阴不足小儿，常宗叶天士“养胃汤”之意，喜用珠儿参合川石斛。《本草纲目拾遗》云：“石斛，清胃除虚热，生津已劳损。”《本草从新》云：“珠儿参，味厚体重，其性大约与西洋人参相同，不过清热之功甚；热去则火不刑金而肺脏受益，非真能补也。”两药合用益气生津，补胃阴，助纳运；兼清肺金之热，达培土生金、脾肺同治之效。王霞芳常用于气阴亏虚，胃阴内耗，苔净或花剥，不饥不纳，体质虚弱，容易反复呼吸道感染患儿。

五、竹叶配伍龙齿，清心除烦，平肝宁神

王霞芳认为小儿抽动秽语综合征属于儿童神志疾病，其因归为先天禀赋不足和后天失调两方面。对其进行分型治疗。若属肝风痰火内扰、心神失养者，当先豁痰泻心宁神，兼以平肝息风，半夏泻心汤加减或黄连温胆汤加竹叶、龙齿主之。龙齿性凉，质重沉降主入心肝经，镇惊安神治烦热；竹叶甘寒入心，清热除烦。《经》曰：“治温以清，专清心气，味淡利窍，使心经热血分解。”两味相配，善治小儿烦躁多动，心神不安，梦多惊哭，惊痫抽风等。

六、夏枯草配伍昆布，清肝化痰，消肿散结

夏枯草辛、苦、寒，归肝、胆经。辛能行能散，苦能降能泄，是药能清肝消肿散结；昆布咸寒，归肝肾胃经，功长于消痰散结，利水消肿。《本草经疏》：“昆布咸能软坚，其性润下，寒能除热散结。”对于治疗小儿单纯性乳房早发育，王霞芳将两药配伍运用，专取其清肝化痰散结之力，尤对痰火亢盛、肝经火旺者适用。

七、浙贝母配伍牡蛎，清热平肝，软坚散结

浙贝母苦寒开泄，清火化痰散结力大。《本草正》云："最降痰气，善开郁结，解热毒。"牡蛎咸涩微寒，归肝、肾经，能平肝潜阳，软坚散结。王霞芳认为此药对运用时有其润、滋、收三效，润能缓其邪热亢盛，滋能滋下焦而疗其本，收能敛相火迟天癸。

八、炙穿山甲片配伍皂角刺，活血通络，托里消肿

炙穿山甲片乃咸寒之品，主归肝经，其走窜之性无微不至，内通脏腑，外透经络达于病所。《本草纲目》言："通经脉，下乳汁，消痈肿，排脓血，通窍杀虫。"皂角刺辛温，入肝、胃经，长于消肿托毒搜风，其性亦走窜，通利诸道善祛胶结之痰核。王霞芳用两味引诸药透窜络道，消除胶结之痰核，屡试屡验。然炙穿山甲片为珍稀动物，又久用伤正；皂角刺有小毒，应中病即止，不宜久用。

第三节　倪菊秀用药特色

一、厌食症治疗中五谷虫的运用

五谷虫为丽蝇科昆虫大头金蝇或其他近缘昆虫的干燥幼虫体。性咸寒，归脾胃经，功能消积化食行滞。董廷瑶认为"其性平和，而无克伐之弊，故可常服。若在剂量与配伍上加以掌握，几可通治疳积虚实各证，乃为一治疳之良药也"，并强调在炮制上应以醋炒以增强其消导之力。临床常用量为 4.5～9 g。现代研究表明，除了对消化道的作用外，五谷虫还有更广泛的功能。

1. 化学成分　研究表明，五谷虫含蛋白质 62.7%，脂肪 11.2%，几丁聚糖 16%，氨基酸 18 种，抗菌肽 0.264%，维生素种类齐全，其中每百克五谷虫含维生素 B_2 28.86 mg，维生素 B_{12} 188.4 mg，微量元素含量丰富，每千克五谷虫含锌 570 mg、铁 520 mg、钙 1 200 mg，还含有三磷酸腺苷。

2. 药理活性

(1) 治疗小儿厌食症：五谷虫含有胰蛋白酶、肠肽酶、脂肪酶、淀粉酶等消化酶，能促进消化功能，增强食欲，常用于小儿疳积、厌食症的治疗。

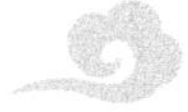

（2）抗菌抗病毒：《本草求原》《本草便读》记载，该虫性寒无毒，经干燥研末后，供搽敷外用，能治疗臁疮、唇疔，提示五谷虫具有抗菌活性。近年来，国内外大量研究表明，昆虫免疫系统经外源物质诱导所产生的抗菌物质主要为抗菌肽，而抗菌肽具有广谱性抗菌、抗病毒、抗原虫以及抗肿瘤等多种作用。

（3）抗肿瘤作用：五谷虫中含有抗肿瘤的活性成分。华允芬等通过溶剂萃取和油脂酶解获得 2 种脂肪酸，FA1 和 FA2，研究证明，FA1 和 FA2 对人白血病细胞/人肺癌细胞均有显著的抑制活性。

（4）其他作用：五谷虫还具有促进创面愈合，增强淋巴细胞的杀伤活性等作用。

二、厌食症治疗中莪术、三棱的应用

脾胃虚弱，厌食日久，气血亏虚，营血虚滞，食瘀互结；食瘀互结又阻碍脾胃，影响运化功能，形成恶性循环。

三棱、莪术二药，味苦平无毒，入肝脾二经。功用为行气、消积、破血、止痛，适用于癥瘕积聚、心腹疼痛、胁下胀痛、闭经等。据前贤论述，三棱善破血中之气，莪术则行气中之血，为“坚者削之”之谓。董廷瑶认为，本两品在攻积药中，尚属于平稳之剂，尤其在炮制时煨之更使其性缓。张锡纯认为，两药“性非猛烈，而建功甚速；若与参术芪诸药并用，大能开胃进食”。

对于这两味中药，临床一般用于年长、久病的儿童，用量一般在 4.5～9 g。

三、厌食症治疗中桂枝汤的运用

桂枝汤由桂枝 9 g、芍药 9 g、炙甘草 6 g、生姜 9 g、大枣 12 枚组成，始载于张仲景《伤寒杂病论》中，其功效为解肌发汗、调和营卫。柯琴在《伤寒杂病附翼》中，称桂枝汤为“仲景群方之魁，乃滋阴和阳，调和营卫，解肌发汗之总方也”。

桂枝汤中桂枝解肌发表，温经散寒，为主药，辅以芍药敛阴和营，以防桂枝汗散太过。二药匹配，益血调卫，一散一收，一治卫强，一理营弱，和营调卫，能使表邪得解。生姜辛温，既助桂枝解肌，又可暖胃止呕，与大枣共为佐药，以解肌和营，益阴调卫。炙甘草为使药，安中益气，调和诸药，合桂枝以解肌，合芍药以益阴。五味相配，共奏解肌祛风、调和营卫、滋阴和阳之效。

虽然桂枝汤具有发汗解肌的功效，可以治疗外感风寒表虚证，但是由于它还具有调和营卫、滋阴和阳的功效，所以千百年来桂枝汤很多时候还是以和解之剂的角色用于内伤杂病的治疗，例如以桂枝汤治疗自汗证。还有临床报道以桂枝汤治疗过敏性咳嗽兼荨麻疹、便秘、黄褐斑、失眠、脏躁等症。

董氏儿科采用桂枝汤治疗小儿厌食症是对桂枝汤治疗范围的进一步扩充，这里还是应用桂枝汤调和阴阳、调和气血、调和营卫的功能。《灵枢・营卫生会》云："营卫出于中焦。"营卫之气均由脾胃运化的水谷精气所化生。《伤寒论・辨脉法》指出："中焦不治，胃气上冲，脾气不转，胃中为浊，营卫不同，血凝不流。"强调了营卫二气的盛衰与脾胃功能的密切联系，只有中焦脾胃功能的正常发挥，营卫之气才会旺盛畅行；反过来，营卫不和，又会影响中焦脾胃升清降浊功能。

我们曾作过桂枝汤治疗儿童厌食症的研究，治疗以桂枝汤为主，辅以谷芽、麦芽、山楂、鸡内金、神曲等消导之品。取得了不错的临床效果。兹举一例予以说明。

案 丁某，女，2 岁。

初诊(2003 年 2 月) 因纳谷欠佳 1 年而前来就诊。时易呕恶，二便尚调，夜寐易惊。患儿自周岁起便不吃新鲜牛奶或配方奶粉等乳制品，而以乳酸菌饮料代之。外院体检身高体重不达标，有轻度贫血表现，素体虚易感。就诊时形体消瘦，面色斑白。舌质淡红，舌苔薄腻，脉细软。辨证属脾胃虚寒，和降失常。治拟健脾和胃，降逆止呕。处方以桂枝汤加减。

桂枝 3 g，炒白芍 6 g，生甘草 3 g，大枣 5 枚，生姜 3 片，陈皮 6 g，姜半夏 6 g，炒竹茹 6 g，炒谷芽 9 g，炒麦芽 9 g，炙鸡内金 6 g，炒山楂 6 g。

5 剂。

二诊时患儿呕恶已少，胃纳稍增，夜寐稍安。续以原方，治疗 3 周后愈。

对于桂枝汤治疗小儿厌食症，我们的体会是该类型的患儿体质相对偏寒，或者是由于寒湿困脾所致，临床表现为舌质偏淡，舌苔白腻。

目前随着生活水平的提高，高热量、高蛋白、高脂肪食品的增多，该类型的厌食症相对较少，但是食用过多的冷饮饮料和冰冻食物还是会导致该类型的厌食症的。

四、针刺四缝穴疗法

四缝穴位于第二、第三、第四、第五手指掌面，近端指关节横纹中点。四缝

穴为经外奇穴，并不在经络之上，有特定的功能。另外四缝穴所在的位置为手三阳经与手三阴经交接处。阴阳经脉互为表里，内联脏腑，外络肢节。中指一穴正在厥阴心包经上，手厥阴心包经与少阳三焦经相表里，有运转三焦气机、调节五脏六腑的作用。

在厌食症治疗中，针刺四缝穴可以起到速效的作用。有时治疗当日，甚至还未及服药，患儿厌食状况即有改善，此种情况占10%左右。

针具选择：以往采用的是三棱针，目前常用一次性采血针。

消毒：双手洗干净后，局部以75%乙醇常规擦拭消毒即可。

操作手势：医者左手捏住患儿一手的示、中、环及小指，患儿手心向上，家长帮助捏住患儿的手鱼际和关节处，防止患儿的手翻摆。消毒后，右手先用针对准四缝穴刺进1～3 mm，迅速退出，后医者用左手和右手拇指边缘轻轻挤压穴位周围，挤出少许黏液或血液。针刺时注意避开小血管。

针刺频度：一般一周刺1～2次，相隔3日以上。根据患儿年龄和疾病的严重程度，一般共须针刺3～5次。患儿年龄越大，所需针刺的次数越多。

晕针及处理：由于是一种强刺激，所以有时会出现晕针现象，但是发生的概率比较低，常见于3岁以上患儿，尤其是体质较弱，或者胆小神怯的患儿。其表现为口唇发紫，面色苍白，出汗，反应迟钝，目光迷离，身软乏力，眩晕，站立不稳，意识模糊。

晕针的处理：喂服温开水或者糖水，平躺休息，注意保暖。一般片刻即可缓解。

预防感染：针刺四缝穴后须捏乙醇棉球3～5分钟，后以干棉球握手，至少2小时内不许洗手，接触脏东西，全天保持干净，以防止感染。

局部感染及处理：局部感染虽然发生率不高，但是一旦发生可能引起手指疼痛，严重者手指挛缩，功能受限。所以尤其要引起重视。局部感染的原因多是由于消毒不严，或者创口接触脏物引起。其表现为患儿感觉针眼处疼痛，针眼周围红肿。发现有感染或者有感染征兆，应立即在感染部位敷涂金霉素眼膏或者三黄膏，每日2次。一般轻度感染经过2～3日的治疗即可痊愈。严重的感染要去外科诊治。

现代研究表明针刺四缝对胃肠道功能有良好的促进作用。表现在：

(1) 使肠中胰蛋白酶、胰淀粉酶和脂肪酶含量增加。

(2) 对肠道运动也有良好的调节作用和扩血管、改善肠循环的作用。

(3) 针刺大鼠“四缝穴”可以加快大鼠的胃排空，提高大鼠血中锌含量。

(4) 针刺四缝穴可以促进厌食症患儿促进食欲的神经肽Y、促人生长激素腺释放肽的释放，抑制患儿抑制食欲的瘦素的释放。

同时针刺四缝穴对人体的免疫功能也有良好的促进作用。它具有抗炎作用，可以使升高的白细胞下降至正常，咽部充血消失，肿大的扁桃体缩小。

第四节　董幼祺用药特色

一、董幼祺用药经验

(一) 地龙

地龙性味咸、寒，体滑，下行降泻，归肝、肺、膀胱经。具有清热息风、清肺平喘、通络、利尿作用，功能广泛，疗效亦被诸家认证。由于地龙味腥入肺经，体滑通利兼下行，可肃降肺气而止咳平喘。在儿科临床中，对于咳喘出现痰稠不活、痰稠难咯、痰鸣不已、声高息涌、痰热胶固、顽痰不化时，均可在辨证使用经方的基础上，少佐地龙，取其味腥性窜、活血通络之功效，使痰气松动，肺气宣畅而取得较佳的疗效。

(1) 在治疗小儿肺热咳喘时，诸如急性支气管炎中的风热束肺型，常以咳嗽不爽，痰稠难咯，或伴气急，涕嚏咽红，发热恶寒，舌红苔黄，脉浮数为主症；肺炎中的痰热闭肺型，以高热不退，喘咳痰壅，气促鼻煽，面色发青，舌红苔腻，纳谷不香，便下干结，二脉滑数为主症；或哮喘中的热哮，以哮喘发作较急，气喘胸闷，痰鸣不已，声高息涌，咽红涕黄，身热不宁，口渴少汗，舌红苔黄或腻，便干溲赤，脉数有力为主症，均为肺热咳喘的表现，常辨证择方使用《伤寒论》经方麻杏石甘汤或其变方桑杏石甘汤、五虎汤以及射干麻黄汤等，佐用地龙，剂量在6～9 g，常可取得出其不意的效果。

(2) 在辨治过程中，根据患儿的不同情况，当以随症加味，更可发挥主方佐加地龙的疗效。如在急性支气管炎风热束肺兼发热者，加连翘、金银花、淡豆豉；咽红肿加黄芩、射干、牛蒡子；痰尚活而多者加竹茹、冬瓜子；热性哮喘中，肺热甚加黄芩，苔腻加厚朴、炒莱菔子等；若痰热壅盛、失宣气逆则当宣降

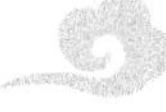

互施，方用麻杏石甘汤合苏葶丸等，效果十分明显。

（二）黄连

黄连，味重苦寒，强于清热燥，泻湿火。《本草正义》称"黄连大苦大寒，苦燥湿，寒胜热，能泄降一切有余之湿火，而心、脾、肝、肾之热，胆、胃、大小肠之火，无不治之"。其用途和配伍颇多，周岩《本草思辨录》中论道："黄连之用，见于仲圣方者黄连阿胶汤、泻心汤，治心也。五泻心汤、黄连汤、干姜黄连黄芩人参汤，治胃也。黄连粉，治脾也。乌梅丸，治肝也。白头翁汤、葛根黄芩黄连汤，治肠也。其制剂之道，或配以大黄、芍药之泄，或配以阿胶、鸡子黄之濡，或配以半夏、瓜蒌实之宣，或配以干姜、附子之温，或配以人参、甘草之补，因证制宜，所以能收苦燥之益而无苦燥之弊也。"

董氏儿科临床善用黄连治疗夜惊、口炎、热积吐恶、湿热下利、急性眼结膜炎等，根据不同的病因病机，运用不同方剂或配伍均能取得良效。

1. *夜惊*　夜惊病机有心肾不足、阴虚脏躁、胆虚痰扰、心胃火扰等不同。对于心火上扰所致的小儿夜惊叫哭，多见于胎热偏旺之婴儿，或有所触动，则上扰惊哭，临床常用导赤散加川连为主予以施治；若平素嗜食膏粱厚味、瓜果饮料之品，致脾胃呆钝，蒸郁化火，火邪上扰而夜惊者，用黄连、大黄、黄芩以此三药组成的泻心汤为基础方治疗心胃火热所致的小儿夜惊，效果十分明显。

2. *口炎*　"齿为肾之余，龈为胃之络"，舌尖属心，实火口腔溃疡者常见舌尖、咽喉溃疡，齿龈红肿。因此治疗上以清心胃之火为主，清心则主以川连，可佐以淡竹叶等，兼咽喉溃疡、齿龈红肿则加知母、石膏、人中白等，效果良好。或久患热病以后，导致脾肾虚损，阴液不足，水不制火，虚火上炎而成口疮，或因脾肾阳气不振，导致土不敛火，而虚火上浮者，均当在辨证的基础上少酌川连以制虚烦而交心肾。

3. *呕吐*　炒川连也是治疗呕吐的常用药，如对于急性胃炎（胃热）引起的呕吐常使用黄连与藿香配伍，前者清火降逆，后者解热辟浊，和中止呕，二者配合共奏清热和胃之效；若胆虚胃热，夜惊易吐者，则以黄连温胆汤为主，清胆和胃以宁心。

4. *泄泻病*　临床在治疗小儿泄泻病也随处可见其身影。如湿热下利，其主症为"便次多，稀水或黏糊酸臭，舌红苔黄或腻，小溲短少"，治以黄连和黄芩配伍，清肠道湿热。热重加金银花、马齿苋、扁豆衣；小溲短赤加茯苓、泽泻、车

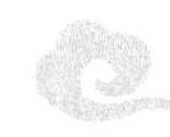

前子；呕吐加藿香等。如暴泻或热利以后，水液耗损，阴津不足，而又余热不清者，以“泻下稀糊酸味，口渴，舌红少苔或薄黄”为主症，则用黄连配伍乌梅及山药、生甘草等苦、酸、甘合用，甚有疗效。但需要注意的是苦寒之品，宜中病即止，因苦能燥湿，亦能伤脾。

5. 急性眼结膜炎　该病是眼科的常见病，虽然其后果不甚严重，但是发病率高。主要是由于外感风热之气或碰触不洁之物而发。临床在选用祛风、清热、利湿、解毒类中药的基础上，主以川连会起到较佳的疗效。

(三) 制何首乌

何首乌，性味苦涩微温，制熟则味甘兼补，有补肝肾、益精血、乌须发、强筋骨、悦颜色、止心痛、补气血、固元气、坚阳道之功效。明代李时珍有言：“何首乌，足厥阴、少阴药也。肾主闭藏，肝主疏泄。此物气温，味苦涩。苦补肾，温补肝，涩能收敛精气，所以能养血益肝，固精益肾，健筋骨，乌髭发。”制何首乌性质温和，不寒不燥，又无腻滞之弊，故为滋补良药。凡肝、肾精血亏虚，须发早白，腰酸遗精，心悸失眠，头晕肢麻，肠风下血等症，皆宜使用。

1. 哮喘　哮喘以痰饮为主因，以脾、肺、肾三脏不足为根本。其反复发作难以根治的原因也在于此，尤其对于小儿来说，既有生理上脾、肺、肾三脏不足，也有病理上肺娇易病、脾弱易伤、肾虚易损的特点。而制何首乌有收敛精气、养血益肾的功效，因之对小儿哮喘缓解期的肺肾两虚，肾不纳气的虚喘效果良好。对于平素易感而作喘，头晕目眩，午后潮热，或时有干咳、咽喉红等情况，皆可用制何首乌来滋养肺肾，如配合百合固金汤或金水六君煎等治疗，效果良好。

2. 智力低下、发育不良、五迟五软　其病因多为先天禀赋不足，后天调养失宜，导致精髓虚少，心脾不足。故本病多属虚证，以心、脾、肝、肾亏虚为主。《儿科要略》也有言“禀五脏之气，虚弱不能滋养充达”。而制何首乌归肝、肾、心经，可养血益肝、固精益肾，为滋补肝肾的良药，治疗此病时辨证择方运用自拟方补肾生髓汤(鹿角片、龟甲、熟地、益智仁、枸杞子、黄精、紫河车、制何首乌)或补益壮骨汤(杜仲、怀牛膝、菟丝子、制何首乌、枸杞子、狗脊、续断、桑寄生、木瓜、熟地、女贞子)、补心健脾汤、温阳壮筋汤或八珍汤加减使用，均取用制何首乌，因其能达到“阴中求阳，阳中求阴”之效，故对于虚证居多者，最为合适。

3. 多发性抽动症　在近十几年多发性抽动症的发病率不断上升。其发病原因多与遗传、药物不当、精神因素等有关，但从临床观察，其精神紧张、劳累，当为引发或继发本病的主要原因。《素问・至真要大论》曰“诸风掉眩，皆属于肝”，此病与肝的关系最为密切，对于肝肾不足的虚证应该以滋养肝肾，使木得水涵，筋脉利滑。滋养之品首推制何首乌，其功善补肝肾、益精血。《本草纲目》又言“为滋补良药，不寒不燥，功在地黄、天门冬诸药之上”。若再配以鳖甲、牡蛎等潜阳育阴，多获良效。临床上目燥眨动可加菊花、谷精草、密蒙花；头晕少力加女贞子；便下秘结、火偏旺加知母、黄柏；口渴多饮加石斛、天花粉等。

4. 遗尿　肾为先天之本，主水，藏真阴而寓元阳。下通于阴，职司二便，与膀胱相为表里，因而小便之排泄与贮存，全赖肾阳之温养气化。临床所见，小儿遗尿也多表现为肾气不足，闭藏失职而遗尿；或学龄期前后儿童，因学习压力，身心疲劳，常致神明失养，水火不渗，心肾失充，而致夜睡遗尿。何首乌有补益固涩之力，不仅补肝肾之不足，且固涩缩尿，对于肾气不足或心肾失充所致的小儿遗尿，甚为合拍。临床凡见“睡中遗尿，神疲乏力，肢凉怕冷，或智力不足，舌淡苔白”等肾气不足之象或“睡中遗尿，甚则惊叫，五心烦热，舌红少苔或黄”等症，可与制何首乌合用，取菟丝子丸、甘麦大枣汤或六味地黄汤之类，每能奏效。

二、董幼祺验方

（一）清疏化瘀汤

［药物组成］　柴胡 6 g，枳壳 5 g，炒白芍 6 g，生甘草 3 g，延胡索 6 g，川楝子 6 g，川芎 5 g，台乌药 10 g，浙贝母 10 g，炒山楂 10 g，夏枯草 6 g。

［功用主治］　清热理气，消积化痰。主治小儿肠系膜淋巴结炎。

［用法］　每日煎服 2 次，每次 80～100 ml，饭后 1 小时温服为宜。临证加减：伴发热，加连翘 10 g、金银花 10 g，去白芍、川楝子、川芎；伴恶心、呕吐加川厚朴 3 g，藿香 6 g，陈皮 3 g，去白芍、川芎、川楝子；伴腹泻，加炒川连 1.5 g、木香 3 g、茯苓 10 g，去白芍、川楝子、川芎。

［病机及方解］　小儿肠系膜淋巴结炎的病因多为患儿素来脾运欠佳，或内有积滞（痰、湿、食）者，故每当新邪触动，肺气失肃，气机不畅，而致痰、湿、

食、热互结，瘀阻肠道，气运脉络受阻，形成痰核（淋巴结肿大），不通则痛。清疏化瘀汤以四逆散合金铃子散为基础，调理肝脾，清热疏肝，辅以血中之气药川芎，既可治血，又可行气止痛；乌药辛开行气；夏枯草、浙贝母清热化痰散结，炒山楂消积化瘀，全方共奏清热理气、化痰祛积之功，与本病之病因病机甚相契合。

（二）理胃煎

［药物组成］ 黄连 2 g，蒲公英 10 g，延胡索 10 g，制香附 10 g，炒枳壳 6 g，佛手 6 g，神曲 10 g，鸡内金 6 g。

［功用主治］ 清胃理气，化湿导滞。主治小儿湿热型胃炎。

［用法］ 每日煎服 2 次，每次 80～100 ml，饭后 1 小时温服为宜。临证加减：脘痛痞闷甚加川楝子 10 g、台乌药 10 g；吐恶加厚朴 3 g、炒竹茹 5 g；大便秘结加火麻仁 10 g、炒莱菔子 10 g；伴发热加连翘 10 g、金银花 6 g。

［病机及方解］ 小儿胃炎属中医“胃脘痛”范畴。究其原因，多为寒热失调、饮食不节、气滞不畅所致。如李东垣《脾胃论》云：“故夫饮食失常，寒温不适，脾胃乃伤。”而临床湿热型为多者，实乃家长过分迁爱，饮食瓜果、膏粱厚味无度，特别是暴饮暴食，以致壅伤脾胃，气机受阻，升降失司，郁而化火。理胃煎以苦寒之黄连、蒲公英为君，入胃经清热燥湿；辅以制香附、佛手理气调中；炒枳壳宽中除胀；延胡索行气止痛；神曲、鸡内金消食健胃，全方清热、理气、消积三法合用，正中病机。

（三）洁肠汤

［药物组成］ 黄连 1.5 g，金银花 10 g，葛根 5 g，乌梅 5 g，炒石榴皮 5 g，荷叶 10 g，扁豆衣 10 g，生甘草 3 g。

［功用主治］ 抑菌洁肠，调整肠道功能，健脾补中。主治小儿霉菌性肠炎。

［用法］ 婴儿每日煎 1 次，每日服用量为 80～100 ml，分 3 次服用。2 岁以上小儿，每日煎服 2 次，每次 60～80 ml，饭后 1 小时温服为宜。临证加减：腹胀矢气，加广木香 3 g、陈皮 3 g；便下次多欠化，加炒山楂 10 g、炒麦芽 10 g；大便酸臭黏腻加马齿苋 5 g。

［病机及方解］ 引发霉菌性肠炎的原因，外因主要是过多地使用广谱抗生素，引起肠道菌群失调；内因是先天禀赋不足，或后天失调，脾气受损，特别

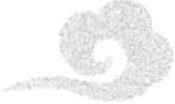

是人工喂养婴儿，抵抗力及免疫功能低下。本病的病理特点是多由热利转变而成，邪热迁延，湿热不清，而致阴津受耗，脾失健运，则清气不升，浊气不降。故用升清运脾法，自制洁肠汤一方。方中以黄连、金银花清热燥湿，清肠止泻；乌梅、炒石榴皮收敛涩肠，兼能益胃生津；葛根、荷叶、扁豆衣健脾升清；生甘草既能泻火，也能调和诸药。经临床观察，本方的制菌效果与西药相仿，但在疗效巩固，恢复脾运方面大大优于西药。

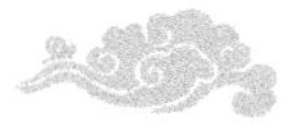

第六章 经典医案

第一节 董廷瑶医案

(一) 感冒

案1 (风寒在表) 毛某,男,8个月。

初诊 感冒风寒,身热咳嗽,鼻流清涕,微似有汗,二便尚调,舌苔薄白。治拟辛温和表,桂枝汤主之。处方:

桂枝2.4 g,白芍6 g,清甘草2.4 g,生姜2片,红枣3枚,橘红3 g,防风4.5 g,带叶紫苏梗4.5 g,桔梗3 g。

2剂。

二诊 汗出热减,咳嗽仍多,舌苔薄白,再以疏解和表。处方:

桂枝2.4 g,白芍6 g,清甘草2.4 g,防风4.5 g,桔梗3 g,杏仁6 g,生姜2片,红枣3枚。

3剂而愈。

【按】 感冒俗称伤风,由四时气候不正,寒暖失调,风邪侵袭所致。其病机因邪从皮毛侵入而首先犯肺;肺合皮毛,故初起即见肺卫表证,治疗亦不离乎宣肺解表。本例感冒属风寒,以表虚有汗,桂枝汤主之。若轻者可用杏苏散,而表实无汗则需麻黄汤。

案2 (风热上受) 施某,女,9岁。

初诊 外感发热39.5℃,咳嗽咽痛,便通溲赤,舌红苔薄,脉象浮数。病属风热,治以辛凉疏解。处方:

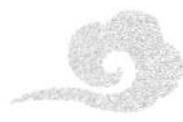

淡豆豉 9 g,黑栀子 9 g,连翘 9 g,荆芥 4.5 g,桑叶 9 g,鸡苏散 9 g(包煎),前胡 4.5 g,桔梗 3 g,带叶紫苏梗 4.5 g。

2 剂。

二诊 邪化热退,咳嗽尚多,咽喉作痒,舌润苔薄。兹拟宣肺止咳。处方:

橘红 4.5 g,姜半夏 9 g,紫菀 6 g,百部 9 g,杏仁 6 g,桔梗 3 g,生甘草 2.4 g,浙贝母 6 g,白前 4.5 g。

2 剂而愈。

【按】 风热感冒,应以辛凉解表,主用桑菊饮、银翘散。该两方被称为辛凉轻剂与平剂,虽前者偏于清解,后者稍重温散,然就其清热解毒而言,殊无轩轻之别。临床之际,往往两方加减而施。本例即是如此,二诊而安。

（二）咳嗽

案 3 （风寒束肺） 姚某,男,6 个月。

初诊(1974 年 5 月 30 日) 咳嗽月余,西医诊断气管炎。痰阻不爽,二便尚调,舌苔薄白,风寒在表,治以宣肺化痰。处方:

麻黄 2.4 g,杏仁 6 g,清甘草 2.4 g,陈皮 3 g,姜半夏 9 g,紫菀 6 g,牛蒡子 9 g,白芥子 4.5 g,炙紫苏子 6 g,竹茹 6 g。

2 剂。

二诊(1974 年 6 月 1 日) 咳嗽痰活,二便均调,舌苔白腻。治以化痰。处方:

陈皮 3 g,姜半夏 9 g,茯苓 9 g,清甘草 2.4 g,杏仁 6 g,川厚朴 2.4 g,紫菀 6 g,竹茹 9 g。

3 剂。

三诊(1974 年 6 月 4 日) 咳痰皆少,夜睡欠佳,纳谷一般,舌苔薄润。治以原法。处方:

陈皮 3 g,姜半夏 9 g,茯苓 9 g,清甘草 2.4 g,杏仁 6 g,川贝母 3 g,竹茹 6 g,枇杷叶 9 g,炒谷芽 9 g,远志 6 g。

5 剂。

药后痊愈出院。

【按】 该例患儿因咳嗽发热,收入病房;经用西药后,热度退净。但痰咳

不爽，因其痰湿素盛，复感风寒；然迭用化痰之剂，竟无寸效。原因在于风寒未化，肺失宣肃，治当宣肺散寒，化痰止咳并进之。故以三拗、三子、二陈三方加减运用，2 剂后风寒散，痰咳松；其舌苔转腻，乃痰湿外化之征。再投以二陈加味燥湿化痰，3 剂而使咳痰减少，舌苔化净，最后以原意增损 5 剂而获痊愈。

案 4 （风痰壅肺） 唐某，女，9 个月。

初诊(1975 年 12 月 7 日) 患儿经常吐恶，近则咳嗽气促，痰鸣辘辘，叫吵不安，小溲短少，大便干结，汗多舌白。痰涎上壅，治以豁痰润下。处方：

钩藤 4.5 g，胆南星 2.4 g，陈皮 3 g，竹节白附子 4.5 g，淡竹沥 1 支(分 2 次，姜汁 2 滴冲)，姜半夏 9 g，瓜蒌霜 9 g，姜竹茹 4.5 g，杏仁 6 g。

3 剂。

二诊(1975 年 12 月 10 日) 药后吐痰下痰，气促已缓，咳痰仍多，便下又结，纳动舌白。再以原法。处方：

陈皮 3 g，姜半夏 9 g，竹茹 4.5 g，杏仁 6 g，川贝母 4.5 g，瓜蒌霜 9 g，胆南星 2.4 g，竹节白附子 4.5 g，礞石滚痰丸 9 g(包煎)。

3 剂。

药后下痰不少，咳痰转瘥，舌净便通，遂予星附六君汤加麦芽 5 剂，调胃杜痰，其病即安。

【按】 患儿诸症为风痰闭肺，气实痰盛所致。乃用气痰互治之法。以陈皮、胆南星、白附子、杏仁宣肺化风痰，竹沥、瓜蒌霜引痰下行，又加钩藤除烦而防发痉。3 剂后虽吐痰下痰，但痰咳仍多，大便又结，拟用保赤散，因无货故易滚痰丸代之。药后痰去大半，气促亦和。再以星附六君调和脾胃而化余痰。

（三）肺炎

案 5 （风痰阻肺） 万某，男，9 个月。

病史摘要：患儿发热咳嗽 3 日，气急 1 夜，于 1961 年 7 月 31 日入院。听诊：两肺有细小湿啰音；X 线透视：支气管肺炎征象；体温 38.5℃。

初诊 风痰阻肺，气急咳喘，痰壅喉间，鸣声辘辘，发热汗少，便闭不通，舌苔薄腻，二脉滑数。证属肺风痰喘，亟需宣肺豁痰。处方：

麻黄 2.4 g，杏仁 6 g，炙紫苏子 6 g，白芥子 4.5 g，生莱菔子 9 g，制胆南星 2.4 g，天竺黄 6 g，瓜蒌仁 9 g，橘红、橘络各 3 g，保赤散 0.3 g(分 2 次化服)。

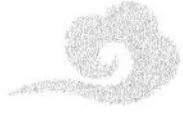

1剂。

二诊 服上药后，上涌下利，痰去大半，气较缓而咳亦爽，虽身热如昨，但病势已挫。前方甚合，仍步原法。

上方去保赤散。

1剂。

三诊 热度退净，胃气亦动，哭声响亮，二便均通，唯咳嗽不止，痰声尚多。治以化痰为主。处方：

橘红3g，竹沥半夏9g，川贝母3g，百部6g，紫菀4.5g，款冬花6g，竹茹6g，杏仁6g，消气化痰丸9g(包)。

2剂。

服后咳痰均瘥，再经调理肺脾而愈。

【按】 本例为实邪闭肺，风痰壅盛。根据李士材"治病先攻其甚，若气实而喘，则气反为本，痰反为标，标本俱病，气痰互治"，采用了气痰互治之法。以麻杏、三子宣肺而定喘，橘红、橘络、胆南星、天竺黄通结而祛风痰，因其便闭而加蒌仁，且以保赤散引痰下行。升降互施，遂得涌利，使痰去气顺。二诊时，因痰已去大半，故除保赤散，继用原法，其症旋平。

案6 (中毒性肺炎) 邵某，男，9岁。

病史摘要：患儿因腹痛、腹胀伴发热3日，曾用青、红霉素及四环素未见好转而于1972年7月22日入院。检查：重病容，气急鼻煽，二肺呼吸音粗，腹胀，全腹压痛。拟诊：① 败血症。② 腹膜炎(阑尾穿孔?)。③ 肺炎? 入院后曾请外科会诊。拟剖腹探查，后因注阿托品后腹软而未成。回病房后予大剂量青、红、庆大霉素，热度不退(39～40℃)。血检：红细胞计数2.32×10^{12}/L，血红蛋白74 g/L，白细胞计数16.5×10^{9}/L，多核75%，幼年粒细胞1%，杆状核粒细胞6%，嗜酸性粒细胞1%，淋巴细胞17%。胸片示：两中下肺有散在片状阴影，内有数个圆形透光阴影，两中下肺肺叶有肺气形成，右侧胸膜积液。诊断：中毒性肺炎。请中医会诊。

初诊(1972年7月25日) 患者由于邪积内滞，始发腹痛高热，迄今7日，积滞已下，痛和腹软，但高热起伏不退，气促鼻煽，咳逆痰阻，脉数，舌苔薄黄。为风温犯肺，尚未化燥，拟清气分之热。处方：

桑叶 9 g，枇杷叶 9 g(包煎)，薄荷 2.4 g(后下)，清水豆卷 12 g，桔梗 3 g，黑栀子 9 g，活芦根 30 g，黄芩 6 g，连翘 9 g，炒莱菔子 9 g(研)。

3 剂。

二诊(1972 年 7 月 28 日) 高热持续不退，咳少不爽，气促尚和，腹软，便下溏黏量少，脉数，舌苔薄润。热邪仍在气分，仍拟清透气分之热。处方：

桑叶 9 g，青蒿 9 g，天花粉 9 g，川贝母 4.5 g，杏仁 6 g，芦根 30 g，清水豆卷 12 g，淡竹叶 6 g，竹茹 6 g，黄芩 4.5 g，鸡苏散 12 g(包煎)。

2 剂。

三诊(1972 年 7 月 30 日) 迭进辛凉清气，热仍鸱张，持续不退，舌红苔薄黄，脉数气促。咳嗽不爽，便下溏黏，小溲通赤。肺热不清，势防化燥。药以羚羊为主，清肺气而逐邪热。处方：

羚羊角粉 1.5 g，生石膏 30 g(先煎)，黄芩 6 g，生甘草 2.4 g，葛根 6 g，桑叶 9 g，枇杷叶 9 g(包煎)，青蒿 9 g，天花粉 9 g，连翘 9 g。

2 剂。

四诊(1972 年 8 月 1 日) 服羚羊白虎后，肺气清而热下降，神情即安，咳爽痰滑，气平便调，脉象缓和，舌红润，中有薄黄苔。病情已见好转，再拟清肺化痰。处方：

羚羊角粉 0.9 g，川贝母 4.5 g，桑叶 9 g，枇杷叶 9 g(包煎)，青蒿 9 g，橘红 3 g，生甘草 2.4 g，生扁豆 9 g，杏仁 6 g。

3 剂。

第三剂时去羚羊角粉。

五诊(1972 年 8 月 4 日) 高热已退，余热未清，舌心光剥，两脉软弱，形体疲倦，咳松有痰，胃纳已和，便下亦调。病后阴津亏耗，再以清养肺胃。处方：

南沙参、北沙参各 9 g，桑叶 9 g，川贝母 4.5 g，枇杷叶 9 g(包煎)，地骨皮 9 g，青蒿 9 g，竹茹 6 g，白薇 9 g，生甘草 2.4 g，陈粳米 30 g(包煎)。

3 剂。

六诊(1972 年 8 月 7 日) 病后气阴两虚，舌净而润，纳和便调，时有低热。兹须调扶，兼清余邪。处方：

太子参 9 g，桑皮 9 g，地骨皮 9 g，生甘草 3 g，炒白芍 9 g，百合 9 g，枇杷叶 9 g(包煎)，白薇 9 g，陈粳米 30 g(包煎)。

3剂。

药后病愈出院。

【按】 小儿肺炎,属中医风温范围。该儿初诊、二诊,热势虽盛但未传里,邪在气分故予辛凉清气、透邪泄热。5剂后热仍鸱张,病势不衰;然察其邪热,仍在气分,遂改用羚羊白虎汤(因便黏而不入知母),再从清泄肺热,步步追踪,以使邪不深传。2剂后,肺气清而热下降,神情安而痰咳爽;原法去石膏加清肺化痰之品,3剂大热已退。虽时有余热,再进调扶而愈。

羚羊角为天生木胎,其性凉而解毒,且有发表之力,善退热而不甚凉,为清肺肝炽热之要药。生石膏质重气轻,凉而能散,有透表解肌之能。《神农本草经》谓其微寒,则非大寒可知,其功善解肺肝之实热。在施用辛凉清气轻剂无效时改投羚羊白虎,热势迎刃而解。然风温之邪,传变较速,辨证当须正确,且应严密观察,以求及时防范;否则药不及病,势成燎原,往往易致偾事耳。

(四) 哮喘

案7 (外寒里饮) 张某,男,11岁。

初诊(1962年5月23日) 哮喘7年,时常发作,近日感寒,咳喘剧甚,涕清恶寒,面色苍萎,舌苔薄润,脉象细数。寒饮内伏,感邪引动。内外阴霾,法须辛温。处方:

炙麻黄2.4 g,桂枝3 g,细辛2.4 g,淡干姜2 g,炙甘草3 g,姜半夏9 g,白芍6 g,炙紫苏子9 g,生姜2片,红枣3枚。

3剂。

二诊(1962年5月26日) 恶寒已无,痰如稀沫,哮喘夜剧,咳尚不利,胃纳一般,大便亦调,舌苔薄腻,两脉滑数。宿饮不化,仍以辛温化饮。处方:

炙麻黄2.4 g,桂枝2.4 g,细辛1.5 g,紫菀6 g,杏仁6 g,旋覆花9 g,橘红3 g,川厚朴3 g,姜半夏9 g,款冬花9 g。

3剂。

三诊(1962年5月29日) 哮喘已和,咳嗽尚有,胃和便调,舌苔白腻。通阳利饮。处方:

桂枝2.4 g,焦白术9 g,茯苓9 g,清甘草2.4 g,橘红3 g,旋覆花9 g,姜半夏9 g,杏仁6 g,细辛1.5 g,川厚朴3 g。

4剂而安。

【按】 本例哮喘，宿疾七年，面色苍萎，涕清恶寒，显系饮邪久伏，感寒引发。故初诊、二诊两诊，皆以加减小青龙汤，辛温散寒，化饮平喘。三诊时哮喘已和。但尚咳嗽，舌苔白腻，乃饮浊未清，故以苓桂术甘合二陈加杏朴等健脾蠲饮，顺气化痰，4剂告平。

案8 （痰热内蕴） 朱某，男，9岁。

初诊(1963年9月13日) 患哮喘已5年，经常发作，近又感邪，引起宿哮复发，喘咳甚剧，痰多而黏，舌红苔薄白，脉浮数。为肺热兼有表邪，治拟疏解清热。处方：

麻黄3 g，杏仁6 g，生白果7枚，桑皮6 g，紫苏子6 g，紫菀6 g，款冬花9 g，姜半夏9 g，橘红3 g，清甘草2.4 g，黄芩4.5 g。

3剂喘平。

【按】 本例属外感风寒、内蕴痰热之哮证，治以千金定喘汤。方中麻、杏、苏、夏疏表化痰，紫菀、款冬、桑白皮、黄芩清热润肺，白果降气定喘，橘红、甘草和中顺气。服3剂后，其喘即止。若无痰热者，则桑白皮、黄芩之类宜慎用。

案9 （肺热郁闭） 赵某，男，11岁。

初诊(1963年9月30日) 宿哮时发时止，已有3年。昨因新感，身热喘剧，咳痰不利，脉象滑数，舌质红，苔薄白。客寒包火，法须清宣。处方：

麻黄2.4 g，生石膏15 g，杏仁9 g，炙甘草3 g，生黄芩4.5 g，细辛2.4 g，姜半夏9 g，紫菀6 g，紫苏子9 g，生白果7枚。

3剂。

二诊(1963年10月3日) 哮喘已瘥，咳痰亦减，舌苔薄白，二脉带浮，热虽平，尚有表邪。再以宣化。处方：

麻黄2.4 g，桂枝2.4 g，紫苏子6 g，杏仁6 g，桑白皮9 g，紫菀6 g，细辛1.5 g，款冬花9 g，姜半夏9 g。

3剂而安。

【按】 身热喘剧，舌质红苔薄白，乃因寒新感，郁热壅闭，客寒包火之证也。故治以叶氏五虎饮之意，表里双解。2剂后喘平但咳，舌苔薄白，是表邪未尽，再予疏表化痰，遂得安和。

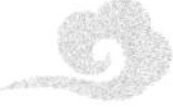

案10 （饮停上焦） 武某，男，8岁。

初诊(1981年5月20日) 宿哮时发，近2周来每夜喘作不止，已服麻黄汤、小青龙等药效不显。胸脘满闷，痰吐清稀，舌苔白润，脉弱而弦。为饮邪盘踞胸中，治以通阳化饮。苓桂术甘汤加味。处方：

茯苓9 g，桂枝尖4.5 g，焦白术9 g，青草3 g，鹅管石12 g，白芥子9 g，黄芪6 g，川厚朴4.5 g，干姜1.5 g，杏仁6 g。

5剂。

二诊(1981年5月25日) 喘咳已平，舌苔亦化，纳食稍增，面色较润。宿饮深踞，前法追踪。

上方去川厚朴，加紫苏子9 g，干姜用至6 g。

5剂。

其后病情稳定，2个月不发，嘱服款冬花、冰糖各12 g，隔水炖服，每日1剂。连日服用，既巩固，又防治。

【按】 仲景苓桂术甘汤，《金匮》治痰饮以温药和之，即以本方为主。近贤张锡纯在本方的基础上，创制理饮汤；并对寒饮之治法颇多阐发。本例患儿，喘咳反复发作不止；以其脉证确系胸阳不振，饮停上焦，故予苓桂术甘温经化饮，加干姜、川厚朴温通胸阳，杏仁、白芥子化痰止咳，鹅管石温肺降逆，黄芪益气扶阳。遂使剧喘得以控制，此王旭高所谓温化寒饮"不越苓桂术甘之制"也。

（五）麻疹

案11 （血滞毒陷） 张某，男，15个月。

初诊 发热6日，疹出旋没而不透，发热39.6℃，咳嗽不爽，气急鼻煽，面色苍白，涕泪均无，舌红苔薄润。有先天性心脏病史，气血有阻，拟活血透疹法。处方：

当归4.6 g，桃仁6 g，赤芍6 g，杜红花3 g，连翘9 g，荆芥4.5 g，葛根6 g，枳壳4.5 g，浙贝母9 g，前胡4.5 g。

1剂。

二诊 通过活血，疹已明透，身热尚高(39.2℃)，涕泪已有，咳嗽轻爽，气急略平。症象好转，兹拟表里双解，兼活其血。处方：

荆芥4.5 g，连翘9 g，牛蒡子9 g，前胡4.5 g，浙贝母9 g，杏仁6 g，赤芍

6 g，当归 4.5 g，蝉蜕 2.4 g。

1 剂。

三诊 麻疹齐透呈回，身热亦减(38℃)，咳嗽尚多，大便秘结，小溲短赤，舌红苔黄腻。拟清泻之剂。处方：

桑叶 9 g，连翘 9 g，金银花 9 g，白茅根 30 g(去心)，杏仁 6 g，生栀子 9 g，枇杷叶 9 g，瓜蒌仁 9 g，知母 6 g，紫菀 6 g，生大黄 9 g。

1 剂。

药后热净疹回咳减，大便下 4 次，呈酱色，苔薄舌绛，再经清理而愈。

【按】 患儿有先天性心脏病史，在血运方面与常儿不同；而麻疹之透，需赖血活气行。初诊所见，乃是肺气不宣，血滞毒陷，病属严重。故以活血透疹法，方以王清任活血解毒汤加减，其中归、芍、桃、红活血行滞，荆、翘、葛根宣肺透表，贝、前、枳壳止咳下气，而以生甘草和中解毒；诸品合用，乃使疹透毒宣，症势遂见好转。三诊时便秘溲赤，予清泻之剂，以除余邪。

案 12 (热毒阻血) 景某，女，4 岁。

初诊(1961 年 1 月 22 日) 发热 6 日，疹见 3 日，两颧不明，四肢不温，疹已呈回，壮热烦躁不安，舌红苔黄，口唇干裂，干咳不爽，大便泄利，小溲短少。毒邪内陷营分，拟清营解毒、活血透疹。处方：

葛根 6 g，生黄芩 9 g，川连 3 g，鲜石菖蒲 4.5 g，炒枳壳 4.5 g，杜红花 4.5 g，桃仁泥 9 g，赤芍 4.5 g，连翘 9 g。

1 剂。

另至宝丹 1 粒(开水化服)。

二诊(1961 年 1 月 23 日) 麻疹明布，热势亦和(38℃)，四肢温暖，神志清晰，舌润苔黄，口唇干燥，大便溏利，小溲短少，血活疹透，兹拟表里双解。处方：

葛根 6 g，生黄芩 9 g，荆芥穗 4.5 g，桑叶 9 g，连翘 9 g，金银花 9 g，枇杷叶 9 g，鲜石菖蒲 4.5 g，白茅根 30 g(去心)。

1 剂。

另神犀丹 1 粒(开水化服)。

三诊(1961 年 1 月 24 日) 药后疹回热退，神志亦清，咳爽气平，舌色红润，口唇干燥，时有叫吵，便黏溲少。肺阴受耗，拟清肺增液。处方：

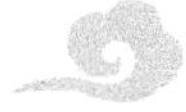

鲜生地 30 g，玄参 9 g，知母 6 g，麦冬 9 g(去心)，天花粉 9 g，桑叶 9 g，生黄芩 6 g，枇杷叶 9 g，淡竹叶 6 g，生甘草 3 g，白茅根 30 g(去心)。

3 剂后平。

【按】 此例乃血分瘀热，毒不宣泄，并协热下痢(西医诊断为麻疹并发支气管肺炎、口腔炎)。予葛根芩连汤合活血药，并加至宝丹，泻火解毒、清心安神，防其热度侵脑。1 剂后疹明布，热势亦和，神志清晰，再以表里双解而热退疹回。由于壮热烁液，肺阴受耗，故三诊以清肺养阴之剂，数日而愈。

(六) 疳积脾弱

案 13 苏某，男，2 岁。

初诊 疳积腹满，面色苍黄，口馋嗜食，二目羞明，发稀如穗，舌苔薄腻。先以消疳和中(针四缝穴有黏液)。处方：

胡黄连 2.4 g，醋炒五谷虫 9 g，寒食曲 9 g，谷精珠 9 g，佛手 4.5 g，茯苓 9 g，清甘草 2.4 g，怀山药 9 g，夜明砂 9 g。

4 剂。

二诊 疳积未化，腹部仍满，便泄 3 次，二目多眵，口馋嗜食。疳深脾虚，前法加减(针四缝穴有黏液)。处方：

胡黄连 2.4 g，醋炒五谷虫 9 g，寒食曲 9 g，煨三棱 4.5 g，煨莪术 4.5 g，茯苓 9 g，焦甘草 2.4 g，焦白术 9 g，煨木香 2.4 g，佛手 4.5 g。

3 剂。

三诊 疳积渐化，腹部亦软，脾胃虚弱，大便散泄，舌苔已薄，二目时封。再以消疳扶脾(针四缝穴有少量黏液)。处方：

胡黄连 2.4 g，醋炒五谷虫 6 g，寒食曲 9 g，杭白菊 6 g，怀山药 9 g，焦白术 9 g，煨木香 2.4 g，煨肉豆蔻 9 g，炒扁豆 9 g。

4 剂。

四诊 疳积虽化，脾运未复，大便散泄，面色苍黄，胃纳尚和，舌苔淡白。兹拟健脾消疳(针四缝穴已无黏液)。处方：

党参 4.5 g，焦白术 9 g，茯苓 9 g，焦甘草 2.4 g，广木香 2.4 g，怀山药 9 g，炒扁豆 9 g，陈皮 3 g，醋炒五谷虫 9 g，寒食曲 9 g。

4 剂。

五诊 疳化腹软，胃和便调，形色转活。调扶善后。处方：

党参 4.5 g，焦白术 9 g，茯苓 9 g，清甘草 2.4 g，陈皮 3 g，怀山药 9 g，炒谷芽 9 g，佛手柑 4.5 g。

5 剂。

【按】 本例患儿初诊时，疳积已成，脾胃亦虚，故以三补七消之法主之。四诊时疳化腹软，脾运未健，即侧重于补气益脾，调扶而愈。

（七）腹痛

案 14 许某，男，7 岁。

初诊(1981 年 5 月 13 日) 1 年多来脘腹疼痛时作，进食冷饮更剧；不思纳食，便下间隔，其脉沉弱，舌淡无苔。证属中土阳虚有寒，小建中汤主之。处方：

桂心 2 g，炙甘草 3 g，白芍 12 g，生姜 2 片，红枣 3 枚，淡附片 6 g，饴糖 30 g（冲）。

5 剂。

二诊(5 月 20 日) 腹痛已瘥，大便通下，纳食初动，舌苔薄润，方已应手，毋须更辙。处方：

上方去附片，加木香 3 g。

5 剂。

三诊(6 月 17 日) 前次药后诸恙均平。昨因啖冰，腹痛又作，大便溏稀，舌苔薄润。仍宗原法，小建中加味。处方：

桂心 2 g，白芍 12 g，煨姜 2 片，红枣 3 枚，炙甘草 3 g，饴糖 30 g(冲)，吴茱萸 6 g，木香 3 g，焦白术 9 g。

5 剂。

服后旋安。

【按】 小建中汤为一温中祛寒、调和阴阳之良方。患儿腹痛反复发作，而饮冷尤剧；参之脉舌，确为阳虚中寒之证，故以本方主之。以后腹痛又作，仍予本方加味。以药中窾窍，故投之即效。

（八）肠套叠

案 15 （寒滞瘀结） 徐某，男，9 个月。

初诊(1978 年 1 月 5 日) 3 个月来已 2 次肠套叠，近日腹痛又作，纳呆泛

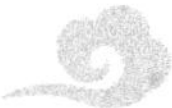

恶，便下泄利，四肢不温，舌苔薄白，面青唇黯。病因在于肠部血行瘀滞，论法当以活血为主。少腹逐瘀汤加减。处方：

当归尾 6 g，醋炒五灵脂 6 g，小茴香 4.5 g，广木香 2.4 g，官桂 1.8 g，红花 4.5 g，青皮 4.5 g，乳香、没药各 3 g，延胡索 4.5 g。

4 剂。

二诊(1 月 9 日) 疼痛已解，腹部柔软，纳和便实，面润肢温，舌净无苔，再拟前法。处方：

当归尾 6 g，赤芍 6 g，小茴香 4.5 g，枳壳 4.5 g，木香 2.4 g，青皮 6 g，红花 4.5 g，乳香、没药各 3 g，醋炒五灵脂 6 g。

5 剂。

以后连续数次随访，未再复发。

【按】 患儿接连发作肠套叠腹痛，同时伴有四肢不温，面其唇黯，苔白泄利，故辨证为下焦寒凝瘀滞。《经》云："寒气入经而稽迟，泣而不行……客于脉中则气不通，故卒然而痛。"(《素问・举痛论》)。宜拟王氏少腹逐瘀汤温经散寒，行瘀定痛。药以官桂、小茴香温下逐寒，木香、青皮理气行滞，当归、红花、五灵脂活血祛瘀通络，乳香、没药、延胡索行瘀利气定痛。二诊后其病即安。

案 16 ［肠套叠(血瘀气滞证)］ 周某，男，4 岁。

初诊(1973 年 9 月 5 日) 2 年来先后 4 次肠套叠，腹痛时发，痛剧叫嗥，辗转不安，但时停时作。今腹痛又发，按之较硬，舌红苔薄，汗出淋漓，纳少便干，二脉带弦。治以活血行气，使通则不痛也。处方：

当归 6 g，赤芍 6 g，桃仁 9 g，醋炒五灵脂 9 g，红花 5 g，乳香 5 g，炒没药 4.5 g，肉桂 3 g(后下)，广木香 2.4 g，延胡索 9 g。

3 剂。

二诊 服上药后，痛已停止，腹部转软，便下通利，药已见功，原法继进，以杜其根。处方：

当归 6 g，延胡索 6 g，赤芍 6 g，桃仁 9 g，川楝子 9 g，醋炒五灵脂 9 g，广木香 2.4 g，乳香 5 g，红花 5 g，炒没药 4.5 g。

4 剂。

三诊 腹痛未作，纳谷尚可，舌苔薄净，二便尚调，治以调和。处方：

当归 5 g，桃仁 9 g，枳壳 5 g，茯苓 9 g，陈皮 3 g，川楝子 9 g，炒谷芽 9 g，广木香 3 g。

5 剂。

药后腹痛已除，随访 1 年，肠套叠未再发作。

【按】 小儿肠套叠一症，尤以反复发作者，董廷瑶认为多与气血瘀阻不畅有关，故临床治疗常随症而施活血理气之品，每获良效。该患儿 2 年内先后 4 次肠套叠，腹痛时作，痛剧叫嚎，辗转不安，时停时作，乃络脉瘀阻，气滞不畅，不通则痛之症。故治当活血行气，使气血通畅，则病可除也。方以少腹逐汤为主，方中当归、赤芍、桃仁、五灵脂、红花、没药祛瘀理血，木香、延胡索理气止痛，更少佐官桂以温通脉络，使之调和。服药 3 剂，腹痛则和，腹部转软，乃气血渐已通畅也。故原方去肉桂之温，续进 4 剂。若是调理 2 次，病已得治，肠套叠年余未作。

（九）便秘（肠梗阻）

案 17 （阳虚寒实） 陶某，男，10 岁。

初诊(1984 年 9 月 22 日) 患儿幼时曾做直肠尿道造型手术，此后大便失调，经常数日不通，以致腹痛难忍。6 日前腹痛又作，大便不下，呕吐不食，多次送急诊，西医诊为肠梗阻，经导便仍未解下。至今腹痛呻吟，按之满实，大便秘结，食后呕吐，四末清冷，小溲短少，二脉沉弦，舌苔淡白。证属久病伤阳，寒实里结。亟须温通，主以温脾汤。处方：

肉桂 1.5 g(后下)，附片 4.5 g，干姜 3 g，当归 6 g，玄明粉 9 g(冲)，生大黄 6 g(后下)，党参 9 g，清甘草 3 g。

2 剂。

服药 1 剂后腹痛减缓，进第二剂大便通下数次，吐平能食，腹软肢温。续以调扶中州，用党参、白术、茯苓、甘草、当归、白芍、桂枝、陈皮等药而安。

【按】 本案乃属急症，患儿便秘呕吐，腹痛肢冷，病史既久，阳气转衰。董廷瑶当机立断，勉从寒实不通立法，投以温脾汤全方，应手而效。设若辨证不确，游移不定，难免偾事，是以诚如董廷瑶之所言："倘非有定识于平时，曷克有定力于片刻耶。"

案 18 ［巨结肠(湿热壅积证)］ 王某，女，2 个月。

初诊(1985 年 8 月 25 日) 患儿自生至今便下秘结，靠灌肠得以通下，钡

餐灌肠X线显示，直肠—乙状结肠处狭窄，舌红苔腻，腹满而硬，矢气不多，小溲通赤。治以润下为主，少佐理气消积。处方：

玄明粉3 g(冲)，白蜜1匙(冲)，枳实5 g，麦芽10 g，陈皮3 g。

3剂。

二诊 药后便仍需灌下，矢气较多，腹满苔腻，纳乳木香，再以原法主之。处方：

玄明粉3 g(冲)，白蜜1匙(冲)，枳实5 g，麦芽10 g，火麻仁10 g，郁李仁10 g，陈皮3 g。

3剂。

三诊 药后自便1次，便下较稀，舌苔薄腻，腹满稍软，纳乳欠香，原法为主。处方：

玄明粉3 g(冲)，白蜜1匙(冲)，枳实5 g，麦芽10 g，火麻仁10 g，瓜蒌仁10 g，陈皮3 g。

3剂。

药后便自通1次，舌苔化薄，腹部转软，再以原法增损调治经月而便每日得以自通。用药大致如下，服药半月后，大便隔日一两次，舌苔薄净，即去玄明粉、白蜜，加减使用桃仁、山楂、鸡内金、当归、北沙参、川石斛等之类药物，以滋润养血和胃而收功。

【按】 婴儿巨结肠者，多由先天因素有关，主要为孕母之湿热传于胎儿，致出生以后，胎热蕴于大肠，气机不畅传导失职。该巨结肠患儿，自生至今便秘不通，腹满而硬，舌红苔腻，系湿热蕴积肠道、气机失调之故，故以急润调理为主，此所谓“六腑者，以通为用”也。方中以咸寒之玄明粉软坚泻下，兼以白蜜润肠护胃，并少佐枳实、麦芽、陈皮理气消积。3剂后便仍灌下，药症虽符，药力未达也，故再以原方增润下之火麻仁、郁李仁润肠道而不伤津。药后便能自通1次，且腹满稍软，气机稍复，肠道渐润，故再以原法以巩固之。其后病情稳定，即去咸寒之玄明粉及白蜜，增以沙参、桃仁、当归、石斛滋养阴血兼能生津润下之品，并兼以鸡内金、山楂消积和胃，若是调治月半，病终得愈矣。

(十) 泄泻

案19 陶某，女，3个月(积食)。

初诊 积滞泄泻，每日四五次，腹痛胀满，矢气频多，啼哭不安，小溲尚通，舌苔厚腻。治以消滞运脾。处方：

陈皮 3 g，青皮 5 g，广木香 3 g，炒麦芽 10 g，佛手片 5 g，炒枳壳 5 g，赤茯苓 10 g，荷叶 10 g，煨葛根 6 g，炒山楂肉 10 g。

2 剂。

二诊 腹软不满，泻利转和，矢气尚有，小溲通长，舌苔薄黄。治以消扶兼施。处方：

党参 5 g，赤茯苓 10 g，扁豆衣 10 g，陈皮 3 g，广木香 3 g，青皮 5 g，炒山楂肉 10 g，焦白术 10 g，荷叶 10 g，炒麦芽 10 g。

2 剂。

药后诸症均愈。

【按】 此例患儿因乳食内滞，以致脾运失职，气机不畅，清浊不分，而作泄泻。故治以消食导滞之品为主，佐荷叶、葛根以升清降浊，木香、枳壳运脾理气。2 剂后，积去泻和，再用异功散加味以调中助运。

案 20 （热利） 周某，男，9 个月。

初诊 泄利 1 个月，近日发热，体温 38.5℃，泻下溏绿酸臭，日六七次，腹软，小溲短少，舌苔薄黄。热邪扰中。治以清热和泻。处方：

葛根 5 g，黄芩 5 g，川连 1.5 g，清甘草 3 g，荷叶 10 g，扁豆衣 10 g，怀山药 10 g，车前子 10 g(包)，炒山楂 10 g。

2 剂。

二诊 热度已退，便泄亦和，腹软溲通，舌苔薄净。治须健运。处方：

党参 5 g，茯苓 10 g，清甘草 3 g，扁豆衣 10 g，广木香 3 g，荷叶 10 g，怀山药 10 g，炒山楂 10 g。

3 剂。

药后即安。

【按】 患儿泄泻 1 个月，脾胃已伤，来诊时复感暑热，致暑湿互夹而身热泻剧。故投葛根芩连汤以清表里之热，加荷叶升清，车前子利湿，山楂消积，怀山药、扁豆衣调理脾胃。主次分明，配伍得当，2 剂热尽泻止，再以调中之剂而愈。

案 21 （暑湿弥漫） 钱某，男，2 岁。

初诊 患儿 10 日来连发高热，体温 38.8～39.9℃，时微汗出，但热不通，便下溏绿酸臭，日四五次，小溲短赤，舌红苔腻，脘胀作恶。曾用抗生素、退热剂、消化剂及输液治疗均未见效，治以清暑化湿。处方：

生石膏 15 g（先下），寒水石 12 g，清水豆卷 12 g，滑石 10 g（包），茯苓 10 g，金银花 6 g，藿香 5 g，广木香 3 g，淡竹叶 5 g，陈皮 3 g，炒山楂 10 g。

3 剂。

二诊 药后汗出较多，发热即和，舌苔亦薄，脘胀已瘥，吐恶偶作，纳谷一般，便溏次减，小溲较长。治以清暑化湿为主。处方：

淡竹叶 5 g，金银花 5 g，通草 3 g，茯苓 10 g，六一散 10 g（包），广木香 3 g，泽泻 10 g，佩兰叶 10 g。

3 剂。

服后病痊。

【按】 三石甘露饮为治温病暑湿方。此例发热泄泻，虽时非暑令，但其病机为湿热阻滞三焦。故以三石清三焦之热为主，金银花、豆卷以助清热透邪，茯苓、藿香化湿辟浊，竹叶清热利尿，木香、陈皮、山楂和胃消食。3 剂即汗出热平，胀瘥呕少，泄减溲通，乃暑湿渐清也，故续进化湿运脾，其泄即止矣。于此亦见古方今用之妙也。

案 22 孙某，女，3 个月（脾虚烦渴）。

初诊 泄泻月余，近伴微热，舌红苔黄，口渴不多饮，涕泪尚有，便利日六七次，小溲一般。亟须七味白术散以治烦渴而和泄泻。处方：

党参 5 g，土炒白术 10 g，茯苓 10 g，清甘草 3 g，葛根 6 g，藿香 5 g，木香 3 g，炒谷芽 10 g，扁豆衣 10 g。

2 剂。

二诊 热净，泄泻转和，次数减少，化机不复，舌润纳和，汗出较多，肢末不温，小溲通长。治以温扶脾胃。处方：

党参 6 g，焦白术 10 g，炮姜炭 2.5 g，焦甘草 3 g，淡附片 3 g，煨葛根 6 g，木香 3 g，陈皮 3 g，炒谷芽 10 g，炒扁豆 10 g。

3 剂。

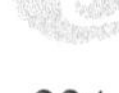

三诊 大便成条，汗出减少，肢末已温。

再以原方3剂以巩固之。

【按】 该例以其泄泻月余，微热苔黄，口渴，初看似有伤阴之象，但涕泪均有，小溲尚通，说明阴液未损，乃脾虚不能为胃行其津液而发口渴。故投以七味白术散以和脾胃。2剂后热净泄减，汗出较多，舌润溲长，肢末不温，为久泄脾阳衰耗，因此以附子理中温运，加扁豆、木香、陈皮和胃气，葛根升清，不数剂即获痊愈。

案23 （阴阳两伤） 朱某，5个月。

初诊 便下泄利，次数频多，小溲尚通，腹满胀气，按之即哭，形色较萎，身热不高，舌红口炎。热利伤津，脾运不畅。治以清养运脾。处方：

人参须2.5 g，煨葛根6 g，天花粉10 g，扁豆衣6 g，麸炒枳壳5 g，青皮3 g，炒白术5 g，生甘草3 g，香连丸1.8 g（包）。

2剂。

二诊 泄利仍剧，日有10余次，腹满而胀，舌光干而淡红，形神萎靡，汗出，纳少作恶，小溲尚有。元气大惫，伤阴耗液，阳虚之象，其势危殆，亟投益气扶元救之。处方：

西洋参2.5 g（另炖），移山参4.5 g，乌梅5 g，钗石斛10 g，煨诃子10 g，天花粉10 g，石莲子10 g，生熟谷芽各10 g，土炒白术5 g，怀山药10 g，炮姜1.5 g，生甘草3 g。

1剂。

三诊 泄泻次数虽减，但便下清谷，腹满有气，形神不振，舌光津少而质淡，体温反低，阴津已伤，阳气亦衰，幸胃气稍动，或有一线生机。兹拟救阴扶阳，以冀转机。处方：

西洋参2.5 g（另炖），移山参4.5 g，黄厚附片10 g，炮姜1.8 g，钗石斛10 g，生扁豆10 g，炒白术5 g，生熟谷芽各6 g，焦甘草3 g，乌梅5 g，茯苓10 g。

1剂。

四诊 服昨方今形神较振，泄利见瘥，但有不化黏质，小溲尚通，胃气已动，腹部虽满，按之尚软。征象渐露生机。兹拟原法继之。处方：

山参4.5 g，黄厚附片10 g，上肉桂1.2 g，炒白术5 g，炮姜1.5 g，茯苓10 g，

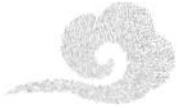

焦甘草 3 g，乌梅 5 g，钗石斛 10 g，生熟谷芽各 10 g。

3 剂。

五诊 大便泄利，次数减少，小溲通长，腹部亦软，形神转振，胃气亦和，舌光淡红，症势由险化夷，仍以原法加减。处方：

山参 4.5 g，黄厚附片 10 g，炒白术 5 g，炮姜 1.5 g，钗石斛 10 g，生熟谷芽各 10 g，怀山药 10 g，清甘草 3 g，煨木香 3 g。

2 剂。

嗣后病情稳定，再以调补月余而安。

【按】 本例西医诊断为中毒性消化不良，中医辨证为阴阳两伤。其病因从热利转变而成。但本病病情错综复杂，非明察毫米，步步紧扣，则殊难见功。初诊时其症见舌红口炎，身热色萎，便利次多，是热邪未清而又伤及阴分；腹满胀气，按之即哭，是脾运虽虚，气亦阻滞，乃系虚实互夹之证。如邪热不祛，气滞不畅，泄久必更亡津。因之用参须、白术、扁豆衣、天花粉、甘草以养阴生津，香连丸、葛根清热和泻，青皮、陈皮、枳壳理气运脾。2 剂后泄利仍剧，舌光而干，形神萎靡，纳少作恶，是阴津亏少，胃气亦衰，其腹满而胀，但按之不哭，与前胀不同。和舌质淡红，汗出相参，是为阳虚之证。《经》曰："脏寒生满病。"虽对水气而言，但其理相同，此是阴损及阳，而致火衰不能温煦肠胃，运化无权之虚胀满。这时邪热虽去，元阴亦由病久而随之虚衰，病情十分危重，当务之急在于扶元生津，保其胃气，使有一线生机也。若妄用苦寒克伐，必致危殆。方中重用二参以扶元救阴，炮姜温运阳气，乌梅、石斛、天花粉、莲子、谷芽、怀山药、白术生津保胃。1 剂后病情好转，体温反低(说明辨证阳衰虚胀是正确的)。再以原法增损，加入附片以温阳，病情日趋坦途。续予阴阳并扶加减运用，终获全功。

案 24 （脾惫，肠麻痹） 陶某，男，11 个月。

初诊 泄利 6 日，而成虚胀，西医诊断为肠麻痹症。高热干渴，作恶呕吐，气促不舒，小溲短少，大便不畅，次多量少，腹部胀满，叩之如鼓，药入即吐。脾气虚惫，证属重危，姑以外敷温脐法，希获转机。处方：

公丁香 1.5 g，肉桂 1.5 g，广木香 1.5 g，麝香 0.15 g。

上药共研细末，用熟鸡蛋去壳，对剖去黄，纳药末于半个蛋白的凹处，复敷脐上，外扎纱布。2 小时后肠鸣连连，矢气甚多，腹部稍软。上药续敷一次。

二诊 外敷之后，气机舒缓，便下稀溏而通畅，腹部和软，形神较安，热度已净，舌质转淡，苔薄腻，泄利尚多，小溲短少，睡时露睛。证属阳气虚衰，以附子理中汤主之。处方：

米炒党参 5 g，土炒白术 6 g，炮姜 1.5 g，焦甘草 2 g，淡附片 4.5 g，广木香 2 g，茯苓 10 g，车前子 10 g(包)。

2 剂。

三诊 药后泄利已瘥，腹软溲长，唯便仍溏烂，舌淡而洁。中焦阳气未复，尚须温扶。处方：

米炒党参 5 g，炒白术 6 g，炮姜 1.5 g，焦甘草 2 g，煨木香 3 g，石榴皮 5 g，黄厚附片 5 g，炒扁豆 10 g。

3 剂。

药后便即转厚，纳食亦香，形神已振，续予温扶而安。

【按】 本例病机是由于久泄脾惫，升降失常，中焦窒滞，则气阻于下而大便不畅，胃气上逆而呕恶吸促。在胃不受药的情势下，必须另觅途径，乃以外敷温脐散主治。中用温香诸药，借麝香的渗透之力，深入肠内，旋运气机，使其频转矢气而升降复常。然后再予附子理中调理而达到健复。

案 25 （脚气型泄泻） 汪某，男，4 个月。

初诊 患儿生后不久，即有泄泻，粪便稀薄，每日 10 余次，形色萎羸，舌净无苔，小溲通长。检查乳母蹲踞、踝膝反射异常，乃“脚气型”泄泻也。暂停母乳，代以米汤、奶糕等，药用温运消积。处方：

炮姜 2 g，山楂炭 10 g，炒麦芽 10 g，煨木香 3 g，党参 5 g，清甘草 3 g，陈皮 3 g，青皮 5 g，焦白术 10 g。

3 剂。

二诊 停乳进药，便下成条，为 4 个月来所未有，舌苔薄净，形神亦振，小溲通长。再以理中加味，建议人工喂养。处方：

党参 5 g，焦白术 10 g，炮姜 2 g，清甘草 3 g，炒麦芽 10 g，广木香 3 g，陈皮 3 g。

3 剂。

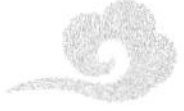

以后家属告知，不哺母乳，大便从此正常。

【按】 该患儿生后不久即泄，且中西药物未效，但其形神未脱，据母乳检查，乃知为"脚气型"泄泻也。故暂以停乳，代之米汤，药以运脾消乳为主，3剂而即见效也。

（十一）癫痫

案26 （痰壅阻窍） 陆某，女，5岁。

初诊(1993年9月8日) 痫病3年，1个月数发。近月发作频繁，发则目睛上翻，喉痰鸣响，口吐涎沫，四肢痉搐不已，神识昏蒙，数分钟后苏醒。经多次脑电图检查，诊断为癫痫，经多方治疗罔效。刻下：面色苍白，形神呆钝，夜眠惊惕易醒，舌苔厚腻，脉弦带滑，大便干结，间日而行。证属痰浊壅结，蒙蔽清窍，亟须豁痰开窍。先予吞服保赤散0.3 g，每日2次，连服4日；继续董氏涤痰镇痫汤。处方：

皂角6 g，钩藤6 g(后下)，石菖蒲6 g，明矾1 g，川贝母3 g，橘红3 g，胆南星3 g，天竺黄9 g，竹沥半夏9 g，竹节白附子9 g，青龙齿15 g(先煎)。

二诊 服保赤散，便泄日2～3次，泻下二条寸许长如手指粗胶痰，次日又下一条；继服汤药，呕吐1次，均系胶固顽痰。服完10剂，喉中痰浊，纳谷不馨，舌苔白腻。痰结松动兼感外邪。治拟疏化风痰。处方：

藿香9 g，紫苏梗9 g，杏仁9 g，竹沥半夏9 g，朱茯苓9 g，天竺黄9 g，胆南星5 g，橘红5 g，天浆壳7枚。

14剂。

三诊 药后咳停脘和，前日痫发，仅见手足轻微抽搐，瞬息即止，苔转薄润，表邪已化，神识转清，唯身软脉弱，正虚元弱，法拟扶正治本，予服董氏定痫丸，每日化服3 g。连服40日后病情稳定，痫证未发，胃纳亦旺，继以六君子汤出入调理善后。

【按】 本例患儿发则痰壅息粗，声如拽锯，两目上视，脉滑苔厚便干。董廷瑶教示：此痫痰邪为因。痰痫治法，首在祛痰，痰在上者吐之，痰在里者下之。先投保赤散，以巴豆(去油取霜存其泻下之性)配胆南星蠲风痰，通络定惊，合神曲、朱砂共研细末，药仅四味，力宏效速。方中以巴豆为君，辛温走散，吐下痰涎，开窍通壅，能使症急者痰降气平，旋即缓解；痫深者风痰顿蠲，惊痫即轻。用治风痰壅盛、形体壮实之癫痫患儿，与涤痰定惊之汤剂同服，获效更捷。然应中病即止，以免耗真。董氏涤痰镇痫汤，药选皂角、明矾蠲风痰除顽痰为君；天竺黄、竹沥、半夏、胆南星、川贝母、白附子豁痰利窍；加钩藤、龙齿息风镇惊；合石菖蒲入心镇痫，使痫自平。然久病痰祛、正虚元弱，再予董氏定痫丸（生晒参、朱茯苓、紫河车、琥珀、珍珠粉、胆南星、天竺黄、朱砂、甘草）培补元气，养心扶脾，使痰不再生，痫证有望根治。

（十二）虚热

案 27 （元虚阳浮） 周某，男，1 个半月。

初诊（1972 年 4 月 19 日） 初生之后即发高热，持续不退，已 40 余日，最高时达 40.9℃，西医诊断为肺炎。近日透视肺部正常，但高热未退，今 39.7℃，无咳嗽气促，能食神静，便下亦和，有少量不消化物，小溲清长，舌淡而润。其症颇属特殊，发育似无影响，乃气阳不足，姑予冯氏全真一气汤加减扶阳益元，以观其效。处方：

移山参 6 g（另炖），黑附片 3 g，麦冬 6 g，五味子 2.4 g，熟地 12 g，焦白术 6 g，生甘草 2.4 g。

2 剂。

二诊（4 月 21 日） 药后高热初和，今 37.8℃，形神亦安，大便如常，小溲仍长，纳可腹软，舌淡而稍见薄苔。气阳初复，仍须培本，调燮阴阳。处方：

原方加谷芽 9 g、川石斛 6 g。

2 剂。

三诊（4 月 24 日） 昨今体温略有升高，曾达 39℃，大便尚调，小溲通长，但腹部胀气，矢气较多，审其舌转淡红，苔中心呈腻。当为病中脾弱而哺食稍多之故。治以培本兼化湿滞。处方：

移山参 4.5 g（另炖），白术 6 g，茯苓 9 g，生甘草 2.4 g，青皮、陈皮各 4.5 g，木香 1.8 g，青蒿 9 g，淡竹叶 6 g，荷叶 9 g，山楂肉 6 g。

2 剂。

四诊（4 月 26 日） 热势已缓，38℃上下，形神安静，便下通调，腹部柔软，舌苔已化，其质淡红。病得粗安，健脾清热以冀收功。处方：

太子参 6 g，白术 6 g，茯苓 9 g，清甘草 1.8 g，白芍 6 g，扁豆衣 9 g，青蒿

9 g，淡竹叶 6 g，谷芽 9 g，荷叶 9 g，天花粉 9 g。

2 剂。

此后热退便畅，再经调理而愈。

【按】 本例为初生幼婴，症见高热不退，颇属特殊。盖新生小儿体属稚阴稚阳，其症易寒易热，而尤须察其属实属虚。张氏谓："但见虚象，便不可妄行攻击，任意消耗，若见之不真，不可谓姑去其邪，谅亦无害。"（《景岳全书》）而小儿虚热就有多种类型，张氏提出气血不足者可予五福饮，里寒格阳者可予六味回阳饮等，即与本例接近。本例初诊之时，全是虚象，当属本元亏弱，阳气外张之高热，投以全真一气汤加减，兼顾脾肾阴阳，乃深思熟虑之举，至稳至当；迨三诊时确见伤食湿滞之候，始予调中行滞之方，其热渐平，终获痊安。同一病中的发热，前后病机不同，全赖临症细审，而灵活应变也。

（十三）长期发热

案 28 （少阴阳虚） 郭某，女，6 岁。

初诊(1994 年 11 月 17 日) 患儿自今年 5 月起间歇性弛张发热，每次 4～7 日，最高体温达 40.4℃，发热时神萎，乏力，纳呆，并伴有寒战。曾经血培养、胸片、B 超、心扫描、肝脾 CT，以及查找疟原虫、红斑狼疮细胞、肥达反应、骨髓象等各项检查，均无阳性发现，唯红细胞沉降率 30 mm/h。经各种西药治疗，发热依然如故，转请中医治疗。曾有人作少阳证治，用小柴胡汤而无功，仍常寒战发热，热甚时 40℃以上，汗出淋漓，肢冷。来诊时精神萎靡，面色无华，舌淡苔薄，神安不燥，脉微细，但重按尚有弹力。根据上述情况，久病深入少阴，又根据形神、脉象，则为内有郁阳，故治以附子汤甘温和少阴之热，加桂枝以通阳。处方：

桂枝 3 g，淡附片 5 g，炒白芍 6 g，太子参 6 g，茯苓 9 g，青蒿 9 g，白薇 9 g，天花粉 9 g，炙甘草 3 g。

5 剂。

二诊(11 月 24 日) 服上药 2 剂后，热已不作，舌净无苔，胃纳正常，便下通调，再以附子汤加味。处方：

太子参 9 g，淡附片 4 g，炒白芍 6 g，焦白术 9 g，茯苓 9 g，青蒿 9 g，白薇 9 g，川石斛 9 g，炙甘草 3 g。

5剂。

三诊(11月29日) 病情稳定,下方调理之。处方:

白参须6 g(另炖代茶),焦白术9 g,茯苓9 g,生扁豆9 g,炒谷芽、麦芽各9 g,清甘草3 g。

【按】 患儿间歇发热已7个月,辨证首先从“久”字着眼,以久病必“虚”也。又经细察详辨,患儿精神萎靡,面色无华,脉息微细,但重按有力,此乃病邪虽已深入少阴,而形体尚有实处,且中有郁阳。其发热乃假象也。少阴病主症为“脉微细,但欲寐”,“寐”字应作活看,亦可作“静而不躁”解。本例患儿的脉证符合少阴证,故治以从少阴,方用仲景附子汤主之,甘温退大热,热病用热药,为反治之法。方中附子温阳扶正;白芍和血;太子参、茯苓、甘草益气健脾;天花粉补虚安中;用桂枝一药者,因内有郁阳,取其通阳,以制寒战高热,且使有汗能止也;配以青蒿、白薇,可治阳气浮越热盛。前贤云:白薇为治血虚液衰,阳气浮越热盛之要药,故有热者倍之。辨证精确,投药中的,故2剂热退。二诊再予上方化裁,发热已平,疗效巩固。再经调理,康复而安。

(十四)急性肾小球肾炎

案29 李某,男,7岁。

初诊(1980年10月5日) 患儿淋雨以后,发热数日,经治后尚有微热,体温37.5℃,1周前全身水肿,按之不陷,身重困倦,畏寒肢冷,舌苔白腻,脉浮而濡,便干,溲少,尿检蛋白(+++),红细胞(+++),白细胞少许。此寒湿内渍,治以通阳利水。处方:

紫苏叶、紫苏梗5 g,桂枝3 g,焦白术10 g,茯苓皮10 g,生姜皮10 g,猪苓10 g,麻黄3 g,泽泻10 g,陈皮3 g,大腹皮10 g,桑白皮10 g,厚朴10 g,车前子10 g(包)。

5剂。

二诊 药后恶寒已除,又伴咳嗽,水肿稍瘥,舌苔白腻,便干溲少。尿检:蛋白(+),红细胞(++)。治以原法。处方:

川厚朴3 g,泽泻10 g,猪苓10 g,茯苓10 g,生姜皮10 g,陈皮3 g,姜半夏10 g,炒莱菔子10 g,桂枝3 g,浙贝母10 g,杏仁6 g。

6剂。

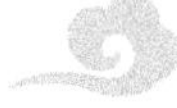

三诊　水肿稍平，小溲转长，舌苔薄松，咳嗽有痰，便下已通。尿检：蛋白(＋)，红细胞(＋)。治以利水化湿。处方：

玉米须 15 g，赤茯苓 10 g，猪苓 10 g，泽泻 10 g，生姜皮 10 g，杏仁 6 g，姜半夏 10 g，陈皮 3 g，小蓟草 12 g，浙贝母 10 g。

5 剂。

四诊　水肿已平，咳嗽转和，舌质稍偏红，苔薄，便干溲通。尿检：蛋白微量，红细胞(＋)。治以清利之。处方：

泽泻 10 g，小蓟草 10 g，白茅根 15 g，茯苓 10 g，茜草根 10 g，炒藕节 10 g，玉米须 15 g，清甘草 3 g，血见愁 15 g。

5 剂。

上药加减服至 10 余剂，尿检正常，舌质转红，再予六味地黄汤为主以固巩之。

【按】　该患儿冒雨受寒，致水湿内渍，阳气被阻，而见发热、全身水肿，故初用五苓合五皮，以通阳利水。10 剂后水肿稍平，蛋白仍存，故加玉米须以利水消蛋白。又 5 剂后，水肿已平，寒湿渐去，舌质偏红，故撤去温利之药，加白茅根、血见愁之清热凉血，加减用之 10 余剂后，尿检均和，则再以六味三补三泻以善后也。

案 30　董某，女，9 岁。

初诊(1981 年 11 月 20 日)　患儿于 1981 年 10 月 31 日发热、水肿。尿检：蛋白(＋＋)，红细胞(＋＋＋＋)，曾用中药宣肺利水、清热利湿之剂，加上青霉素等治疗未效而住院治疗。在住院期除服用中药外，还用多种抗生素及止血药物，蛋白恢复正常，但红细胞始终在(＋＋)～(＋＋＋)，后自动出院，来门诊治疗，并停用一切西药。

患儿急性肾炎已近月，水肿已平，舌红无苔，唇朱烦渴，伴有低热。纳谷一般，脉数，便通溲少。尿检：蛋白微量，红细胞(＋＋＋＋)。风热袭肺，热灼伤津。治以清上滋下，佐以活血止血。处方：

北沙参 9 g，生石膏 15 g(先煎)，蝉蜕 5 g，麦冬 9 g，生地 15 g，白茅根 30 g，川黄柏 5 g，赤芍 5 g，琥珀 2 g(后下)，参三七 3 g(吞)。

4 剂。

二诊 病情稳定，舌红无苔。尿检：蛋白微量，红细胞(+++)，再以原法主之。处方：

原方去琥珀(因服后恶心)，加仙鹤草 12 g。

4 剂。

以后用此方为主加减，先后用女贞子、羊蹄根、炒藕节、小蓟草等药，用至20余剂以后，尿检红细胞稳定在(+)。后给服验方。活河鲫鱼 2 条(每条 30 g 以上)，生地榆 15 g，土大黄 15 g，将鱼洗净，与药同煮沸，睡前半小时服汤，连服约 15 日，尿检数次均属正常，最后以六味地黄丸巩固。后未见复发。此方见《四川中草药通讯》1977 年第一期。考鲫鱼性温，味甘，为健胃营养品，主治胃虚弱，有调中之功。

【按】 此例患儿病情较为顽固，根据病史与证候分析，舌红烦渴，低热、脉数，可知风湿之邪虽渐消退，而肺热未清，且损伤阴血，故以清金滋水汤为主，兼用三七等活血止血凉血之品，使病情渐趋好转，后又转用验方得瘥。

(十五) 慢性肾小球肾炎

案 31 陈某，男，7 岁。

病史摘要：患儿患肾炎已有年余，蛋白尿反复出现，常在(++)～(+++)，且平素易感，感则躯体轻度水肿，服中西药物治疗后，未见巩固。

初诊 肾炎年余，蛋白尿反复，近感邪以后，肢体轻度水肿，发热，体温38℃，伴咳，平素体弱易感，舌苔薄白，二便尚调。尿常规：蛋白尿(++)，白细胞(+)，红细胞少许。处方：

麻黄 3 g，石膏 15 g(先煎)，生姜皮 10 g，红枣三枚，清甘草 3 g，茯苓 10 g，生白术 10 g，陈皮 3 g，泽泻 10 g，浙贝母 10 g，紫苏叶 6 g。

5 剂。

二诊 药后发热已和，咳嗽尚有，舌苔薄白，肢冷水肿，便调溲少。尿常规：蛋白(++)，白细胞少许，红细胞少许。再以宣肺化痰，利水消肿。处方：

麻黄 3 g，陈皮 3 g，茯苓 10 g，姜半夏 10 g，清甘草 3 g，泽泻 10 g，生白术 10 g，玉米须 15 g，车前子 10 g(包)。

5 剂。

三诊 咳嗽转和，水肿已平，汗多纳少，面色不华，二便尚调。尿常规：蛋

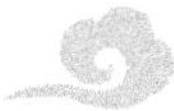

白(+),白细胞少许,红细胞(+)。治以健脾固表。处方:

黄芪 12 g,党参 6 g,焦白术 10 g,茯苓 10 g,清甘草 3 g,陈皮 3 g,玉米须 15 g,芡实 12 g,炒藕节 10 g,炒谷芽 10 g,泽泻 10 g。

5 剂。

四诊 病情如上,汗出纳动,面色欠华,二便尚调。尿常规:蛋白(±),红白细胞偶见。治以原法巩固。处方:

黄芪 12 g,党参 6 g,焦白术 10 g,茯苓 10 g,清甘草 3 g,玉米须 15 g,芡实 12 g,金樱子 10 g,炒藕节 10 g,小蓟草 10 g。

7 剂。

以上方为主,加减服药 3 个多月,尿蛋白未出现反复,汗出减少,面色转润,感冒次数亦少,随访年余,病情稳定。

【按】 该患儿慢性肾炎已有年余,且尿蛋白始终未消,初诊时适逢外感,发热咳嗽,肢体水肿,标证为急,故先以宣肺利水之越婢加术汤主之。二诊时其热已平,咳嗽有痰,则以二陈化痰,少佐宣利之品。三诊时水肿已平,外邪悉除,从本论治,以其人素来脾肺气虚,故以黄芪异功益气固表,佐玉米须、芡实、金樱子补肾消浊(蛋白尿),藕节、小蓟以止血尿。四诊时,病情稳定,尿蛋白(±),乃其久病体弱必当调补巩固,因之原意随症增损,调理 3 月余,病终得稳定。

案 32 谢某,女,6 岁

病史摘要:患儿慢性肾炎已有年半,经治疗病情时有反复,近月来肢体水肿明显,尿量减少,蛋白(++)~(++++),西药治疗症状虽有控制,但未能明显好转,故邀中医协助治疗。

初诊 患儿水肿明显,按之凹陷,形神萎倦,四肢不温,时有气促,便通溲少,舌淡边齿痕,苔白滑,脉细弱。尿检:蛋白(+++)。治以温阳利水。处方:

淡附片 5 g,肉桂 1.2 g,熟地 12 g,茯苓 10 g,黄芪 12 g,焦白术 10 g,泽泻 10 g,党参 6 g,车前子 10 g(包),川椒目 3 g(炒),玉米须 15 g。

5 剂。

二诊 药后小溲稍长,水肿如前,神萎肢冷,气促仍有,舌脉如上,久病之

体，非数剂可效。尿检：蛋白(＋＋＋)。原法追踪。处方：

上方加巴戟天 10 g。

7 剂。

三诊 水肿渐平，形神稍活，气促少，四肢温，便下不化，舌淡苔白薄腻，尿检蛋白(＋＋)。治以温阳化浊。处方：

熟地 15 g，肉桂 1.2 g，淡附片 5 g，黄芪 12 g，巴戟天 10 g，党参 6 g，怀山药 10 g，茯苓 10 g，泽泻 10 g，焦白术 10 g，玉米须 10 g，芡实 10 g，金樱子 10 g。

7 剂。

四诊 水肿渐退，形神尚可，四肢已温，纳谷一般，二便尚调，舌淡苔浮。尿检蛋白尿(＋＋)。治以原法。处方：

熟地 15 g，淡附片 5 g，黄芪 12 g，党参 6 g，芡实 10 g，金樱子 10 g，玉米须 15 g，茯苓 10 g，怀山药 10 g，焦白术 10 g，巴戟天 10 g。

7 剂。

以上方为主增损调治 3 个多月，终使蛋白尿稳定在(±)，随访 1 年多，病情未见有大的起伏。

【按】 该患儿水肿明显，根据其症，当为脾肾阳虚，并有水气凌心之兆，故治以温阳利水之真武汤为主，并加以温阳之肉桂，益气健脾之参、芪，温补命火通络之川椒目，并少佐茯苓、泽泻、车前子以通水道。5 剂以后，病情未有起色，亦未见加重，此乃久病之故，药已对症，故仍以原法主之，并加巴戟天以温阳。又 7 剂后，阳气渐复，则水肿渐退，而苔薄腻，乃水邪松动也，因之加芡实、金樱子以助阳化浊。更 7 剂后，病渐趋愈，其后以此为基，增损调养 3 个多月，病始得稳定。

(十六) 特发性血小板减少

案 33 李某，女，3 岁。

病史摘要：患儿 1 个月前曾感冒发热，近半月其热又起，且皮肤出现瘀点、瘀斑，四肢均有，下肢为多，血常规检查，白细胞计数为 $1.2\times10^9/L$，血红蛋白 115 g/L，血小板为 $40\times10^9/L$，西医诊断为特发性血小板减少。经用泼尼松等治疗 1 周，紫癜仍有发作，血小板检查升至 $50\times10^9/L$，家属前来中医就诊同时治疗。

初诊 患儿半月前起皮肤四肢紫癜反复出现，伴有鼻衄，烦躁不宁，面颧较红，口干不多饮，纳谷不香，便下干结，小溲短少，体温 37.8℃，舌质红苔黄偏燥，二脉数。治以解毒凉血。处方：

水牛角 15 g(先煎)，生地 12 g，赤芍 5 g，牡丹皮 5 g，川连 2 g，生甘草 3 g，黑栀子 10 g，黄芩 5 g，淡竹叶 5 g，紫草 5 g。

5 剂。

二诊 药后鼻衄已止，烦躁稍宁，面红口干，紫癜仍有，便干溲赤，体温 37℃，再以原法主治。处方：

水牛角 15 g(先煎)，生地 12 g，赤芍 5 g，牡丹皮 5 g，川连 2 g，生甘草 3 g，黑栀子 10 g，紫草 5 g，知母 6 g，黄柏 6 g，墨旱莲 10 g。

5 剂。

三诊 紫癜已渐淡，偶有新发，烦躁已安，体温正常，舌红口干，便干便赤。治以清凉解毒，滋养阴血。处方：

水牛角 15 g(先煎)，生地 12 g，牡丹皮 5 g，赤芍 6 g，墨旱莲 10 g，女贞子 10 g，制何首乌 10 g，黄柏 5 g，知母 6 g，川石斛 10 g。

5 剂。

四诊 紫癜偶有新发，舌红少苔，口干喜饮，便干通润，小便通黄，二脉细微数。治以滋养，血小板复查 60×10^9/L。处方：

生地 12 g，制何首乌 10 g，女贞子 10 g，墨旱莲 10 g，黄精 10 g，牡丹皮 5 g，红枣三枚，川石斛 10 g，黄柏 5 g，赤芍 6 g。

5 剂。

其后间有小反复，曾加用川连、紫草之类，待其稳定逐渐加多滋养阴血之药，先后增用桑椹、当归、阿胶、炙鳖甲之类，又调治 2 个多月，血小板检查 100×10^9/L，紫癜已未新发。

【按】 该患儿经用西药治疗 1 周后，病情虽得控制，但好转不快，根据其症，当为热毒不清，迫血妄行，故初用解毒凉血之犀角地黄汤为主。二诊时，火邪渐轻，但紫癜仍有新发，故以原法追踪 5 剂，并去黄芩、竹叶之清心肺之药，易知母、黄柏、墨旱莲以增滋阴降火之力。三诊后，火邪渐除，阴精亏损显露，故渐次撤去清凉之药而增以调补阴血鳖甲、当归、黄精之药。间有小反复，兼增清凉之川连、紫草之类。若是调治数月，病得逐渐而愈。

（十七）过敏性紫癜

案 34 苗某，女，9 岁。

病史摘要：患儿于 1977 年 12 月 4 日，臀部及双下肢出现紫癜，大小不等，时伴双脚抽筋，实验室检查：血小板 150×10^9/L，血红蛋白 10 g/L，出凝血时间正常，尿常规（—），西医诊断为过敏性紫癜，用泼尼松等治疗 1 周，因未见效，转来中医治疗。

初诊 患儿发病经旬，臀部下肢紫癜，膝关节略肿，舌红苔薄腻，纳谷一般，二便尚调。治以清化和络。处方：

桂枝 1.8 g，薏苡仁 12 g，连翘 12 g，金银花 12 g，防风 4.5 g，茵陈 12 g，郁金 4.5 g，蝉蜕 3 g，猪苓 6 g，苍术 9 g，赤芍 4.5 g，红枣三枚，冬青子 12 g，墨旱莲 12 g。

4 剂。

二诊 臀部下肢紫癜渐隐，未见新发，两下肢抽筋减少，关节肿见退，舌苔薄黄，二便尚调。治以原法主之。处方：

上方去桂枝，加生地 12 g。

5 剂。

三诊 紫癜消退，偶少新发，关节肿平，下肢搐和，舌苔薄净，二便尚调。治以清养和络。处方：

生地 12 g，冬青子 12 g，墨旱莲 12 g，赤芍 4.5 g，郁金 6 g，金银花 10 g，蝉蜕 3 g，茵陈 12 g，薏苡仁 12 g，红枣五枚。

5 剂。

药后紫癜未见新发，纳谷正常，予以归芍异功合二至丸为主，调理半月，随访至 1981 年 10 月，未见复发。

【按】 该患儿紫癜已发 10 日，且伴关节肿，下肢抽搐，根据其症分析，当为本病脾湿较重，感受风热之邪，以致湿热相搏，灼伤脉络，则发为紫癜。湿热阻络，则关节不利，兼之湿热日久，或用激素以后，阴津受耗，筋脉失养，故下肢频发抽搐，因此用金蝉脱衣汤以清疏化湿和络，加以二至丸以滋养润筋。4 剂以后，其症即轻，苔转薄黄，故去桂枝之辛，加生地以滋养之。再 5 剂后，除紫癜少量散发外，余证悉平，舌苔薄净，则以标本兼治、养阴清化二法合用。其后紫癜未发，舌

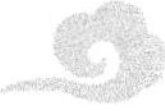

洁纳可，由于素来脾运不健，肝肾阴虚，故以归芍异功合二至丸以巩固善后。

案 35 冯某，男，9 岁。

病史摘要：患儿在 1977 年曾患过过敏性紫癜，经西药治疗后好转，1978 年 4 月 13 日因患风疹以后，紫癜又发，即来中医求医。实验室检查：血小板 237×10^9/L，血红蛋白 11.5 g/L，出凝血时间均为 30 s。

初诊 风疹初隐，两下肢紫癜散布，纳谷一般，舌红苔薄腻，二便尚通，脉滑略数。治以清疏化浊。处方：

连翘 9 g，金银花 9 g，蝉蜕 3 g，薏苡仁 12 g，泽泻 9 g，茯苓 9 g，郁金 5 g，赤芍 5 g，桑叶 9 g。

3 剂。

二诊 药后紫癜渐隐，未见新发，舌红苔净，口腔内见有溃疡。治以清化之。处方：

上方去桑叶、薏苡仁、泽泻，加小生地 12 g、淡竹叶 6 g、牡丹皮 5 g、紫草 2 g。

4 剂。

三诊 紫癜已隐，口内溃疡亦平，舌红苔净，二便尚调。治以调养。处方：

生地 12 g，金银花 6 g，蝉蜕 3 g，北沙参 10 g，当归 6 g，赤芍 5 g，怀山药 9 g，红枣 3 枚，生甘草 3 g，冬青子 12 g。

5 剂。

药后病情稳定，舌洁纳可，再以归脾汤加减合阿胶，以补益气血为主，调理经旬，随访 3 年，未见复发。

【按】 按该患儿曾患紫癜，近风疹以后，紫癜又发，且舌苔薄腻，此当为素体脾运未健，湿浊未清，故感风热之邪以后，湿热又搏，伤络而发为紫癜，用金蝉脱衣汤去桂枝。3 剂后，紫癜渐隐，舌苔化薄，而口内溃疡，此湿渐去，而虚火上浮也，故原方去薏苡仁等化湿之品，加生地、竹叶清养之药。又 4 剂，诸恙得和，乃其气阴本虚，故以归脾类加阿胶以调运脾胃气血而收功。

（十八）新生儿黄疸

案 36 张某，男，45 日。

病史摘要：患儿生后 1 周，皮肤巩膜发黄，体检肝肋下 4 cm，剑突下 5 cm，

质尚软，血检：总胆红素 12.1 μmol/L，直接胆红素 9.69 μmol/L，氨基转移酶 125 U/L，碱性磷酸酶 26 U/L，诊为肝炎综合征。但经住院 1 个月治疗，黄疸未见消退，遂来中医求诊。

初诊 逾五旬乳儿，面目黄染，腹部胀满，肝脏肿大，矢气频多，舌苔厚腻，纳少作恶，便下秘结，小溲短赤。治以清热利湿，软坚散结。处方：

茵陈 10 g，黑栀子 6 g，枳壳 5 g，赤茯苓 10 g，川厚朴 3 g，泽泻 10 g，生大黄 2 g(后下)，柴胡 5 g，煨三棱 5 g，煨莪术 5 g，当归尾 5 g。

5 剂。

二诊 药后便下已通，腹部稍软，矢气减少，舌苔稍薄，黄疸仍有，小溲欠清，再以原法。处方：

茵陈 10 g，黑栀子 6 g，枳壳 5 g，柴胡 5 g，煨三棱 5 g，当归尾 5 g，赤茯苓 10 g，泽泻 10 g，车前子 10 g(包)。

5 剂。

三诊 皮肤巩膜色黄已淡，舌苔薄腻，便通溲转长，腹部转软，病得转机，再以疏肝化湿。处方：

柴胡 5 g，枳壳 5 g，茵陈 10 g，赤茯苓 10 g，泽泻 10 g，车前子 10 g(包)，当归尾 5 g，麦芽 10 g，青皮 5 g。

以此方加减，调治月余，黄疸退净，舌淡纳可，二便均调，肝功能检查均属正常。

【按】 该患儿胎湿内蕴，肝失疏泄，导致胆汁外溢而发黄，又由于肝郁日久，气机不畅，血络瘀阻，故肝脏肿大，其大便秘结，小溲短赤，均为湿热内滞之象，故治以清热利湿、疏肝活(破)血为主。方中以茵陈蒿汤清湿热，加厚朴、枳壳、柴胡以疏理，三棱、莪术、当归破血活血，赤茯苓、泽泻增利湿之功。5 剂以后，便下得通，腹部见软，矢气亦少，乃为气机转畅，故以原法去生大黄，加车前子以增利湿。又 5 剂后，黄疸渐淡，小溲转长，腹部已软，此乃气血通畅，湿热渐去之良兆。因此按方撤去破血之三棱、莪术，主以疏肝利湿为主，加减调治月余，终使其病康复。

案 37 陆某，男，2 个月。

病史摘要：患儿生后 10 日，皮肤巩膜出现黄疸，其色不泽，但日久不退。

体检：肝肋下3 cm。肝功能：总胆红素12.9 μmol/L，氨基转移酶102 U/L，诊为肝炎综合征。由于西药治疗未见明效，遂来中医诊治。

初诊　2个月婴儿，生后10日，皮肤巩膜发黄，色虽不泽，至今未退，腹部软满，吐乳纳少，舌苔淡白，便稀如陶土，小溲深黄而少。治以温通化湿。处方：

茵陈6 g，当归5 g，赤芍5 g，淡干姜1.5 g，青皮5 g，枳壳5 g，木香3 g，泽泻10 g，车前子10 g(包)。

4剂。

二诊　药后小溲转长，黄疸见退，腹部稍软，吐少纳动，大便稀散。治以原法。处方：

茵陈6 g，柴胡5 g，枳壳5 g，木香3 g，当归5 g，茯苓10 g，泽泻10 g，淡干姜1.5 g，车前子10 g(包)，青皮5 g，山楂10 g。

5剂。

三诊　黄疸基本已净，腹软溲清，纳谷尚和，病已转安，以疏肝理脾化湿为主。处方：

柴胡5 g，枳壳5 g，青皮5 g，焦白术6 g，茯苓10 g，泽泻10 g，车前子10 g(包)，山楂10 g，木香3 g，清甘草3 g。

5剂。

以上方为主，先后去枳壳、青皮，加党参、薏苡仁等调治月余，诸症得安，肝功能检查均为正常。

(十九) 杂病

案38　[肾结石(心经热盛，下注膀胱证)]　李某，男，6岁。

初诊(1974年5月16日)　尿路结石，已有半年，经治未下，小溲淋病短赤，便下干结，舌尖红苔黄，纳谷不香，亟须清热利湿，排石通下。处方：

茵陈10 g，广木香3 g，枳壳6 g，大黄3 g(后下)，黄连1.5 g，黄芩5 g，虎杖10 g，滑石9 g(包)，生甘草3 g。

4剂。

二诊　结石未下，小溲不利，便下溏泄，舌红苔薄黄，纳谷较差，再以清利为主。处方：

枳壳 6 g，黄芩 5 g，黄连 1.5 g，虎杖 10 g，淡竹叶 5 g，车前草 15 g，通草 3 g，滑石 10 g(包)，广木香 3 g，制大黄 5 g，茵陈 10 g。

4 剂。

三诊 结石已下，小溲稍利，便下溏薄，纳谷不香，舌苔薄黄。治以清化和胃。处方：

黄连 1.5 g，甘草梢 3 g，通草 3 g，枳壳 6 g，车前草 15 g，滑石 9 g(包)，鸡内金 5 g，茯苓 9 g，炒谷芽 9 g。

4 剂。

【按】《中藏经》云："砂淋者，脐腹隐痛，小便难，其痛不可忍，须臾从小便中下砂石之类，有大如皂角子，或赤或白，色泽不定，虚伤真气，邪热渐深，结聚成砂。"该患儿结石半年，小溲赤痛，便下干结，舌尖红苔黄，此为心经热盛，湿热内蕴，下注膀胱，熬炼成石。故治当清热利湿为主，方中以黄连、黄芩、大黄、虎杖泻火燥湿，茵陈、滑石清利湿热，木香、枳壳行气导滞，生甘草泻火而调和诸药。4 剂以后，石未见下，便泄次多，舌尖仍红，乃前方生大黄改为制大黄以缓泻力，并使其走前阴加竹叶、通草以增清泻心经之热。复又 4 剂，结石得下，小溲亦通，舌尖红已平，唯纳欠香，此湿热从下而出，而胃气受伤也，故清化余之湿热外增以消食和胃之品而收功。

案 39 ［智力低下(本虚标实证)］ 朱某，男，6 岁。

病史摘要：生后至今，手足痿软，下肢抽搐，智力低下，脑 CT：左顶叶脑血管畸形(诊为脑瘫)，经多方治疗未显效。

初诊(1991 年 2 月 21 日) 患儿手足痿软，不能提物，不能任地，时有摇头，下肢抽搐，夜睡惊悸，头晕神萎，智钝语清，咳嗽时作，舌苔厚腻，便下偏干，二脉细涩。治以活血化瘀，祛痰定惊。处方：

当归尾 9 g，赤芍 6 g，川芎 3 g，桃仁 9 g，红花 4.5 g，陈皮 3 g，姜半夏 9 g，杏仁 6 g，紫菀 6 g，钩藤 6 g(后下)，天浆壳 7 枚。

7 剂。

后头晕不瘥加天麻 9 g(先煎)、全蝎 1.2 g，肢冷不温加桂枝 2.5 g、牛膝 9 g，连服 1 个月。

二诊 右手握力增，两足行走虽软而稳，四肢转温，抽搐减半，神清，便下

间隔，小溲短数，舌红苔化薄净，二脉沉细。治以滋水涵木，补肾健脾。处方：

熟地 10 g，怀山药 12 g，山茱萸 6 g，茯苓 9 g，泽泻 9 g，牡丹皮 3 g，杜仲 9 g，续断 9 g，天麻 9 g，杭白菊 9 g。

以上方加减服用 3 月余。

三诊 握力渐足，但下肢仍搐，口渴便坚，舌红苔净。治以原法为主。处方：

熟地 10 g，怀山药 12 g，山茱萸 6 g，茯苓 9 g，牡丹皮 3 g，续断 9 g，天麻 9 g，杭白菊 9 g，珠儿参 9 g，乌梅 6 g，玄参 9 g，麦冬 9 g。

上方为主连服 5 个月。

四诊 肢搐偶作，发只微抖，头晕时作，睡时露睛，口渴引饮，舌红无苔，脉细小弦。治以滋肾潜阳为主。处方：

生地 12 g，炙鳖甲 10 g(先煎)，龟甲 6 g(先煎)，龙齿 15 g(先煎)，生石决明 30 g(先煎)，天麻 6 g，滁菊花 9 g，乌梅 6 g，天冬 9 g，炙甘草 3 g。

上方服用 1 个月。

五诊 惊搐已和，睡时睛合，头晕亦减，唯握力仍差，面色不华，舌红苔净，二脉细软。虚风渐平，阴血难于骤复，以益气养血、滋阴息风为治。处方：

当归 9 g，川芎 6 g，生地、熟地各 10 g，太子参 10 g，山茱萸 6 g，龟甲 9 g(先煎)，牡蛎 30 g(先煎)，乌梅 6 g，天麻 6 g，白芷 9 g，黄精 10 g，生甘草 5 g。

若是调治年余，病情终得稳定，发育正常。

【按】 本例先天脑病，当为气血运行失常而血阻滞络道，虚风夹痰上旋，脑窍闭塞，上发为摇头而晕，下则肢搐而不利，属本虚标实之证。故先拟治标，予活血祛瘀、豁痰通络。方拟桃红四物汤养血活血化瘀，桂枝通阳化气，加陈皮、半夏、杏仁、紫菀、天浆壳豁痰通络，钩藤息风定惊。全方宣可决壅，通可行常，加减服用 1 个月，痰浊化而血清，肢搐减半。其舌红苔净脉沉，乃邪祛正虚也，病久肾虚水不涵木，虚风内动，故治以缓图其本。再拟六味丸加杜仲、续断补肾壮骨，天麻、杭白菊滋水涵木，以肝肾同调。其后又用三甲复脉汤加减滋肾填精，息风潜阳，壮骨强筋。如此标本分治，先通后补，先天之痰后天调治，亦能痰化血活，络道宣通，则滋养筋脉填补脑髓，而脑功能逐渐恢复也。

案 40 ［痿证(阳虚痰阻证)］ 徐某，女，3 岁。

初诊(1984 年 2 月 22 日) 患儿足立不稳，手握无力，智能正常，纳可便

通，夜眠易惊，时有咳嗽，喉闻痰鸣，舌淡苔薄腻，二脉濡滑。此阳虚足痿，寒痰阻络，治需温通化痰。处方：

川椒 1.5 g，怀牛膝 9 g，当归 6 g，鸡血藤 10 g，伸筋草 9 g，竹节白附子 4.5 g，胆南星 3 g，钩藤 6 g(后下)，天浆壳 5 枚，清气化痰丸 10 g(包)。

7 剂。

其后连服 1 周。

三诊 已能站立，但不持久，手握较紧，咳松痰活，纳佳眠安，但小溲短数，舌苔薄腻。原法为主，兼以固肾。处方：

川椒 1.5 g，怀牛膝 9 g，鸡血藤 10 g，伸筋草 9 g，竹节白附子 4.5 g，胆南星 3 g，陈皮 3 g，姜半夏 9 g，菟丝子 9 g，覆盆子 9 g，怀山药 9 g。

7 剂。

本方加减，服用月余。

八诊 已能久立，尚能跨步，自诉足痛，手握有力，纳佳舌润，小溲时频，肝肾气虚。兹拟益气强筋。处方：

川椒 1.5 g，怀牛膝 9 g，鸡血藤 10 g，伸筋草 9 g，熟地 12 g，杜仲 9 g，狗脊 9 g，菟丝子 9 g，黄芪 9 g，怀山药 9 g，缩泉丸 10 g(包)。

7 剂。

药后略可小步，余症亦瘥，原法续服，先后调治 2 个月余而病得安。

【按】 本例在就诊之前，已屡服滋补养肾及活血化瘀诸药无效。临证所见，手足痿软，而咳嗽痰鸣，舌淡苔腻，二脉濡滑，为痰湿阻结，阳虚筋弱，因之当以辛温振痿合化痰通络为治。方用川椒、附子辛温通阳，鸡血藤、伸筋草通络除痿，怀牛膝强筋利足，当归活血养筋，胆南星、天浆壳、清气化痰丸祛痰通络，钩藤息风止痉。药用 2 周，即见初效，脚能站立，手能紧握，痰鸣亦少，唯苔仍腻而溲短数，此痰湿未尽而肾气不足也。故原方去天浆壳、清气化痰丸，改用陈皮、姜半夏以轻清化痰，加菟丝子、覆盆子、怀山药以补肾气。若是为主加减服用 1 个月，舌净纳动，足能站立而痛，小溲时频，此痰湿已去，肾之精气仍显不足也，乃固肾强筋为主，调治 2 个月，而使病安。

案 41 ［胸闷综合征(肝郁气滞证)］ 陆某，男，4 岁。

初诊(1978 年 1 月 5 日) 患儿 20 余日来，时作太息，日次较频，情志不

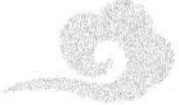

宁，纳谷不香，二便尚调，舌红苔黄，脉弦。此肝郁气滞之证。治以解郁宽中。处方：

柴胡 6 g，郁金 6 g，香附 10 g，枳壳 3 g，陈皮 3 g，川芎 5 g，神曲 10 g，藿香梗 6 g，茯苓 10 g。

5 剂。

二诊 药后症状减轻，次数亦少，舌苔薄净，情志稍宁，但纳仍不香，舌苔薄黄，二便尚通。治以疏肝和胃。处方：

柴胡 6 g，香附 10 g，藿香梗 6 g，神曲 10 g，郁金 6 g，川芎 5 g，陈皮 3 g，佛手 6 g，茯苓 10 g，鸡内金 10 g。

7 剂。

三诊 太息未作，纳谷亦动，舌苔薄黄，二脉均调，治以调和。处方：

柴胡 5 g，枳壳 5 g，香附 12 g，佛手 6 g，陈皮 3 g，茯苓 9 g，神曲 10 g，鸡内金 10 g，炒谷芽 10 g。

7 剂。

药后其症均和，随访年余，未再发作。

【按】 该患儿频作太息，情志不宁，苔黄脉弦，乃为肝郁气滞、横逆犯胃之证，故治当舒畅气机为先，方以越鞠丸合柴胡疏肝饮为主以疏肝解郁。方中以柴胡、香附、枳壳、郁金疏肝理气，气郁易致血滞，故合川芎以行气活血，佐以陈皮、藿香宽中醒脾，茯苓、神曲消食和胃。药后症状即瘥，唯纳仍欠香，胃气未苏也。故以原法加鸡内金、佛手以增消运之力。三诊时，太息未作，而胃纳已动，乃再与原法巩固 7 剂而告愈。

案 42 ［头痛（肝胆郁火证）］ 赵某，男，11 岁。

初诊（1973 年 12 月 7 日） 两侧头痛，已有 3 年多，CT、MRI、脑电图等检查均正常，形神不振，纳谷不香，舌红苔黄，便干溲通，二脉弦而微数。治拟平肝潜阳。处方：

北沙参 10 g，小胡麻 10 g，牡蛎 15 g（先煎），钩藤 6 g，滁菊 10 g，生地 15 g，黑栀子 10 g，柴胡 6 g，白蒺藜 10 g，龙胆草 5 g。

7 剂。

二诊 形神稍振，头痛亦瘥，舌红苔净，纳谷不香，口渴喜饮，二便尚调，原

法主之。处方：

北沙参 10 g，小胡麻 10 g，牡蛎 15 g（先煎），柴胡 6 g，珍珠母 15 g（先煎），滁菊 10 g，生地 15 g，白蒺藜 10 g，石斛 10 g。

7 剂。

三诊 头痛已除，形神转振，舌苔薄净，纳谷正常，二便均调，治以调养之。处方：

生地 15 g，北沙参 10 g，石斛 10 g，小胡麻 10 g，白蒺藜 10 g，炒谷芽 10 g，怀山药 10 g，柴胡 6 g，茯苓 10 g。

7 剂。

药后病情稳定，头痛未作，再以原意增损调治 2 次而安。

【按】 头部两侧是肝经和胆经的循行之处，故患儿头痛两侧，且苔黄脉弦，大便偏干，此乃肝胆之气郁而化火之故，因之治当泻肝火兼以潜上越之阳，方宗龙胆泻肝汤为主。方中以龙胆草、黑栀子以清泻肝胆之火，辅以钩藤、滁菊、小胡麻清热平肝，牡蛎、白蒺藜平肝潜阳，少佐生地、北沙参以滋养肝肾之阴，并加柴胡梳理肝气。7 剂以后，头痛得瘥，形神稍振，苔由黄转净，肝火得清，肝阳渐潜也。故以原方去龙胆、黑栀子清泻苦寒之品，并加石斛以生津和胃。复 7 剂后，痼疾得治，而形神亦振也，乃撤去平肝之品，增以怀山药、谷芽、茯苓而使调和肝脾也。

案 43 （血友病） 徐某，男，11 岁半。

患儿出生 8 个月时，因颊黏膜破损而出血不止，此后，反复多次出血，在本市各医院诊治，诊断为血友病（化验从略），于 1962 年 11 月 1 日因血尿 2 日，住入我院西医儿科病房，当时肉眼血尿明显，量多色鲜，经给予止血剂及输血治疗，血尿仍不止，乃于入院后第五日转中医儿科治疗，服中药 2 剂，血尿即止，住院 10 日出院。至 1963 年 2 月 6 日患儿因换牙而致齿龈渗血不止 7 日，第二次入院，经予中药治疗，马勃填塞局部，因当时失血过多，有继发贫血出现，故配合输血，住院 10 日出院。出院时血红蛋白由 5.5 g/L 增至 10 g/L，红细胞由 1.9×10^{12}/L 增至 3.0×10^{12}/L。第三次又因牙齿出血和膝关节出血于 1963 年 2 月 21 日入院，仍用中药治疗和中药外敷关节，其间因感外邪，计住院 3 周，基本上纠正了继发贫血及出血症状，兹将治案摘如下。

第一次住院(1962年11月5日) 患儿出生8个月发现血友病,迄今10年有余,全身各部屡见出血。近日溲血甚剧,舌苔花腻,脉象细微,乃内伤之证,气虚不能和血,所谓有形之血,赖无形之气以生,兹仿东垣余意,用补气生血法为治。处方:

炙黄芪20 g,当归6 g,党参6 g,炙甘草3 g,大熟地15 g,炒阿胶12 g,制何首乌10 g,墨旱莲10 g,仙鹤草12 g,藕节炭10 g,生牡蛎15 g(先煎)。

3剂。

2剂后血尿已消,余象亦平,继以原方出入,共服7剂,病情稳定出院。

第二次住院(1963年2月6日) 患儿在1962年11月1日因大量尿血,曾服当归补血汤痊愈出院,此次突患鼻齿出血,口气臭浊,舌色光淡,两脉细数,胃脘不舒,是属阴虚火浮。治拟清胃散合玉女煎加减以升清降火。处方:

升麻3 g,黄连2 g,当归6 g,大生地15 g,粉牡丹皮6 g,生石膏15 g(先煎),麦冬10 g,怀牛膝9 g,人中白9 g。

2剂。

二诊时去升麻加玄参10 g。1剂。此后以止血养血共10剂而愈。

清胃散此方以升散为解除之法,借此以升散清火;玉女煎,主治胞宫火动,其气逆上合阳明,故血随之而溢。石膏清阳明之热,牛膝折上逆之气,地黄滋胞宫之阴,所以该方为治冲逆降火之剂。

第三次住院(1963年2月21日) 第三次入院,齿龈出血,面色眺白,舌淡而净,阴虚血耗,当止血为先,拟以四生汤加减。处方:

生侧柏叶10 g,生地炭15 g,干荷叶10 g,生藕节10 g,仙鹤草12 g,牡丹皮炭10 g,清甘草3 g,炒白芍6 g,麦冬10 g,蒲黄炭10 g。

2剂。

2剂后牙血止,再予养血之剂,以善其后,其间复因新感外邪,乃予清凉解表,后即邪化热退,又因肢膝不利予养血舒筋之品而告痊愈。

【按】 本例患儿先后3次住院虽是同为一病,但每次治疗各不相同。第一次从审病求因中,认为是气不和血,而非一般的膀胱积热的实证尿血,故以补气摄血法,血尿即止。方中重用黄芪,数倍于当归,盖有形之血不能速生,无形之气所当急固也。是乃当归补血汤补气生血,亦益气统血。气行则血行,气壮则血行循经,外充皮肤,内摄脾元,即下血、崩漏诸症亦止。第二次住院之时，见阴虚火热上盛之象，故以清胃散合玉女煎。盖牙龈为阳明络脉循行之处，胃有积热，即熏灼上升，而致衄血。方中石膏清阳明之热，牛膝折上逆之气，生地滋营血之阴，配以升散降火、滋阴养血诸品，促使热清火平，衄血自止。第三次因阴虚血耗症状明显，故采取止血为先，然后再从本论治。此亦抓住标本缓急的主要一环，因出血过多，虑其气随血脱也。本案可见辨证论治既不同于对症治疗，更不同于辨病论治。说明了中医学既可异病同治，也可同病异治。既可一方治多病，又可一病用多方。既可同法异方，又可同方异法。活泼机变而绝不呆板拘泥。

案 44 ［咽喉麻痹(瘀痰阻络证)］ 许某，男，11 岁。

初诊(1974 年 6 月 29 日) 10 日来不能咽食，仅饮流质，且时见喷吐，西医诊断为第九、第十对脑神经麻痹。面色晦暗，声音嘶哑，喉中如梗，自感舌麻，脉细，舌红而黯，苔薄白。其证为瘀结阻络，故拟活血化瘀。处方：

桃仁 9 g，土红花 4.5 g，当归 6 g，赤芍 6 g，川芎 3 g，五灵脂 9 g，生蒲黄 6 g，桔梗 3 g，枳壳 4.5 g，乳香 4.5 g，没药 4.5 g。

7 剂。

二诊 诸症均减，稍能进食，发音略开，喉梗尚有，上法甚合，仍宗前方。处方：

桃仁 9 g，土红花 4.5 g，当归 6 g，赤芍 6 g，川芎 3 g，乳香 4.5 g，没药 4.5 g，桔梗 3 g，枳壳 4.5 g，代赭石 12 g(先煎)，生甘草 2.4 g。

6 剂。

三诊 已能咽食，音声亦出，喉梗欲咳，有痰不爽。此为络结初开，尚需宣瘀泄痰。处方：

桃仁 9 g，土红花 4.5 g，乳香 4.5 g，没药 4.5 g，当归 6 g，桔梗 3 g，生甘草 2.4 g，川贝母 4.5 g，杏仁 6 g，竹茹 6 g。

6 剂。

四诊 咽食如常，音声大亮，喉梗已无，吐痰爽利，唯面色萎黄，小溲频数，脉沉而细，舌苔薄润。病情向愈，正气略虚，上病及下，当需滋肾和尿为主。处方：

菟丝子 9 g，覆盆子 9 g，天花粉 9 g，川贝母 4.5 g，竹茹 6 g，杏仁 6 g，盐水

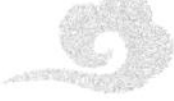

炒桑螵蛸 9 g，生甘草 3 g，远志 6 g，山茱萸 6 g。

7 剂。

服后诸症皆安。

【按】 本例之症殊为罕见。前贤曾有“噎枯在上，咽喉壅塞，饮虽可入，食不能下”的记述，并认为与气滞火炎、血阻痰凝等有关（见《证治汇补》）；王清任亦提出了“饮水即呛，乃会厌有血滞”的论点，制定了会厌逐瘀汤。本例的病机，以其不能咽食，咽中阻结，面色晦黯，喉梗舌麻，故从滞论治。方中以失笑散、乳香、没药、桃仁、红花诸活血之品以祛瘀，桔梗利咽化痰，佐以枳壳调气以增活血之力。7 剂以后其症即瘥，故撤活血之失笑散，增以代赭石，使之降以和胃，且该药与枳壳相互一降一理，相得益彰，加生甘草乃取甘桔汤利咽之意也。待三诊时，已能咽食，络结开也，故以原意为主追踪。待四诊时，其症均和，唯小溲频数，乃久病及肾之故，即投以滋养肾气之品，则获痊愈也。

案 45 （眼球震颤） 顾某，男，48 日。

初诊(1983 年 1 月 27 日) 患儿双眼球时左右震颤，发现月余，发则数秒，日次频多（脑电图、眼底检查无殊），囟门宽大，眼白色蓝，鼻塞，苔薄黄，二便尚调。此肝风夹痰，上扰目系。先拟疏风化痰止痉。处方：

僵蚕 5 g，杭白菊 6 g，薄荷 3 g（后下），蔓荆子 5 g，泽泻 9 g，钩藤 6 g，茯苓 9 g，陈皮 3 g，白芷 5 g。

3 剂。

二诊 药后病情同前，唯舌苔转为薄白。治以原法加减。处方：

僵蚕 5 g，钩藤 6 g，胆南星 2 g，茯苓 9 g，泽泻 9 g，蔓荆子 5 g，石菖蒲 5 g，陈皮 3 g。

5 剂。

三诊 （脑摄片报告正常）眼球震颤次减，舌苔薄净，二便尚调，肝风渐平，痰浊未清，肝肾不足，阴精亏耗。治以温胆化痰兼补肝肾。处方：

陈皮 3 g，姜半夏 9 g，茯苓 9 g，清甘草 3 g，竹茹 5 g，枳实 3 g，胆南星 3 g，钩藤 5 g，熟地 9 g，怀山药 9 g。

4 剂。

四诊 眼球震颤次减，舌净纳和，二便均调。病后正虚，肾精未复。治以

调补肝肾，健脾化痰。处方：

熟地 12 g，怀山药 9 g，山茱萸 9 g，补骨脂 9 g，党参 6 g，胆南星 3 g，菟丝子 9 g，焦白术 9 g，茯苓 9 g，清甘草 3 g。

5 剂。

药后眼球震颤已和，继予调补数次而收功。

【按】 该患儿双眼球震颤，西医检查无器质性病变，可能是因眼球的注视功能发育不全所引起。根据症状，从中医学理论来分析，当属本虚标实之证。本虚，即先天肾精不足；标实，即风痰阻于脉络。且肾虚不能蒸化水液，则能使水湿蕴积成瘾，使之互为因果。

《灵枢・邪气脏腑病形》曰："十二经脉，三百六十五络，其血气皆上于面而走空窍，其精气上注于目而为睛。"《素问・五脏生成》曰："诸脉者，皆属于目。"患儿初诊时眼白色蓝，古人经验此为多痰之征，乃中医之所谓"无形之痰"，其鼻塞苔黄，可知曾感受风热之邪，风性主动，与痰气相搏，阻于脉络，使之精气不能上注，而发生是症，故初诊先投以疏风化痰之品。方中以杭白菊、薄荷、蔓荆子、白芷疏散风邪，钩藤、僵蚕息风止痉，陈皮、茯苓、泽泻化痰利水。二诊时其证虽未变，但舌苔转白，乃风热之邪渐去。故药除薄荷、杭白菊之辛凉，加用胆南星以增强化痰息风止痉之力，再辅以石菖蒲升清明目。药后眼球震颤次减，考虑患儿囟门宽大，其本肾精不足，则不能养肝血而使精汁升发于上，正如《灵枢・大惑论》曰"五脏六腑之精气，皆上注于目而为之精"。《审视瑶函》曰："神膏者，目内包函之膏液……此膏由胆中渗润精汁升发于上，积而成者，方能涵养瞳神；此膏一衰，则瞳神有损。"故邪衰则当扶正清胆，改投温胆合熟地、怀山药于清胆化痰之中，兼以补肝肾而升清汁。四诊时震颤大减，则专以调补肝肾，健脾杜痰，从本论治，终获痊愈。

案 46 ［下肢抽搐（少阳痰热证）］ 诸某，女，6 岁。

初诊（1972 年 3 月 10 日） 患儿自出生后 18 个月起，即发生两下肢抽搐，日发数次至 10 余次不等，发作后大汗一身即搐止。虽经多方治疗，迄今未已。来诊时见其面色一般，形神尚活，胃纳欠佳，脉弦数，舌尖红苔白腻。治以养血活血。处方：

生地 30 g，当归 6 g，桃仁 9 g，红花 4.5 g，地龙 6 g，川牛膝 9 g，赤芍 6 g，秦

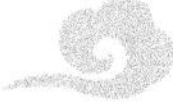

艽 6 g,炙甘草 2.4 g。

4 剂。

二诊 足筋仍搐,日发次频,神志清晰,询之则诉心慌胆怯,脉舌如前,再试以活血息风宁神。处方:

生地 30 g,当归 6 g,桃仁 9 g,红花 4.5 g,地龙 6 g,赤芍 6 g,远志 4.5 g,龙齿 15 g(先煎),炙甘草 2.4 g。

7 剂。

三诊 抽搐次数虽见略减,但不明显。仍诉胆怯心慌,神志不安,然而静坐即搐,起动不发,脉舌同前,拟从痰热内扰、心胆不宁着手,温胆汤加味主之。处方:

陈皮 4.5 g,制半夏 9 g,茯苓 9 g,炙甘草 2.4 g,竹茹 9 g,枳实 4.5 g,石菖蒲 4.5 g,当归 6 g,龙齿 15 g(先煎)。

7 剂。

四诊 药后 3 日,足搐即止,今晨又掣 1 次,但较轻松,胃纳已动,脉尚弦,舌苔薄腻,药已见效,宗以原法。处方:

陈皮 4.5 g,制半夏 9 g,茯苓 9 g,炙甘草 2.4 g,竹茹 9 g,枳实 4.5 g,石菖蒲 4.5 g,当归 6 g,龙齿 15 g(先煎),远志 4.5 g。

7 剂。

以后又续服 14 剂以资巩固,足搐从此停发。

【按】 温胆汤主治胆虚痰扰、惊悸不安之症。本例心慌胆怯、胃纳欠佳、脉弦数、舌尖红苔白腻,其主因是痰火内扰,故投以温胆汤药症恰当,3 剂而效显,7 剂而病安,续服之而根除。但痰热内扰为何下肢抽搐,投以温胆后为何迅即停发,是颇耐寻思的。试分析之。

何以胆病而足搐?似较罕见。考之《内经》,足少阳经筋布于外踝、胫膝外廉,结于伏兔之上及尻部:"其病小指次指支转筋,引膝外转筋,膝不可屈伸,腘筋急,前引髀,后引尻"(《灵枢·经筋》)。于此推想,胆病累及经筋而致下肢转筋、引急,可能与本例颇相近似。

何以静时搐发?张聿青有用温胆汤加减治疗一个"将寐之时,体辄跳动"的病例,其按语指出:"胃有湿痰,甲木不降,肝阳暗动……以阳入于阴而胆阳不降,致阳欲入而不能遽入也。"从中可以得到启发,即安静之时,气血内守,胆气当降，若痰湿阻遏肝胆之气，则阳升风动。本例静时搐作，殆即此理。

何以汗后搐止？盖少阳为全身的半表半里；邪在少阳，则随枢机出入表里阴阳。若邪并于阴则阴实，邪并于阳则阳实。譬之疟邪，发时先寒后热、汗出而和，即是如此(参《素问·疟论》)。本例邪在少阳，气并于阴则胆逆风动而搐作，继之少阳枢机升极而降，则气并于阳而全身大汗后搐止。由此可见，痰热内扰是病之本，足筋抽搐是病之标；初诊、二诊治标不治本，宜其罔效，三诊时治合病本，效如桴鼓。

关于温胆汤，为《内经》半夏汤的演变之方。《经》云："泻其有余，调其虚实，以通其道，而去其邪。"(《灵枢·邪客》)后人总结为"使上下通则阴阳和"(《医方集解》)。温胆汤之诸药，在性能上可说是半夏汤的发展，也能使上下通、阴阳和。试看本例药后痰热清化，胆气降而筋得养，使少阳枢机出入表里而无干戈之虞，即是"上下通、阴阳和"的具体表现。

案 47 ［舞蹈病(风痰入络证)］ 姚某，男，10 岁。

初诊(1974 年 9 月 16 日) 1 年来食后即作噫气、呕恶，平时气逆息粗，自感咽中有痰如梗，手足辄作牵掣舞蹈，神志尚清，大便易秘，脉滑，舌苔薄腻。证属风痰入络，走窜阻逆为患。治拟豁痰通络。处方：

钩藤 6 g，僵蚕 9 g，竹沥 30 g(姜汁 2 滴冲)，胆南星 2.4 g，天竺黄 9 g，忍冬藤 6 g，石菖蒲 6 g，远志 6 g，当归 6 g，川芎 4.5 g。

4 剂。

二诊 噫呕大减，舞蹈亦少，大便通而稍干，自感咽梗较松，脉滑，舌稍红而苔净，以原法出入可也。处方：

钩藤 6 g，竹沥 30 g，胆南星 2.4 g，天竺黄 9 g，忍冬藤 6 g，石菖蒲 6 g，远志 6 g，当归 6 g，生地 15 g，川贝母 4.5 g，陈皮 3 g。

6 剂。

三诊 近日过于疲劳，食后又噫气，喉中气逆有痰，大便较干，脉滑，舌苔薄白。痰阻胃逆，治以降逆化痰。处方：

代赭石 15 g(先煎)，杏仁 6 g，竹茹 6 g，瓜蒌仁 12 g，陈皮 3 g，枇杷叶 9 g(包)，川贝母 4.5 g，台乌药 9 g，生甘草 2.4 g，降香 2.4 g。

7 剂。

四诊 药后噫气已和，痰鸣尚有，舌苔薄白，二便尚通。治以祛痰下气。处方：

代赭石 15 g（先煎），杏仁 6 g，竹茹 6 g，陈皮 3 g，枇杷叶 9 g（包），川贝母 4.5 g，生甘草 2.4 g，降香 2.4 g，半夏 9 g，茯苓 9 g。

5 剂。

药后诸恙趋和，再以原法加减服用 2 周，后以六君子汤以巩固而愈。

【按】 本例之食后噫呕，手足掣舞，并伴有气逆息粗，咽如痰梗，脉滑苔腻，当为风痰阻络，因之治以豁痰通络息风之法。初方之胆南星、天竺黄专主风痰、开结通络，僵蚕、钩藤善能息风解痉，竹沥点姜汁通行经络、攻逐风痰，忍冬用其藤性，可走经宣泄清热，远志、石菖蒲开窍化痰，当归、川芎和血养络。4 剂之后，症状好转，舌质稍红苔净，恐行风过燥，故去僵蚕、川芎加用生地之清滋，川贝母、陈皮化顽痰。复 6 剂后，噫气痰鸣又作，且脉滑便干，痰气又逆也，故转以川贝母、竹沥、杏仁等化痰之品，并辅以代赭石、降香等降逆之药。7 剂以后，气逆即平，唯痰鸣尚有，为其巩固，原法追踪 5 剂。药后诸恙趋和，则以原意巩固除顽痰，再以六君子汤而善后也。

第二节 王霞芳医案

（一）哮喘

案 1 薛某，男，4 岁。

初诊（2007 年 11 月 23 日） 哮喘史 2 年，咳喘 3 周。入深秋则感冒，午夜阵咳有痰，难以咯出，盗汗淋多，鼻塞涕阻，面色少华，山根青筋显现，胃纳尚可，二便尚调，舌红，苔薄白，脉小滑。体检：咽红充血，二肺闻及少量哮鸣音。证属外感风寒，内蕴痰热。王霞芳经验方“宣肺通络平喘汤”加减。处方：

炙麻黄 3 g，甜杏仁 9 g，甘草 3 g，炙紫苏子 9 g，姜半夏 9 g，黄芩 6 g，款冬花 9 g，紫菀 6 g，白僵蚕 9 g，地龙 6 g，辛夷 9 g，蝉蜕 6 g，炙百部 9 g，麻黄根 9 g。

7 剂。

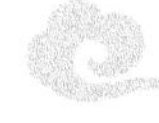

二诊 服上方 3 剂后，咳喘已和，夜静不咳，白昼偶咳，有痰难咯，鼻塞涕

阻，纳可便调，舌苔白腻。再拟化痰止咳通窍。拟二陈汤加味。处方：

橘皮 6 g，橘络 6 g，姜半夏 9 g，甘草 3 g，桔梗 6 g，蝉蜕 6 g，甜杏仁 6 g，辛夷 9 g，射干 9 g，苍耳子 9 g，炙百部 9 g，太子参 9 g，南沙参 9 g。

7 剂。

三诊 药后痰减，偶有单咳，盗汗淋多，口有异味，胃纳尚佳，大便臭秽。舌质淡红，舌苔薄润。再拟健脾化痰，培土生金。处方：

六君子汤加炒莱菔子 9 g、连翘 9 g、全瓜蒌 9 g、川厚朴 6 g、制胆南星 6 g。再服 7 剂而愈。

【按】 该患儿素有痰饮内伏，复感外邪，肺失宣肃引发咳喘，先以宣肺通络平喘汤加味宣肺化痰，止咳平喘。3 剂后哮喘即平，但喉痰未尽，仍有咳嗽痰多等症，再以二陈汤燥湿化痰，理气和中，使湿去脾健，痰不再生。张景岳说"善治痰者，唯能使之不生，方是补天之手"便是此意。哮喘迁延不愈，致使脾虚肺弱，所以健脾者，亦即补肺，促其化源，肺金自安，其痰自消，故三诊方用六君子汤加胆南星、瓜蒌化痰安中，补脾益肺，而痰浊渐次得化，药证相对，无不有效。

（二）厌食

案 2 黄某，女，10 岁。

初诊(2003 年 5 月 24 日) 厌食已有 9 年。食欲不振，进食缓慢(每日 100 g)，有胃炎史 3 年。形体羸瘦偏矮，漏斗胸，面色萎黄少华，大便间日 1 次，干结艰行，夜眠磨牙，舌胖淡红，苔薄白腻，脉濡带数，针刺四缝穴二指液多。先天不足(孕母妊娠反应重，胎儿发育欠佳，早产 3 周)，脾胃两虚，又奶粉厚味喂养，继之湿食内滞，不思饮食，形体瘦小，渐成疳证。虚中夹实，治拟消疳化滞，益气健脾醒胃。处方：

藿香 10 g，太子参 6 g，生白术 10 g，胡黄连 3 g，炒五谷虫 10 g，煨三棱 6 g，煨莪术 6 g，炒枳壳 9 g，谷芽 15 g，麦芽 15 g，山楂 10 g，佛手 6 g。

7 剂。

二诊(2003 年 5 月 31 日) 纳谷渐增，进食已爽(每日三两)，苔化薄白润，脉细而濡，大便间日一次，尚调，针四缝穴三指有液。上法颇合，仍宗前义。处方：

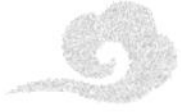

上方加莱菔子 10 g、连翘 10 g。

7 剂。

三诊(2003 年 6 月 7 日) 胃开纳馨,知饥索食,面色转润,苔薄脉濡,大便间日自调,针刺四缝穴三指液少。食滞虽化,脾气尚弱,形体偏瘦,再拟芳化健脾,益气养血。处方:

藿香 10 g,太子参 9 g,生白术 10 g,炒白芍 9 g,胡黄连 3 g,炒五谷虫 10 g,炒枳壳 9 g,山楂 10 g,佛手 6 g,枸杞子 9 g,陈皮 5 g,青皮 5 g。

7 剂。

四诊(2003 年 6 月 14 日) 纳谷正常(每日 300 g),食而有味,面转红润,两目有神,体重增加,大便日行成形,针刺四缝无液,舌苔薄润根微白,两脉细和。湿食不化,但久病脾胃气阴尚弱,难供生长需求。再拟益气健脾,滋阴养胃。处方:

上方去胡黄连、五谷虫,加薏苡仁 30 g、白扁豆 10 g、怀山药 10 g。

7 剂。

【按】 患儿先天不足,脾胃元虚,运化无力,理应益气扶脾助运为正治。然厌食年久,后天又喂养不当,水谷精微难以化生气血,脏腑失养,生长缓慢,形体羸瘦矮小,疳象已露,兼又食伤,虚中夹实当先祛其积。急选胡黄连、五谷虫、三棱、莪术以消疳为主,酌加参术以顾脾虚,消扶兼施。三诊后疳证转和,纳谷已馨,改投参苓白术散加枸杞子,调扶脾胃,补益气血,以资生长发育。由此可见厌食与疳证间的关系,在治疗中除必须辨证分型外,尚须按症之主次、轻重、虚实夹杂,先消后补或消补同施,徐消徐补,方随症改,才能振奋脾气。

(三) 泄泻

案 3 薛某,男,4 个月。

初诊(2005 年 12 月 12 日) 自新生 22 日起大便稀薄,每日 3～10 次不等,无热,尚有吐乳。上月因"右下肺炎"住院治疗已愈。刻下神萎肢软,厌乳流涎,腹满尚软,舌淡苔薄净,指纹淡红带紫达风关。久泄脾虚,治拟健脾益气,助运止泻。理中汤加减。处方:

炒党参 6 g,焦白术 9 g,炮姜 3 g,炙甘草 3 g,陈皮 5 g,煨木香 6 g,煨诃子 6 g,石榴皮 9 g,赤石脂 9 g。

5剂。

二诊(2005年12月17日) 便泄次数减少，每日2～3次，大便成形较软，纳乳已馨，流涎清稀，手足肢冷，再拟上方出入。处方：

炒党参6g，焦白术9g，炮姜3g，炙甘草3g，煨诃子6g，石榴皮9g，赤石脂9g，五味子3g，陈皮5g，炒山药15g，焦山楂10g，神曲10g，荷叶10g，红枣5枚。

7剂。

【按】 小儿素体脾虚，或久病迁延不愈，脾胃虚弱，胃弱则腐熟无能，脾虚则运化失职，因而水反为湿，谷反为滞，不能分清别浊，水湿水谷合污而下，形成脾虚泄泻。理中汤，可使中焦之寒得辛热而去，中焦之虚得甘温而复，清阳升而浊阴降，脾运健而中焦治。以“脾健不在补，贵在运”的观点，用运脾法进行治疗，药用陈皮、焦山楂、神曲运脾，加党参、白术、山药益气健脾。运脾法具有补中寓消，消中有补，补中不碍滞，消不伤正之特点。将方中的干姜改为炮姜，认为炮姜辛温，收敛作用优于干姜。久泻不止，舌淡苔薄净，内无积滞，用石榴皮、赤石脂、五味子温脾固涩止泻，荷叶升清固涩止泻。

（四）癫痫

案4 林某，男，10个月。

初诊(2009年8月5日) 抽搐、咬牙阵发5月余。出生5个月起咬牙、抽搐日10余次，约4秒钟自行缓解。经常外感发热，高热时抽搐加重，喉有痰声，胃纳不馨，便下臭秽，量多散泻，苔黄薄腻，咽红舌红，脉细小数，133次/分。西医诊断：癫痫。证属痰热内蕴，引动肝风。治拟清心豁痰，平肝息风。处方：

钩藤9g(后下)，竹沥半夏9g，茯苓10g，龙齿15g(先煎)，姜川连3g，炒枳壳4.5g，姜竹茹6g，神曲9g，竹叶6g，天浆壳5枚，生谷芽15g，生麦芽15g。

7剂。

二诊(2009年8月12日) 服药后症状减轻，昨起抽搐又增，胃纳稍增，大便臭秽减轻，舌苔根腻，脉细。再拟健脾豁痰，镇惊安神。处方：

钩藤9g(后下)，竹叶9g，竹沥半夏9g，茯苓10g，龙齿15g(先煎)，琥珀3g(吞服)，远志6g，天浆壳5枚，陈皮6g，神曲9g，炙鸡内金6g。

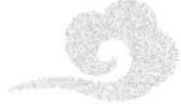

7剂。

三诊(2009年8月19日) 抽搐明显减轻,日六七次,夜寐尚安,纳可便调,苔已化薄,脉细小滑,两颊红赤。痰火未清,再拟清心安神。处方:

竹叶9 g,天竺黄6 g,竹沥半夏9 g,琥珀3 g(冲服),龙齿15 g(先煎),茯苓10 g,远志6 g,陈皮6 g,川连2 g,胆南星3 g,神曲6 g。

7剂。

此方陆续共服40剂,3个月后随访,抽搐未作,症情稳定。

【按】 王霞芳认为各种原因(先天遗传、胎中受惊、痰热惊风、风痰扰神等)所致的癫痫常以痰火壅盛扰动肝风者为多。本例患儿为痰火内蕴,肝风上旋,蒙窍扰神而昏厥、抽搐阵发,所以治当涤痰豁痰为先,兼以清心开窍、平肝息风镇惊。以竹沥半夏、天浆壳、天竺黄豁痰为主;黄连、竹叶泻热清心肝之火;琥珀、远志、钩藤、龙齿宁心安神,镇惊定搐;同时加陈皮、茯苓、枳壳、竹茹顾护脾土,以杜生痰之源,预防复发。三诊时抽搐明显减轻,按原法治之,服药40剂,抽搐得平,其症已安。

(五)抽动秽语综合征

案5 姜某,男,17岁。

初诊(2000年1月12日) 摇头耸肩秽语已10年。素体痰多,饮水多则呕吐痰涎,喉有异声时响,上课坐不安定,上肢抽搐,五心烦热,易激怒,盗汗,纳佳,服盐酸硫必利后头痛嗜睡,肢倦无力,胸闷痰多白黏,纳减,舌红多刺,苔薄腻,脉细滑,形体壮实。辨属痰火壅盛,心神不宁。选半夏泻心汤加平肝息风药投治。处方:

姜川连5 g,黄芩9 g,竹沥半夏10 g,胆南星5 g,天竺黄10 g,钩藤10 g(后下),炒枳壳6 g,姜竹茹9 g,竹叶10 g,龙齿30 g(先煎),甘草5 g,茯神15 g,琥珀粉5 g(吞服),柏子仁10 g。

7剂。

二诊(2000年1月19日) 症情好转,夜间能安眠,手心烦热,舌红苔化薄润,上方颇合,仍宗前义。处方:

药予上方去柏子仁加牡蛎30 g(先煎)。

7剂。

三诊(2000年2月18日) 症情好转大半,偶有哽咽发声,心情缓舒,神清不易发怒。舌红苔薄润,手心烦热,大便尚调。再拟滋阴泻火宁神。处方:

川连3 g,黄芩9 g,竹沥半夏10 g,胆南星6 g,钩藤9 g(后下),竹叶10 g,龙齿30 g(先煎),柏子仁10 g,牡蛎30 g(先煎),琥珀5 g,炒枳实6 g,竹茹9 g,生地10 g。

7剂。

四诊(2000年4月12日) 近有哽咽,微发声,咽红充血,痰黏,不咳,心烦胸闷,易怒。舌红苔薄润,纳佳,便调,五心烦热。处方:

继予上方去牡蛎,加瓜蒌皮10 g、百合15 g。

7剂。

五诊(2000年9月4日) 摇头耸肩转平,喉尚有怪声,手心烦热,易怒,心神不定,仍宗前义。处方:

白蒺藜10 g,石决明30 g(先煎),川连3 g,竹沥半夏10 g,瓜蒌皮10 g,黄芩9 g,胆南星6 g,琥珀粉3 g(吞服),竹叶10 g,龙齿30 g(先煎),生地12 g,百合12 g。

7剂。

【按】 患儿痰多,饮水呕吐痰涎,喉有异声,五心烦热,盗汗,舌红多刺,苔薄腻,脉细滑,形体壮实,证属痰火壅盛,内扰心神,引动肝风上旋,治拟豁痰清心宁神。予《伤寒论》之半夏泻心汤泻心火,清痰热;加入胆南星、天竺黄、炒枳壳、姜竹茹以豁痰利咽;龙齿、茯神、琥珀、柏子仁、竹叶以清心镇惊安神;合钩藤平肝息风。再诊时,夜寐欠佳,加入龙齿、牡蛎以加强平肝潜阳,重镇安神之功。三诊时,症情好转,但手心烦热,再拟滋阴泻火安神,加入《金匮》之百合地黄汤,养阴清热安神,方随症变自能收效。

(六) 发热

案6 瞿某,女,9岁。

初诊(2000年10月15日) 高热连续53日。住院已40日(上海儿童医学中心),每日壮热达40℃以上,予抗菌治疗,加服布洛芬混悬滴剂始得大汗而热降,约5小时后又寒战高热无汗。检查红细胞沉降率63～105 mm/h;腹部B超示:肝门后腹膜大血管周围淋巴结增大;骨髓穿刺涂片:粒系增生较明

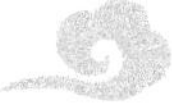

显，部分细胞退行性病变；各种培养均无阳性发现。西医诊断：发热待查。中医辨证：患儿形体羸瘦，面黄虫斑明显，舌质红苔薄白腻，脉细弦数。刻下体温 40.1℃，自诉胸脘不舒，食欲不振，溲黄便调，先寒战后壮热，畏寒时盖被 2 条，今颈淋巴结肿大。证属温病，邪热传里，与湿相合，胶结难解。先拟芳化疏解透达，藿朴三仁汤出入。处方：

藿香 10 g，佩兰 10 g，川厚朴 6 g，杏仁 6 g，薏苡仁 20 g，砂仁 3 g(后下)，白豆蔻 3 g(后下)，柴胡 6 g，黄芩 9 g，青蒿 9 g，白薇 9 g，薄荷 3 g(后下)，滑石 30 g(包)。

3 剂。

二诊(2000 年 10 月 18 日) 服药 2 剂，周身微汗出，热退转平，不再寒战，苔化根尚薄腻，知饥索食不多，近有咳嗽、盗汗，再拟芳香益气，化痰止咳。处方：

藿香 10 g，川厚朴 6 g，杏仁 9 g，薏苡仁 20 g，砂仁 3 g(后下)，豆蔻 3 g(后下)，太子参 9 g，黄芩 6 g，青蒿 9 g，白薇 9 g，滑石 15 g(包)，甘草 3 g，姜半夏 9 g。

4 剂。

三诊(2000 年 10 月 22 日) 热势转平后未再起伏，已出院。痰咯黄稠，舌红苔微黄腻，纳少汗减。湿痰阻滞中焦，再拟芳香化痰醒胃。处方：

藿香 10 g，紫苏梗 10 g，川厚朴 6 g，杏仁 6 g，薏苡仁 20 g，砂仁 3 g(后下)，豆蔻 3 g(后下)，太子参 9 g，黄芩 6 g，姜半夏 9 g，橘皮 5 g，橘络 5 g，茯苓 15 g，滑石 15 g(包)，甘草 3 g，青蒿 9 g，谷芽 15 g。

12 剂。

其后以六君子汤加味调理善后返乡。

【按】 寒战壮热无汗，持续月余，舌红苔腻，纳呆腹胀，病为湿温。高热虽久，表尚未解，里热炽盛，邪尚郁于卫、气之间。故选藿朴三仁汤，轻清宣化湿邪，加柴胡、黄芩，以旋运少阳之枢机，透开表里，使伏遏之邪，得以外达，酌加芳化淡渗之品，湿化则热无所依，热去则湿浊易化，故服药 3 剂湿热两解，而月余壮热迎刃而解，效如桴鼓，病自向愈。

(七) 湿疹

案 7 苏某，男，5 岁。

初诊(2010 年 4 月 2 日) 患儿自幼有奶癣，反复发作，迄今湿疹红痒，发于双臂和大腿内侧。2 年前引发哮喘，常反复咳嗽，痰不清，形体壮实，大便偏干，汗出较多，舌红苔薄腻，脉小滑。诊断：湿疹(湿热内蕴)。治拟清热燥湿，祛风止痒。荆蝉祛风汤出入。处方：

荆芥 6 g，金银花 12 g，连翘 12 g，赤芍 15 g，牡丹皮 10 g，丹参 10 g，杏仁 9 g(后下)，薏苡仁 10 g，苦参 10 g，黄芩 9 g，地肤子 10 g，白鲜皮 10 g，土茯苓 30 g。

7 剂。

二诊(2010 年 4 月 9 日) 咳嗽减少，喉痰大减，手足湿疹红痒成片，如鸡蛋样大小，再拟前法加重祛风止痒药物。处方：

荆芥 6 g，金银花 15 g，赤芍 15 g，桔梗 6 g，牡丹皮 10 g，丹参 10 g，杏仁 9 g，蝉蜕 6 g，薏苡仁 10 g，黄芩 9 g，苦参 10 g，蛇床子 10 g，地肤子 10 g，白鲜皮 10 g，土茯苓 30 g，乌梢蛇 10 g，蒲公英 10 g，川黄柏 10 g，南沙参 10 g。

7 剂。

二诊 药后湿疹面积稍有减少，但仍反复发作，直至夏季嘱其加用老秋蝉 1 个月后，湿疹明显消退，患儿咳喘发作也减少。

【按】 患儿为过敏体质，表虚不固，易感外邪，湿热郁于肺经，发于皮肤，王霞芳每多采用清热解毒、祛风透表的方法治疗，选用金银花、连翘、蒲公英等清热解毒；荆芥、蝉蜕、地肤子、白鲜皮、乌梢蛇等祛风止痒；血分热重症者用赤芍、牡丹皮、丹参等清热凉血；薏苡仁、苦参、蛇床子等清热利湿止痒。经随症调理后，皮疹消退，咳喘发作亦减少，可谓有异病同治之妙。

第三节 倪菊秀医案

一、发热

案 1 邱某，男，2 岁 3 个月。

初诊(2015 年 5 月 29 日) 患儿发热 3 周，断续不愈，体温波动于 38.6～39.7℃。舌质红，苔黄腻，咽喉红肿，夜眠不安，但四肢欠温，纳谷欠佳，便下干结，脉弦细数。检查血常规示白细胞及中性粒细胞偏高。证属风邪不化，湿滞

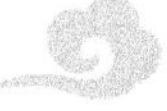

不清。治拟清热化湿利咽。处方：

金银花 9 g，连翘 9 g，柴胡 9 g，生石膏 15 g，知母 6 g，生甘草 5 g，射干 9 g，黄芩 6 g，大青叶 9 g，川厚朴 3 g，藿香 9 g，佩兰 9 g，芦根 15 g。

3 剂。

二诊　药后热度已退，便下眠安，纳呆，时有咳嗽，舌质仍红，苔薄腻。治依前法。处方：

川厚朴 3 g，青皮 3 g，陈皮 3 g，黄芩 6 g，柴胡 6 g，青蒿 9 g，茯苓 9 g，紫菀 6 g，杏仁 9 g，生甘草 3 g，佩兰 9 g，炒谷芽 9 g，炒麦芽 9 g。

5 剂而愈。

案 2　岳某，女，3 岁。

初诊(2013 年 11 月 9 日)　患儿发热 5 日前来就诊。5 日前患儿受凉发高热，咳嗽。后经静脉点滴和口服抗生素、止咳化痰等治疗，咳嗽未完全好转，热度仍有。患儿时诉周身不适，纳谷欠佳，大便黏滞，小便黄赤，夜眠欠安，汗出不畅，身黏腻，舌红，苔黄腻，脉数。诊断为感冒，咳嗽。证属湿热内阻。治拟化湿清热，止咳化痰。处方：

炒川连 3 g，藿香 9 g，紫苏梗 9 g，陈皮 5 g，青蒿 6 g，豆豉 9 g，金银花 9 g，连翘 9 g，麻黄 5 g，杏仁 9 g，甘草 5 g，橘络 5 g，紫菀 9 g，百部 9 g，贝母 9 g。

3 剂。

二诊时患儿体温正常，但仍时有咳嗽。后以止咳化痰调理 2 周而愈。

二、咳嗽

案 3　赵某，男，4 岁。

初诊(2012 年 5 月 23 日)　患儿因咳嗽 2 月余前来就诊。2 个月前患儿因受凉出现发热，流涕，咳嗽。无吐泻，大便通。痰少。夜眠尚安，时有夜间咳嗽。后于外院静脉点滴抗生素 3 周，口服止咳药，抗过敏药(具体均不祥)，热退，咳嗽好转。后继续口服抗生素、止咳药、雾化吸入等治疗措施，咳嗽一直未断。遂于今日前来诊治。就诊时咳嗽，涕少，痰少黏，咽喉痒。纳谷尚可，大便通偏干，舌红，苔少，脉细。证属风燥犯肺。治拟润肺止咳化痰，处方：

南沙参 9 g，北沙参 9 g，桑白皮 9 g，杏仁 9 g，甘草 3 g，橘络 6 g，陈皮 6 g，

紫菀 9 g，百部 9 g，浙贝母 9 g，白前 9 g，款冬花 9 g。

7 剂。

二诊时咳嗽明显好转，后再续 7 剂而愈。

案 4 马某，女，8 岁。

初诊(2016 年 2 月 20 日) 患儿因发热、咳嗽 3 日就诊。患儿因受凉出现流涕，咳嗽，后出现发热。无吐泻，大便通，痰少，咽喉不适，夜眠欠安，时有咳嗽，汗少，舌红，苔薄黄腻，脉浮数。证属于风热犯肺。治拟祛风解表，清热止咳。处方：

金银花 9 g，连翘 9 g，射干 9 g，蒲公英 9 g，豆豉 9 g，炙麻黄 3 g，杏仁 9 g，甘草 3 g，橘络 6 g，陈皮 6 g，紫菀 9 g，百部 9 g，浙贝母 9 g，鸭跖草 12 g，鱼腥草 15 g，金荞麦 9 g。

4 剂。

二诊 患儿热退，咳嗽好转，痰有不爽，纳谷稍增。上方去金银花、连翘、豆豉，余药继用。7 剂而愈。

案 5 李某，男，4 岁。

初诊(2016 年 8 月 17 日) 患儿因咳嗽 2 月余就诊。2 个月前患儿因受凉出现发热，流涕，咳嗽。无吐泻，大便通，痰多色白，夜间和晨起咳嗽多，纳谷尚可，大便通。既往有哮喘病史。舌淡红，苔白，脉缓细。证属寒湿犯肺。治拟化痰止咳温阳。处方：

麻黄 3 g，杏仁 9 g，甘草 3 g，橘络 6 g，陈皮 6 g，紫菀 9 g，百部 9 g，浙贝母 9 g，白前 9 g，款冬花 9 g，半夏 9 g，白茯苓 9 g，细辛 1 g，干姜 3 g。

7 剂。

二诊 咳嗽好转，夜咳嗽已少，唯晨起时有咳嗽。

上方去款冬花，加蝉蜕 3 g。7 剂而愈。

三、呕吐

案 6 黄某，男，6 岁。

初诊(2013 年 10 月) 患儿每日早晨起床后尚未进食即吐恶，有时进食中也有吐恶，或在外闻到异味，或生气时也有呕吐。其发病至今已有年余。外院

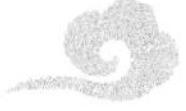

检查未有异常发现，中西药罔效。就诊时症见舌红苔腻，胃脘处时有不舒，纳谷欠佳，便下尚调，脉弦细。患儿初生时有吐乳症。辨证为心火上浮，肝气郁结。治拟疏肝消导和中。处方：

黄连 4.5 g，紫苏梗 9 g，青皮 5 g，陈皮 5 g，生麦芽 9 g，藿香梗 9 g，柴胡 6 g，姜竹茹 6 g，姜半夏 9 g，甘草 5 g，佛手 9 g。

4 剂。

并火丁压法 1 次，针刺四缝穴 1 次。

二诊 症状好转。

原方再进 4 剂。

三诊 呕吐已止，纳和，便调，再以健运肝胃之方而愈。

【按】 呕吐一病以热证为多，《幼科心法》中以加味温胆汤主之，临床疗效不错。本病除了积滞或外感风邪等外因而致外，倪菊秀认为在 5 岁以上的小儿，在各项检查无阳性发现时，有时要考虑心理因素的影响，在治疗时施以清心止呕、疏肝理气之剂，并予以针刺四缝穴外治，内外综合治疗，可以取得较好疗效。

四、厌食症

案 7 黄某，女，5 岁。

初诊(2012 年 1 月 21 日) 患儿因纳谷欠佳 3 年就诊。患儿自幼纳谷欠佳。对食物无兴趣。零食不多，浅尝辄止，不吃牛奶，大便通，夜眠尚安，汗不多，形体消瘦不达标，舌淡红，苔薄白，脉细。证属脾胃气虚。治拟健脾和胃，处方：

炒党参 6 g，焦白术 9 g，白茯苓 9 g，甘草 5 g，陈皮 5 g，佛手 9 g，炒山楂 9 g，炒谷芽 9 g，炒麦芽 9 g，鸡内金 9 g，五谷虫 9 g，厚朴 5 g。

7 剂。

二诊时患儿纳谷稍增，后调理 2 个月而愈，体重亦增至正常。

五、积滞

案 8 王某，女，2 岁。

初诊(2016 年 9 月 12 日) 患儿因纳谷欠佳 1 年余就诊。患儿自断奶后

即纳谷欠佳。每日喂奶六七次，每次 80～100 ml。有时夜间喂奶一二次。辅食不进。大便臭秽，口气重。舌淡红，苔薄腻。证属乳食积滞。治拟消导和胃。处方：

青皮 3 g，白茯苓 9 g，炒山楂 9 g，炒谷芽 9 g，炒麦芽 9 g，鸡内金 9 g，甘草 3 g。

7 剂。

改变并喂养习惯：夜间喂奶停止，并减少白天喂奶次数为每日 3 次，辅食照常。

二诊时患儿纳谷明显改善，上方再服 7 剂而愈。

六、注意力不集中

案 9 李某，男，8 岁。

初诊(2008 年 8 月 25 日) 患儿因注意力不集中，学习成绩差 2 年余而就诊。患儿自幼注意力不集中，入小学后学习成绩不断下降，做功课需要大人监督，做事拖拉，脾气急躁，夜眠尚安，纳谷尚可，大便通调，舌红，苔薄黄，脉数。证属心肝火旺。治拟宁心安神。处方：

柴胡 9 g，白芍 9 g，黄连 3 g，紫苏梗 9 g，钩藤 9 g，天麻 9 g，益智仁 9 g，远志 9 g，生地 9 g，陈皮 5 g，生麦芽 9 g，炒麦芽 9 g，甘草 5 g。

14 剂。

另针灸百会、头维、内关、神门、三阴交、太冲、太溪，留针 30 分钟，每周 2 次。

二诊时患儿略有好转。前后服药加针灸 3 个月后明显好转，成绩上升。

第四节 董幼祺医案

(一) 小儿皮肤黏膜淋巴结综合征

案 1 徐某，男，2.5 岁。

病史摘要：患儿于 1993 年 5 月 16 日起发热，因其持续高热，体温 39.5℃以上，抗生素等治疗无效，于 5 月 21 日收住入院。住院期间全身出现皮疹，眼

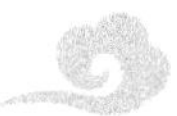

结膜充血，颈部淋巴结肿大，手足背出现硬性水肿，口唇红绛渗血，杨梅舌，并伴有泄泻。实验室检查：白细胞计数 23.4×10^9/L，中性粒细胞 65%，淋巴细胞 35%，红细胞沉降率 97 mm/h，血小板 390×10^9/L；心电图：窦性心动过速。符合小儿皮肤黏膜淋巴结综合征 5 项以上主要症状的诊断标准。药物治疗用氨苄西林、头孢拉定等，对症治疗用柴胡针剂、阿司匹林及能量合剂。由于热势不衰，家长于 5 月 26 日同邀中医治疗。

初诊 患儿发热经旬，体温 40℃左右，皮肤红疹，灼热无汗，躁扰不宁，颈部淋巴结肿大，手足背硬肿，哭目无泪，舌红绛起刺，唇朱渗血，胃纳尚可，腹满胀气，便下溏利，每日 3～4 次，小溲短少，脉疾数。治以清营泄热，兼以益津护胃。处方：

水牛角 15 g(先煎)，牡丹皮 5 g，川连 3 g，生地 12 g，羚羊角粉 1.2 g(另炖服)，淡竹叶 6 g，连翘 10 g，金银花 10 g，鲜石斛 10 g，扁豆衣 10 g，陈粳米 30(包)，西洋参 2 g(另炖服)。

2 剂。

二诊 药后热势渐降，体温 38.8℃，哭时已有涕泪，舌苔稍润，腹胀瘥，便溏 1 次，余证如前。

效不更方，原法追踪。

3 剂。

三诊 邪热渐平，体温 37.7℃，形神较宁，皮疹退净，手足背肿消，腹软便溏，舌苔薄润。治以清养之。处方：

北沙参 10 g，淡竹叶 5 g，石膏 5 g(先煎)，芦根 15 g，麦冬 10 g，生扁豆 10 g，石斛 10 g，怀山药 10 g，天花粉 10 g，青蒿 10 g。

3 剂。

四诊 低热，有 0.3℃热度，纳谷一般，舌苔薄净，二便尚调。治以生津益胃。处方：

太子参 5 g，怀山药 10 g，生扁豆 10 g，川石斛 10 g，生甘草 3 g，青蒿 10 g，麦冬 10 g，淡竹叶 6 g，生地 15 g。

5 剂。

嗣后再以原意增损，调治半月，病得康复。

6 月 2 日血小板复查 360×10^9/L，6 月 7 日红细胞沉降率 114 mm/h，6 月

12 日血小板 270×10^9/L，8 月 20 日血小板 185×10^9/L，红细胞沉降率 5 mm/h。

【按】 该患儿初诊时纵观其症，已是热势鸱张，邪入营气，阴津受损，且其下利胀气者，亦为热盛所致，故急以清营泄热转气，兼以益津护胃，以清营汤为主。去玄参、麦冬者，以其腹胀下利，滋腻反碍也；加羚羊角粉以直清气分之热，并冀其邪从气分而出；粳米护胃，西洋参扶元生津。2 剂后，热势渐减未升，且哭时泪出，乃邪热已从气分转出之势，津液回复之喜象也，故初效不以更方，追踪 3 剂，热平津复，再以清养之剂，而调理善后。

（二）迁延性肺炎

案 2 蒋某，男，3 岁。

初诊 患儿肺炎以后，高热虽退，余热不清，体温 37.5℃，至今月余，胸片复查肺炎尚未完全吸收，现咳嗽痰稠难吐，汗出较多，口渴喜饮，舌红少苔，纳谷不香，便干溲少，二脉细数。治拟清养化痰。处方：

南沙参 10 g，麦冬 10 g，杏仁 6 g，川贝母 5 g，桑叶 10 g，竹茹 6 g，枇杷叶 10 g（包），川石斛 10 g，青蒿 10 g，生甘草 3 g。

4 剂。

二诊 药后吐痰不少，咳嗽已瘥，汗出尚多，纳谷不香，便干溲少。治以原法为主。处方：

南沙参 10 g，麦冬 10 g，五味子 3 g，川贝母 5 g，竹茹 6 g，枇杷叶 10 g（包），生甘草 3 g，石斛 10 g，瓜蒌仁 10 g，杏仁 6 g。

4 剂。

三诊 低热转和，汗出减少，纳谷已动，咳嗽不多，二便尚通，肺气阴渐复，再以原法追踪。处方：

南沙参 10 g，麦冬 10 g，五味子 3 g，百合 10 g，川贝母 4 g，杏仁 6 g，竹茹 6 g，枇杷叶 10 g（包），石斛 10 g，瓜蒌仁 10 g，生熟麦芽各 10 g，生甘草 3 g。

4 剂。

药后诸恙均和，胸片复查肺炎已吸收，再以调补气阴以善后。

【按】 该患儿由于邪热闭肺，日久不愈，肺津受耗，致痰稠难咳，故初以沙参麦冬饮为主，加桑叶、竹茹、枇杷叶以清肺化痰，其贵在于有症用之，中病即

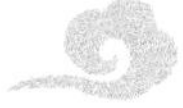

止矣。二诊时痰吐不少，汗出仍多，气阴受耗也。故用生脉散益气养阴佐以清肺化痰之品，三诊时诸症悉平，则以调补气阴为主以巩固。

案3　郑某，男，4岁。

病史摘要：患儿于2000年4月初开始咳嗽，逐渐加重，伴低热（体温37.6℃），曾用西药氨苄西林及中药清宣肺气之剂，效果不显，经住院检查，支原体培养阳性，胸片示双肺纹理增粗，稍见模糊。确诊为支原体肺炎。经用红霉素治疗后，低热已退，但咳嗽仍剧。

初诊　干咳逾月，咳则面赤，并诉胁痛，纳少口干，便通溲黄，舌红少苔，脉弦略数。治以清肝滋肝，养肺止咳。处方：

黄连1.5 g，白芍6 g，乌梅5 g，生甘草3 g，当归5 g，牡蛎12 g（先煎），川贝母5 g，款冬花10 g，南沙参、北沙参各10 g。

5剂。

二诊　干咳减少，胁痛已除。继用原法。处方：

以原方加麦冬10 g。

5剂。

三诊　干咳已和，给予沙参麦冬类调治以善后。支原体培养呈阴性。

【按】　昔贤尤在泾曾曰："干咳无痰，是肝气冲肺，非肺本病，仍宜治肝兼滋肝可也。"该例患儿干咳面赤，乃为火邪上炎；胁为肝胆经所循行之处，今肝木旺盛，则咳而胁痛；舌红少苔，口渴喜饮，是为阴津受损。故本例之咳，实为肝木侮金。方中以黄连泻火，乌梅、牡蛎收敛肝气，芍药、甘草缓肝之急，当归养血滋肝，辅以沙参、川贝母、款冬花养肺润肺。如是清肝敛气、安金润肺，久咳之症，5剂即以改善，再以5剂则告愈。

（三）病毒性肠炎

案4　陈某，男，4岁

初诊　患儿发热4日，体温38.0℃左右，泻下稀糊，次数频多，每日6～8次，略有酸臭味，小溲短少，口干喜饮，纳谷不香，舌红苔黄薄腻，轮状病毒检测阳性，先拟清热育阴。处方：

炒黄连1.2 g，炒金银花6 g，扁豆衣10 g，荷叶10 g，炒石榴皮5 g，炒怀山药10 g，生甘草3 g，川石斛10 g，乌梅5 g，炒麦芽10 g。

3剂。

二诊 热退至37.5℃左右，泻下次减，每日3次，稀薄不化，酸味尚有，小溲渐长，纳谷稍动，舌红苔黄，继以原法为主。处方：

炒金银花6 g，扁豆衣10 g，炒石榴皮5 g，炒怀山药10 g，荷叶10 g，生甘草3 g，石斛10 g，炒麦芽10 g，乌梅5 g，北沙参10 g。

3剂。

三诊 体温正常，便下欠化，酸味已无，每日1～2次，小溲通长，纳谷尚和，舌红苔净，再以运脾生津。处方：

太子参6 g，炒白术10 g，茯苓10 g，清甘草3 g，木香3 g，葛根5 g，炒怀山药10 g，生扁豆10 g，炒麦芽10 g，炒石榴皮6 g。

3剂。

【按】 患儿发热4日，泄利稀糊，次数频多，小溲短少，口干喜饮，舌红苔黄薄腻，为湿热之邪滞留不清，而阴津受耗，故治拟清热育阴为主。方中炒黄连、炒金银花清热燥肠，炒石榴皮固涩，石斛、麦芽生津和胃，炒怀山药、扁豆衣轻以健脾。3剂以后热度渐退，泻下次减，上方显效，阴津渐复，病得转机也，继以原意巩固，加乌梅以增酸甘化阴，沙参以清养生津。三诊时体温正常，便下渐调，小溲亦长，津复泄止，则以七味白术散运脾生津而收功也。

案5 李某，男，3岁。

初诊 患儿高热下利已有1周，经西医治疗后，热降至37.5℃，但泻下仍剧，每日7～8次，稀薄如水，神烦不安，形体消瘦，舌红苔干，纳少喜饮，肢末不温，小溲短少，轮状病毒检测阳性。治以育阴扶阳。处方：

西洋参2 g(另炖)，木瓜10 g，乌梅10 g，炒石榴皮5 g，石斛10 g，生怀山药10 g，生扁豆10 g，生甘草3 g，陈粳米10 g(包)，麦芽10 g，淡附片5 g。

2剂。

二诊 药后便次减少，每日4～5次，微热仍有，形神稍安，舌红苔干稍润，四肢转温，病得转机，仍以原法。处方：

珠儿参5 g，木瓜10 g，乌梅5 g，炒石榴皮6 g，石斛10 g，生怀山药10 g，生扁豆10 g，荷叶10 g，麦芽10 g，淡附片5 g。

3剂。

三诊　药后余热已除，大便每日2次，松软，舌苔红润，纳谷已动。治以运脾生津。处方：

太子参5 g，焦白术10 g，炒怀山药10 g，茯苓10 g，清甘草3 g，炒石榴皮6 g，炒谷芽10 g，乌梅5 g，石斛10 g。

5剂。

【按】　该患儿来诊时热利已1周，其泻次仍多，神烦不安，舌红苔干，喜饮溲少，乃一派阴损之象；又兼见四肢末不温，当为阴损及阳，故治当育阴扶阳为先。方中西洋参、石斛育阴生津；木瓜、乌梅、石榴皮涩肠止泻；生怀山药、生扁豆，健脾又生津；粳米、麦芽保护胃气；甘草兼之酸甘化阴；附片以扶阳。2剂以后病即见瘥，故再以原法追踪，以珠儿参易西洋参；荷叶易粳米以升清。三诊时阴复阳回，乃以健运脾胃以善后。

（四）霉菌性肠炎

案6　李某，女，5月。

初诊　早产1个半月患儿，泻下稀糊不化，略带酸味，每日5～6次，曾用多种抗生素治疗而未效，便检见白念珠菌(＋＋)，白细胞少许。形体消瘦，舌红苔黄，唇朱虚烦，腹软溲少。治以养阴运脾，升清降浊。处方：

炒川连1.2 g，炒金银花5 g，葛根5 g，乌梅5 g，炒石榴皮5 g，荷叶10 g，扁豆衣10 g，生甘草3 g，炒麦芽10 g。

3剂。

二诊　药后便下次减，每日2次，但仍溏糊，烦吵已安，舌苔薄黄，纳谷一般，便检白念珠菌少许。再以原法主之。处方：

上方加炒山楂10 g，炒怀山药10 g。

3剂。

三诊　大便每日1次，渐已成条，舌红苔黄，纳谷尚和，便检大便正常。治以运脾生津为主。处方：

太子参5 g，焦白术10 g，茯苓10 g，生甘草3 g，木香3 g，藿香6 g，葛根5 g，炒石榴皮5 g，荷叶10 g，炒金银花5 g。

3剂。

药后诸恙均和，大便数次检查正常。

【按】 患儿原本先天不足，加之泄泻日久，又过多使用抗生素，致使脾气更虚，阴分耗伤，菌群失调，余热不清。故初用升清降浊之洁肠合剂，3 剂后泻即好转，霉菌亦少，再进 3 剂，其泻即和，霉菌亦无。此脾健津回热清，运化恢复之由也。

（五）湿热型胃炎

案 7 崔某，男，5 岁。

初诊 脘痛半年，近日加重，以晨为主，平素偏食香炸之类，形瘦纳呆，舌红苔黄，便下不化。曾经胃镜检查，诊断为胃窦炎。间断服用中西药物，脘痛时轻时重，此饮食不节，积滞日久壅而化火。治宜清热和胃，理气消积。处方：

柴胡 5 g，制香附 10 g，炒黄连 1.5 g，延胡索 10 g，佛手 6 g，茯苓 10 g，陈皮 3 g，鸡内金 10 g，蒲公英 12 g。

7 剂。

嘱：注意饮食有节，易于消化，合理营养，忌辛辣煎炸之品。

二诊 脘痛已瘥，舌苔薄腻，纳谷欠香，二便尚调。治以理气和胃，醒脾消食。处方：

柴胡 5 g，香附 10 g，佛手 6 g，鸡内金 10 g，神曲 10 g，茯苓 10 g，炒川连 1.5 g，炒谷芽 10 g，陈皮 3 g，藿香 10 g。

7 剂。

三诊 脘痛偶有，舌苔薄净，纳谷稍开，二便尚调。治以原法。处方：

柴胡 5 g，佛手 6 g，香附 10 g，枳壳 5 g，陈皮 3 g，炒谷芽 10 g，茯苓 10 g，鸡内金 10 g，神曲 10 g。

7 剂。

四诊 脘痛未作，纳谷已动，舌苔薄净，二便均调。治以消和。处方：

青皮 5 g，陈皮 3 g，炒谷芽 10 g，佛手 6 g，神曲 10 g，柴胡 5 g，枳壳 5 g，鸡内金 10 g，茯苓 10 g，炒莱菔子 10 g。

7 剂。

五诊 腹痛未作，纳谷正常，舌苔薄净，二便均调，继予调和。处方：

柴胡 5 g，佛手 6 g，炒谷芽 10 g，鸡内金 10 g，枳壳 5 g，香附 10 g，陈皮 3 g，党参 5 g，焦白术 10 g，茯苓 10 g，清甘草 3 g。

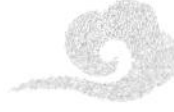

7剂。

药后诸症均和，形神见振，再予异功散为主调理2周巩固善后。

【按】 患儿有食香酥煎炸之喜好，日久以积，积久化火，阻于中焦，气机不畅，不通则痛。故初诊先拟清热和胃，理气消积。药用川连、蒲公英清胃泻火，柴胡、香附、延胡索、佛手理气和胃，陈皮、茯苓、鸡内金健胃消食。二诊胃热渐清，舌苔转腻，食滞未化也，故减去蒲公英，加神曲、谷芽、藿香以增醒脾消食之力。三诊时脘痛偶作，舌苔薄净，积渐消而气机畅也，故予原法增损调治2次，以资巩固。待五诊时，气机调和，脾胃已健，则再以异功加味以善后也。

案8 蒋某，女，5岁。

初诊 昨食辛辣油炸食物，兼以饮料，入夜腹胀作痛，吐恶时作，舌红苔腻，便秘溲赤。治以清热和胃，消积导滞。处方：

炒黄连2g，川厚朴3g，藿香6g，炒莱菔子10g，炒竹茹5g，枳壳5g，陈皮3g，大腹皮10g，鸡内金6g。

3剂。

二诊 药后吐止，腹痛亦瘥，但纳仍不香，舌红苔黄。便通溲赤，邪积渐去，再以清和之。处方：

炒黄连2g，炒竹茹5g，藿香6g，炒神曲10g，鸡内金6g，陈皮3g，茯苓10g，炒麦芽10g，川厚朴3g。

3剂。

三诊 腹痛未作，纳谷稍动，舌苔薄净，二便尚调。治以和胃之。处方：

北沙参10g，茯苓10g，陈皮3g，炒谷芽10g，鸡内金6g，炒神曲10g，藿香6g，清甘草3g，炒竹茹5g。

5剂。

药后诸恙均安。

【按】 该患儿因辛辣油腻饮料壅滞肠胃，加之素体偏热，使食滞化火，阻于中焦，气机受阻，不通则痛；又气机失于和降，火邪上冲，则上逆而吐；其便秘溲赤，亦为食滞化火之故。故治以清热和胃，消积导滞。方中炒川连清泄脾胃中焦湿热；川厚朴燥湿除满、消积导滞；炒莱菔子、枳壳、大腹皮共促消积导滞；藿香、炒竹茹芳化和胃；陈皮、鸡内金健胃消食。3剂以后，吐恶即止，腹痛亦

瘥，唯纳仍不香，此火逆得降，胃气未复也，故仍主以消食和中之品。复又3剂，腹痛转和，而纳谷稍动，胃和而苏也，故复以养胃醒胃之品而调养之。

（六）抽动症

案9 何某，男，13岁。

初诊 患儿8岁起抽动发作，反复未愈，近时抽动加剧，以颈嘴角为主，伴有目劄肩耸，纳谷一般，大便间隔，舌红苔黄，二脉弦。治以平肝降火，息风止痉。处方：

生地15 g，知母6 g，黄柏6 g，柴胡6 g，钩藤6 g（后下），牡蛎15 g（先煎），珍珠母15 g（先煎），生石决明15 g（先煎），生白芍10 g，杭白菊10 g，全蝎1.2 g，僵蚕6 g。

7剂。

二诊 药后抽动次减，纳谷一般，舌红苔黄，二便尚调。治以清肝养肝。处方：

生地15 g，制何首乌10 g，北沙参10 g，枸杞子10 g，黄柏5 g，知母6 g，怀山药10 g，牡蛎15 g（先煎），全蝎1.2 g，珍珠母15 g（先煎）。

7剂。

三诊 目劄尚有，余部抽动已无，纳谷一般，舌苔薄浮，二便尚调。治以滋养为主。处方：

大生地15 g，谷精草10 g，密蒙花10 g，制何首乌10 g，枸杞子10 g，钩藤6 g（后下），北沙参10 g，杭白菊10 g，珍珠母15 g（先煎），川石斛10 g，牡蛎15 g（先煎）。

7剂。

药后抽动基本已平，为使巩固，再以调补肝肾之方经月。

【按】 该患儿抽动症反复发作已有5年余，根据其症，当为肝郁已久，失于条达，化火生风，故药用平肝降火之生地、黄柏、知母、珍珠母、钩藤、生石决明、牡蛎等辅以全蝎、僵蚕息风止痉。7剂以后，抽动明显减少，以其病久，阳亢之症，肾水必耗，故减去生石决明、钩藤、僵蚕平肝化痰祛风之药，增以北沙参、制何首乌、枸杞子以滋养肝肾，又7剂后，除目劄尚有，余部抽动均和，故以原方为主加谷精草、密蒙花、石斛，以滋养生津。其后抽动已平，乃其症易于反复，故再以调补肝肾为主月余，以期巩固之。

案10 孙某，女，10岁。

初诊 患儿肢体时有摇动感，常喃喃自语，口出秽语，智力不健，神时呆钝，发已3年，纳谷不香，舌苔厚腻，便干溲通。治以清胆涤痰，平肝息风。处方：

陈皮3 g，姜半夏10 g，茯苓10 g，清甘草3 g，枳实6 g，6 g，石菖蒲6 g，僵蚕6 g，厚朴3 g，珍珠母15 g(先煎)，钩藤6 g(后下)。

7剂。

二诊 病情如上，舌苔稍薄，舌尖偏红，纳谷不香，二便尚调。治以原法加味。处方：

上方加川连2 g。

7剂。

三诊 肢体摇动已瘥，自语秽语亦少，舌尖稍红，苔薄腻，二便尚通，治以化痰息风。处方：

川连2 g，石菖蒲6 g，僵蚕6 g，6 g，珍珠母15 g(先煎)，杭白菊6 g，枳实5 g，川厚朴3 g，茯苓10 g。

7剂。

以此方基础随症加减，治疗2个多月，摇动已停。自言秽语亦无，唯智力欠佳，舌苔已薄，则以健脾化痰益脑调理巩固，方以六君加石菖蒲、益智仁等为主。

【按】 该患儿病发数年，根据其症，是为痰浊内恋、清窍失导、气道筋脉不利所致，故以温胆汤涤痰。加石菖蒲、珍珠母、钩藤清心化浊，平肝安神；僵蚕祛风痰；厚朴化湿浊。7剂以后，症情如前，舌尖偏红，仍病久痰湿互搏，渐以化火，故于原方加川连以清泻心火。又7剂，诸症得瘥，舌苔转薄，乃内恋之痰湿渐化也，则原意追踪，增菊花、茯苓平肝化湿，并去半夏之辛燥。若是为基，调治2个多月，痰湿清而诸症平，因其智力欠佳，仍以健脾益心以调治数月。

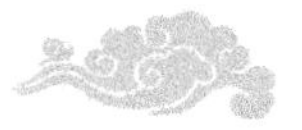

第七章 医话心得

第一节 董廷瑶医话心得

一、对中医的发展与认识

中医之道，辨证之要，“阴阳、表里、寒热、虚实”，八纲而已。八纲实为四对，此四者，推之可万，合之可一。其中玄奥，若能参透，则识病、辨证、立法、选方、遣药、用量以及病情之变，自能指挥若定，虽不中亦不远焉。当然，有了一定的扎实的理论基础，又有成千上万的临床实践，方能产生功力。

有人说，此讦儒之谈也，何足道哉？时代变迁，科学昌盛，解剖学说，病理诊断，有凭有据，日新月异，甚至五脏六腑，呈现眼前，此岂中医学所能望其项背耶？

然而天地之大，宇宙之广，“物竞天择，适者生存”，此起彼落，辄无止境，尽管科学如此发达，病理检查如此透彻，而有些病例，明知其病之所在，都无法解决。而中医通过辨治而能获效者何也？这就说明西医只重实验，限于局部，中医讲求气化，统观整体，这又是有形与无形观察之各异耳。数千年来，中医能立于不败者，理在此欤！

目前世界各国，掀起“中医热”，也就证明现代科学尚未臻至登峰造极。在治疗和药物研究中出现了许多不可克服的困难，每有不足之处，认识到西方传统医药，不足以适应和克服全面的需求，遂转向东方，寻找理论和智慧，从而使中医药在世界产生了较大的影响。

中医的发展，说到底贵在内涵建设，可目今有识之士辄叹中医日趋萎缩，不无道理，此萎缩者不在政策，不在乏人，而在于后继乏术矣。一是在传统优良教育方面，偏离方向，在先入为主的西医理论的影响下，学生欲求其在枯涩经典著作中去深入研读，不但兴趣索然，相反产生厌恶，造成理法不明之由来也。其次胸无方剂，药不谙性，临床处理，章法混乱，配伍失当，药量超荷。但知某病某药，听主诉任加药，自以为面面顾到，一方三四十味，并不为奇。而甲、乙方，一、二号成药，对号入座，比比皆是，更有甚者，汤药加成药，全然不顾其用法之度。如此做法，用于“常”尚可，用于“变”则不然了。此药剂无律之又一由来也，要知治病必求于本，本者病之主因也。不抓主因，漫无目标，欲求病之速效，其可得乎？昔贤屡有告诫，一个正合病情的良方，偶加一二味不必要的药物，就会因牵制而失效。倘或配伍得当，加入某一二味药，就可变无效为有效。所以方不可杂，药不可妄施。勤学苦练，方能得获精湛也。

二、如何发展、振兴中医药

1. 端正态度，提高认识　中医有浩瀚的理论，这些理论通过长期的实践检验，被证明是行之有效的，从中医历代医家发展的历史来看，有一些纯经验的自然科学，难免由于自身的局限性，在近代相继被实验科学而淘汰了，但在医学上却是由无数感性材料上升而形成的一整套医学理论，是经过亿万人次医疗实践检验过的一门学科，所以才能延续数千年而不衰，且越来越被科学家所承认。如德国慕尼黑大学汉学及中医理论教授认为：“目前，中国传统医学所面临的困境，是某种误解的结果……实际上，经过正规训练的中医，能够对人体的功能失调作出精确的‘特异的’判断，并进行治疗，直到今天西医还不能做到。”日本大塚恭男说：“现在西方疾病观念有了大幅度的改变……机体有机论，特别是精神、身体相关的思想已经登场，但是在治疗领域还未跟上，在这种情况下，难道还没有重新考虑中医学位置的理由吗？”我国科学家钱学森说：“我们的中医要求得到发展，首先得把中医这套东西保存下来，真正地吃透，这是最重要的目标……”

可以说中医学毕竟是一门实用科学，是对人体生命现象和病理变化进行长期的、系统的、特殊的研究和经验总结。它源远流长，蕴藏着极为丰富的科学内容，其系统性、完整性、科学性一直起着指导临床、预防、医疗、保健事业的作用。因此学者必须端正态度，提高认识，更好地继承、发扬、整理、提高，并在发展过程中，使中医学的理论有新的突破。

2. 振兴中医，自强不息　任何事物都应一分为二，中医有内在的不足，也有人为的不足。内在的不足，是限于历史条件，既有唯心的一面，又有唯物的一面，这需要后学者进行探索、总结，以不断去伪创新；人为不足，则是有些人追逐名利，浮浅不实，见病治病，虚实莫辨，寒热不审，病之愈与不愈，知其然不知其所以然。因此振兴中医，首先要踏踏实实地从自我做起。

要树立科学的态度，切忌浮夸不实。每一位临床几十年的老中医，都有其客观治病的医案记录。在这些记录中，必有理之所悟，心之所得，其中著述，确为宝贵的实践结晶。所以要以实事求是的科学态度整理总结，同时也要反映出治疗过程中的本来面目，如先者为何不效？后者何能见功？其中有何反复？更换何方何药？或配伍何种治疗？不夸不掩，如实评价，使之有归纳，有分析，令人了然，得到启发。其次对于疾病的治疗，明理才能实至。身为中医，临床上不单单是只会调理慢性病，对许多急难重症，必然要有一套辨治的本领。尤其是对热性病的治疗，仲景《伤寒》《金匮》之著，既是治热病的祖方，又是治杂病的准绳。后世温病学说的发展，对中医治热病，更有了一整套说理详备的内容。近代丁甘仁、张骧云等前辈，都是善治热病而誉满全国。现之后学者，虽有饱学之士，由于对热病接触太少，实践经验不足，识别能力薄弱，欲其下手施治，殊已无此胆量，因此对于热病，一定要狠下功夫，务明其理，致力临床，才能做到治疗游刃有余。

3. 中西结合，融会贯通　中医和西医是完全不同的两种学术体系。西医是利用原子论的间断性、结构性、层次性观点，偏重于解剖，从不同的层次来研究人的生理活动和疾病的具体细节，对疾病诊断较为细致，而且随着时代的发展而日新月异，可以说是一门先进的学科。但它在治疗上和药物研究中仍出现了许多不可克服的困难。

中医则是既从局部又考虑整体的一种朴素辩证方法，并且通过实践检验而不断求得发展，从而把中医学奠定在较为坚实可靠的理论基础上。其中气化论为中医的理论基础，它对人体生命活动和疾病本质，对疾病的发生、发展、转归，对药性、药理作用等的认识都贯穿着系统的矛盾统一的整体观。但中医的传统气化论，先人屡多停留于对自然界笼统模糊的认识，又因缺乏科学的根据，所以在精确性上黯然失色，并有些神秘色彩，同时难免有牵强附会的成分，而导致在近代科学中反映出落后的一面。

因此中西医学科如何取长补短,有机地结合在一起,这是一个深层次的问题,非一朝一夕所能完成,但作为中医必须要摆正自己的位置。第一,加强提高自身的理论素质;第二,努力学习西医学知识,要用先进技术,使中医得到充实和加强,但须以中医为体,科学为用,绝不能用机械唯物论的框架来代替中医理论体系;第三,在实践的基础上,逐渐摸索一套较为完整的理论体系,使之形成世界上完美的医学科学。

三、却老全形唯合道

中医的抗老保健学说,源远流长,富有特色,是中医学的组成部分。它基本上符合科学原理,在实践中也行之有效,有很高的价值。这里谈一下个人的点滴体会。

(一)清静养心,得神者昌

重视精神情志对身体的影响,是中医学的传统和特点。调摄精神主要是不使情志变动过分。《素问·疏五过论》指出:"离绝菀结,忧恐喜怒,五脏空虚,血气离守。"《素问·汤液醪醴论》说:"嗜欲无穷,而忧患不止,精气弛坏,荣泣卫除。"说明严重的精神情志变动,会导致脏腑气血的紊乱。《千金方》提出了戒十二多、宜十二少,如少怒、少忧、少悲、少思之类,即为了保持"形与神俱"。《医钞类编》所谓:"养心在凝神,神凝则气聚,气聚则形全。若日逐劳攘忧烦,神不守舍,则易于衰老。"当然,少思并不意味着连正常的脑力活动也不能进行,曹庭栋在《老老恒言》中说:"心不可无所用,非谓必如槁木死灰,方为养生之道。"就是此意。

我禀性耿直,心胸坦荡,即使偶有情绪徼动,也能很快平复;平日考虑业务多,计较物质条件少。在遭到"四人帮"迫害时,因自己一生治病救人,问心无愧,精神上仍能保持稳定。这些在客观上都符合中医精神调摄要求。

(二)节食养脾,戒除偏嗜

饮食的调理,重点在清淡,适量,不要偏嗜。《素问·藏气法时论》说:"五谷为养,五果为助,五畜为益,五菜为充,气味合而服之,以补精益气。"《素问·五常政大论》说:"谷肉果菜,食养尽之,无使过之,伤其正也。"体味经义,一方面食谱宜广,不可挑食;另方面也说明应避免过量。《医方集解》引苏东坡《养生颂》说“已饥方食,未饱先止”,这一点在老人尤应注意。《千金方》提倡“食欲数而少”,认为“夜饱损一日之寿”,告诫“厨膳勿使脯肉常盈”“老人肠胃皮薄,多则不消,彭亨短气”,即饮食不节易致腹胀食滞,妨害健康。

古人对五味有精湛的研究,《素问·生气通天论》说:“谨和五味,骨正筋柔,气血以流,腠理以密,如是则……长有天命。”若久嗜专味,形成脏气偏胜,如嗜辛喜辣,内火较亢,易致伤阴;偏好酸味,每有嘈杂,甚则胃病,多食肥甘,易患脾瘅,发为消渴;尤其是咸味,《经》言多食则心气抑、脉凝涩。现在知道,过咸对心血管系统确有害处,故《千金方》提倡“常学淡食”。

酒有通脉辟移之功,但当戒酗酒。《吕氏春秋》说:“无以烈味重酒。”《千金方》说:“多饮酒者,伤神损寿。”确实,嗜酒往往是许多疾病的起因,总以少饮、不饮为宜。

我不饮酒,不抽烟;饮食较少,定时定量,选易于消化之物,炙煿厚味从不多吃;冰饮之类,非盛暑不入口。《经》言形寒饮冷则伤肺,实亦伤脾,小儿、青年犹禁恣啖,何况老人。节饮食以保胃气,乃摄生延年不可或缺的一个环节。

(三)起居有常,动静合宜

葆养精气,有赖于起居、生活习惯的调摄,《千金方》认为宜鸡鸣后起床,盥洗进食,徐步庭院,“心无妄念,身无妄动”。同时节欲也很重要,《经》言“入房过度则伤肾”,养生以不伤为本,老子所谓啬,则“莫知其极”,此即“根深蒂固,长生久视之道”。盖肾为先天之本,精为生命之基,若精气亏虚,肾元大伤,势必致早衰,夭亡。

《吕览》以“流水不腐,户枢不蠹”为喻,说明适当的运动十分重要。华佗亦谓:“人体欲得劳动,但不当使极耳。”过劳过逸皆有害,《经》旨五劳所伤,既有不当久行、久立、久视,又云久卧伤气,久坐伤肉;并提出了逸者行之,及“疏其血气,令其条达,而致和平”(《素问·至真要大论》),这对摄生延年也很重要。

我长期保持步行的习惯,借以作为一项运动,锻炼体力。在劳累时也采取静坐,作为精神的休息,不那么强调姿势、呼吸,只是排除杂念,似亦不失为简便易行的方法。

(四)未病早防,药饵抗老

中医强调“不治已病治未病”的预防思想,提出“虚邪贼风,避之有时”。老年气血就衰,患病之后,易见病邪深入而变证蜂起,故应重视预防;已病之后,

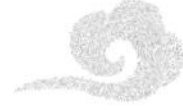

更应及早治疗，这是养老所不可轻视的。《中藏经》说：“基本实者，得宣通之性必延其寿；基本虚者，得补益之情必长其年。”说明用药饵培本固元，调和气血，对延缓衰老有一定的作用。但药物究属补偏救弊，不能无的放矢地乱服、久服。

我已年届八旬，体力脑力有所减退，但只在病时服药，冬令略进滋补，至今身体尚可；除临诊外，还担负单位的负责工作，从事著述和讲学，且有不少社会活动；所以能够如此，是日常生活有合于养生之道。个人管见，供同志们参考。

四、损其心者，调其营卫

心脏疾患为儿科临床常见病，症见心悸怔忡、自汗盗汗、夜寐欠安，脉数或结代，舌淡苔少而润。多因患儿体质薄弱，或先天不足，易感外邪，而每见气血瘀滞不利，往往变症丛生。而桂枝龙骨牡蛎汤对阳虚营耗之心脏疾患，殊有功效。

应用本方时，凡遇汗多淋漓，加浮小麦、糯稻根、麻黄根、穞豆衣；睡梦惊扰，加龙齿、远志、茯神、朱麦冬；胸闷不适，加郁金、香附；纳少，加陈皮、佛手；阴血虚者，加生地、当归、阿胶、枸杞子；心气弱者，加党参、黄芪、五味子；唇舌青晦而脉见结代，加丹参、赤芍、红花、川芎；面色不华，舌淡胖者，加附子。兹举一案。

案1

11岁男孩，7岁时曾患心肌炎，有期前收缩、窦性心律不齐征象，近来心悸神倦，盗汗食少，睡眠欠安，舌淡苔薄，脉软弱而有结代，脉结代每分钟6～7次。证属心阳久虚，营卫不和。以桂枝、炙甘草、五味子各3 g，白芍6 g，麦冬9 g，龙骨、茯神各12 g，牡蛎20 g，大枣5枚，生姜3片为方。服7剂后，患儿悸平汗减，纳食稍增，但眠少，脉仍结代（每分钟4～5次），故原方去五味子、白芍，加阿胶9 g，远志6 g，续服7剂。三诊时，患儿但觉精神倦乏，脉偶有歇止，改以益气养心善后。

本例初诊为心阳受伤未复，而致脉道不利，营阴不守。治当扶助心阳，调和营卫，故选用桂枝龙骨牡蛎汤加麦冬、五味子、茯神宁心养神，其效即见。后以益气复脉为治。

桂枝龙骨牡蛎汤出自仲景《金匮要略》，原主虚劳梦交，失精之证。然据《外台秘要》所引《小品方》龙骨汤（即本方），指明其主治为诸脉浮动而心悸等，提示了方尚有安心调脉之功。《难经·十四难》谓：“损其心者，调其营卫。”是营卫与心之阴阳有直接的关联，也是桂枝龙骨牡蛎汤用之有效的道理所在。

五、小儿用药“六字诀”

育儿诚难，医之治小儿病为尤难。以呱呱襁褓，啼哭无端，疾病疴恙，不能自白。且脏腑柔弱，易虚易实，易寒易热，用药一或不当，最易变起仓促。昔阎孝忠有“五难”之叹，张景岳则曰：宁治十男妇，莫治一小儿。于此可见业儿科医者之不易也。然而天下之为父母者，孰不爱其子女，偶罹疾患，必求诸医，则医者之责，不亦重且巨乎！余操斯业也，已五十五年矣。自思尚能以幼吾幼之心，推而及之于幼之幼，兢兢业业，不敢自怠。因之施方用药勤求古训，博采众法。尤以芽嫩之质，脏气清灵，随拨随转；峻烈之剂，未敢轻投，况一有药误，祸患无穷也。有鉴于斯，历经琢砺，爰拟用药“六字诀”，为后学者备之以作参考。

一曰“轻”。轻有两端，一为处方应轻，如外感风寒，表实麻黄汤，表虚桂枝汤，一以散寒，一以和营，则邪去表和，其热自解。如是感受风温风热，则桑叶、薄荷、荆芥、防风、连翘之类清凉解肌，疏化即可退热，此均轻可去实之轻也。常见寒闭热盛而惊厥者，此因高热不能胜任也。不可遽投镇惊之品，反能引邪入里。因其病在太阳，必须解表，方为正治。当然，流行性乙型脑炎、脑膜炎则须另法治之。一为用量应轻。小儿肠胃娇嫩，金石重镇，慎需考虑，即药量过重，亦犯胃气。小儿之生长发育全赖脾胃生化之源，况百病以胃气为本，如胃气一耗，能使胃不受药，病既不利，抑且伤正。必根据其病情，以不能影响其胃气为必要。

二曰“巧”。巧者，巧妙之谓也。古人治病每多巧思，往往于众人所用方中加药一味即可获效。如《冷庐医话》记述，宋徽宗食冰太过，患脾疾（即腹泻），杨吉老进大理中丸。上曰：服之屡矣。杨曰：疾因食冰，请以冰煎，此治受病之源也。果愈。实质上此即仲师白通汤加胆汁人尿方之变法也。又，徐灵胎治一人患呕吐，医曾用二妙丸不效，徐加茶子四两煮汤服之遂愈。因其病茶积，故用此为引经药也。近人程门雪，为一代名家，早年治一慢性泄泻患者，用调理脾肾法医治，久而无效。后病者带程之方，到沪上名医王仲奇处诊治，王氏索阅程方，凝思片刻，在原方上提笔批曰：此方可服，再加蛇含石四钱。挥之使去，病者未便多问，照方服用。不料这张屡服不效的药方，仅增一味后，只服数剂，多年宿疾，竟告痊愈（摘自《上海中医药杂志》中“裘老论医篇”）。匠心巧裁，令人叹服。余于临床，尝治顽固之婴儿泄泻，中西药无效，遂从母乳方面考虑，对乳母做了蹲踞、踝膝反射试验，测知有隐性脚气病存在，致使患儿缺乏维生素 B_1 而久泄不愈。停服母乳，调治即愈。此亦法外之法也。这类患儿临床很多，寻索巧思，明其病因，见效如神。

三曰“简”。简者，精简之谓也。医之治病，用药切忌芜杂。芜杂则药力分散，反会影响疗效。尝见，以为病之不痊也，药量不足也而倍之，药味不敷也而增之，此舍本逐末，宋人揠苗助长之蠢举也。医能明其理，熟其法，则处方也简，选药也精。前辈名哲，每多三、五、七味，对症发药，虽危重之候，获效迅速。余之实验，确是如此。

四曰“活”。中医治病，首重灵活。同一病也，既有一般，又有特殊。如果见病治病，不分主次，不知变化，笼统胶着，甚或按图索骥，对号入座，慢性病或可过去，急性病必误时机。尤以幼儿弱质，病证变化更多，朝虽轻而暮可重，或粗看尚轻而危机已伏，反之，貌似重而已得生机，比比皆是。凡此种种，医者当见微知著，病变药变，则可减少事故，而操必胜之券也。

五曰“廉”。余平生用药，从不滥施昂贵之品，虽在旧社会时，亦不以珍珠、犀、羚、人参、鹿茸来取宠予官僚贵阀，或有钱富室。新社会则为劳动人民着想，更因制度之优越，药价下降，所以处方之廉，病家初多疑之，终则奇之。事实上人之患病，以草本之偏性来补救人身之偏胜，但求疗疾，毋论贵贱。而价廉效高，反能取信于广大病家也。

六曰“效”。患者对医生的要求，主要是望其病之速愈。医生对患者之治疾，最重要的是要有高度的责任感。要处处有推己及人的想法，所谓急患者之所急，痛患者之所痛。轻症患者则驾轻就熟，较易见效；重症患者则因其变化多端而需思索周到，尽情关切，以期治愈。这是我生平之旨趣也。然“效”之一字，不是唾手可得，必须谙之于医理，娴之于实践，更须有仁者之心，灵变之术，方可无负于人民赋予你的崇高职责。

再赋俚句如下。

“轻”可去实有古训，“巧”夺天工效更宏。

"简"化用药须求精，"活"泼泼地建奇勋。
"廉"价处方大众化，"效"高何须药贵重。
自古贤哲多求实，昭示后人莫蹉跎。

六、谈谈竹沥对小儿化痰的问题

近年来对小儿咳嗽痰多者，动辄服用竹沥，而且很普遍，那么，竹沥究竟是否对所有咳嗽痰多的小儿都可使用？这一问题，我们应当分析研究，对于保婴育儿，确实很有必要。

1. 痰的来源和成因　痰是体内不正常的液体形成物。痰之所以产生，前贤认为有各种来源。有因热生痰，有因寒生痰，有因湿生痰，有因惊生痰，有伤食生痰，有恣啖生冷而生痰，有因脾虚而生痰，等等。虽有各种名称，然总不外乎寒、热、虚、实四大范畴。治疗上必须辨其致痰之因，施以不同的治法。对于小儿来说，实痰、热痰固然很多，而虚痰、寒痰确也不少。所以绝不可能以一味竹沥而通治之。何况小儿体质脆弱，脾肺不足，最易生痰，则尤须治本而不宜只顾治标。

2. 竹沥的性能和作用　竹沥是鲜竹中煎熬出来的液汁。历代医家，确认其气太寒，其性纯阴，滑利走窍，通络逐痰，故为治成人中风风痰的要药。若由阴火内烁，炼液成痰，阻塞气道，不得升降，服此流利经络，搜剔壅结，使痰热去，气道通，而外症自愈。主治小儿天吊惊痫，痰在经络四肢、皮里膜外者，服之立能见效。故属火、燥、热者宜之，"然须姜汁鼓动其势，方得应手"。特别是前贤反复告诫"寒痰湿痰，及饮食之痰不宜用"，又以"寒胃滑肠，有寒湿者勿服"。这就说明竹沥的适用范围是热痰实痰。若气道壅塞，或痰居深处，病情严重的，用之可救其急。但也不是可以常服久服，更不是一般感冒咳嗽痰多所可轻易尝试。

3. 随便服用竹沥的弊害　常常听到有些病家反映，他们是不知道什么辨证不辨证的，但是服了竹沥以后，痰就减少了。这有什么不好呢？我们说，问题就在这里。从表面上看，暂时痰少了，但从实质上说，则是旋去旋生。以其根本上的生痰之源，未曾解决。如再反复使用，则儿体势必受其暗损。

夫"脾为生痰之源，肺为贮痰之器"。目今小儿，由于家长的溺爱，喂养失当，恣啖冰饮，脾肺必已虚寒，故易受邪侵而咳嗽痰多。临床接触，大多如此。这类患儿，如不治本以杜痰，是很难解决问题的。

医生一般用药习惯，只要服药之后，无不良反应，且有眼前疗效，即会大胆使用；病家更是如此，甚至要求医生处方给以常服。这就更助长了竹沥的滥用。

前人有云："热药误用，变化迅速；寒药错投，阴损不露。"因之每有喜寒而远热，这是普遍常情。由于竹沥是寒性之品，即使药不对症，亦不会立显反应，故多未作深究。其实古贤指出，"误投每致呃逆不食，脱泻不止"，以其"阴柔之性，不发则已，发则必暴"，可不慎欤！为了下一代的健康，如何适当地运用竹沥，请大家共同商榷探讨。

七、培土生金法在临床上的应用

培土生金法是中医学在临床上运用的一种治则，常用于疾病后期见有脾虚肺弱、大便溏泄、胃纳不振、中州不能散精上布，可根据土能生金的五行学说，用本法治疗。临床上遇到这类病案不少，如小儿肺炎后期，炎症不能吸收，啰音始终存在；及肺痈空洞，久久不能愈合者，在辨证之下，应用培土生金法，效果很好。今举二案。

案 2　陈某，男，15 个月。

病史摘要：患儿发热咳嗽气急 2 日，腹泻 1 日(共 4 次，为不消化物)，于 1962 年 12 月 20 日入院。体检：身热 38.5℃，毛发稀疏，但无枕秃，营养较差，有明显方头。形体消瘦，肝触及，咽充血。X 线示右下支气管肺炎。白细胞 15.1×10^{9}/L，中性粒细胞 40%，红细胞 3.75×10^{12}/L，血红蛋白 10.5 g/L。诊断为支气管肺炎，佝偻病。经用多种抗生素后热退，但肺中湿啰音仍不消散，X 线示右下肺炎尚有。乃停用抗生素，改服中药。

初诊(1963 年 1 月 11 日)　疳久脾虚，消化不良，形色枯萎，毛发稀疏，感邪以后发热咳嗽，痰多不化，舌苔厚腻，病根在脾。针四缝穴有多量黏液。法当治本，消疳健脾。处方：

党参 4.5 g，炒青皮 4.5 g，佛手 4.5 g，炒白术 6 g，清甘草 2.4 g，陈皮 3 g，姜半夏 9 g，醋炒五谷虫 9 g，寒食曲 9 g。

3 剂。

二诊(1963 年 1 月 14 日)　形色转润，舌苔已薄，咳少有痰，胃和脾调，疳化腹软，再以原法。针四缝穴，黏液带血。处方：

上方去青皮、佛手，加怀山药 9 g，炒扁豆 9 g。

3 剂。

三诊(1963 年 1 月 17 日) 中土渐复，大便已调，面色丰润，唯舌心尚腻，脾运未健，再以培补脾胃。处方：

党参 6 g，炒白术 6 g，炒青皮 6 g，炮姜 1.5 g，陈皮 3 g，煨木香 3 g，焦甘草 3 g，煨肉豆蔻 9 g，怀山药 9 g，神曲 9 g。

4 剂。

服后形丰色润，毛发亦泽，胸透肺炎已消失，于 1 月 22 日痊愈出院。

案 3 沈某，男，4 岁。

病史摘要：患儿发热咳嗽气急 2 日而入院。体检：身热 39℃，面色苍黄，外貌贫血，形体消瘦，咽略红。X 线示右上肺内侧浸润及液平(1～2 前肋间隙，直径约 2 cm圆形透明区)。血检：红细胞计数 2.4×10^{12}/L，血红蛋白 5 g/L；白细胞计数 6.5×10^{9}/L，中性粒细胞 50%，淋巴细胞 48%。诊断：肺脓疡，继发性贫血。经抗生素治疗后，热度已退；续用抗生素及体位引流等，效果不佳。右上肺空洞依然存在，固考虑患儿体弱，不宜外科手术，故由中医治疗。

初诊(1962 年 1 月 22 日) 面色苍黄，舌苔浮腻，口气臭浊，脉象滑数，胃纳颇好，精神不佳。拟千金苇茎汤合甘桔汤加减。处方：

干芦根 24 g，冬瓜子 2 g，生薏苡仁 15 g，桃仁 6 g，桔梗 9 g，杏仁 9 g，浙贝母 9 g，鱼腥草 9 g，陈皮 3 g，生甘草 3 g。

7 剂。

二诊(1962 年 1 月 29 日) 诸恙依然，舌苔厚腻，口气臭浊，腹部膨满，毛发焦枯，拔之易落，针四缝穴有黏液，脉软滑。揆诸证候，是素有疳积脾虚已久。拟肺脾同治。处方：

陈皮 3 g，寒食曲 9 g，醋炒五谷虫 9 g，姜半夏 9 g，冬瓜子 9 g，杏仁 6 g，生薏苡仁 24 g，鱼腥草 12 g，炒青皮 4.5 g，川贝母、浙贝母各 4.5 g。

4 剂。

三诊(1962 年 2 月 2 日) 腹满渐软，面色较润，舌苔已化，口臭亦减，针四缝穴黏液量多，再以扶土，脾胃和，肺气亦复。处方：

太子参 4.5 g，焦白术 9 g，茯苓 9 g，醋炒五谷虫 9 g，寒食曲 9 g，姜半夏

9 g，怀山药 9 g，清甘草 3 g，陈皮 3 g，鱼腥草 12 g。

5 剂。

四诊(1962 年 2 月 7 日) 口臭除，肺脓疡情况已好转，诸恙均和，唯大便先干后溏。此系脾土久虚，未能即复也。再以原法主之。处方：

党参 6 g，炒白术 9 g，茯苓 9 g，清甘草 3 g，陈皮 3 g，怀山药 9 g，炒扁豆 9 g，百合 9 g，煨肉豆蔻 9 g，寒食曲 9 g。

4 剂。

服后胸透示肺脓疡空洞消失，周围无明显炎症可见，面色红润，形神活泼，再连上方数剂后痊愈出院。

以上 2 例，虽病症不同，而其病因则一，用同样方法，达到同样效果，体现了中医学“异病同治”在临床实践上的指导意义。

案 2 初起是风邪犯肺引起发热咳嗽，经西药治疗后身热虽和，但尚未净，咳嗽痰多，听诊啰音 20 余日未曾消失。据形瘦腹胀，便泄不化，毛发稀疏，痰多不消，又针四缝穴黏液甚多。此乃肺脾两虚，标本俱病。病已后期，治疗应着重治本。《内经》所谓：“饮入于胃，游溢精气，上输于脾，脾气散精，上归于肺。”标证已去，肺气未复，以脾虚不能散精上布。故从补土消疳着手，使疳消脾健，土能生金，而肺气一足，其痰自消。故 10 剂之后，咳嗽自愈。此补脾即所以杜其生痰之源，是亦前人“见痰休治痰”，治病求本之谓也。

案 3 肺痈，其初起为“风伤皮毛，热伤血脉”，致蓄结痈脓。虽迭经西医治疗，然其空洞依然不消。中医会诊时见其形瘦面黄、毛发稀枯，以为肺痈病程久长所致，故按常法处理，效果不佳。迨经详细辨证，结合舌苔厚腻、口气臭浊、腹膨有虫、便泄不化等，特别是针四缝穴只有黏液，显系疳积明征，且其病根较深。推知当是疳积在前，肺痈在后，疳积为本，肺痈为标。补脾消疳，培土生金，得到了预期疗效。

第二节　王霞芳医话心得

一、论中医儿科辨证施治重在望诊

中医诊病，主要有望、闻、问、切四种方法，简称为“四诊”。人体是一个有

机的整体，局部的病变可以影响全身；内脏的病变，可以从五官四肢体表各个方面反映出来。所以，通过望、闻、问、切这四种诊断方法，诊察疾病表现在各个方面的症状，就可以了解疾病的病因、性质和它的内在联系，从而为进一步的辨证论治提供依据。王霞芳认为：四诊中儿科尤重望诊，望诊中儿科尤重面诊及舌诊或指纹。

王霞芳认为：望诊，就是医生用眼睛观察患儿全身和局部神色、形态的变化。中医通过大量的医疗实践，认识到人体的外部，特别是面部、舌质、舌苔、指纹与内在脏腑有密切关系。如果五脏六腑产生了病变，就必然反映到体表。通过望诊可以了解机体内部的病变。面部的不同色泽可以反映不同脏腑的病变。青、红、黄、白、黑五色，相应地配合肝、心、脾、肺、肾五脏。如出现脸色发青，可能是肝脏的病变；脸色发黄，可能是脾胃的病变。这就是小儿面上诊的内涵，即五色主病和五色配五脏的具体表现。中医儿科鼻祖钱乙在《小儿药证直诀・面上诊》曰："左腮为肝，右腮为肺，额上为心，鼻为脾，颏为肾。赤者，热也，随证治之。"说明五脏在面部色诊的分布。又从人的形态，也可以看出体质与病情变化。肥胖的人，容易出现阳气不足和"痰湿"停留的症状；消瘦的人，容易出现阴血不足和阴虚内热的症状。

中医儿科望诊中"舌诊"颇有特色，故王霞芳有"儿科重舌不重脉"之说。"舌诊"包括看舌质和舌苔。舌质指的是舌的本体，而舌苔是舌质表面覆盖着的苔垢。看舌质可以了解患儿正气的盛衰，看舌苔可以知道邪气的深浅；正常人舌面上有一层薄润的苔，叫舌苔。如果外来的邪气侵入儿体，影响脾胃的消化功能，苔就要变厚。舌面光滑如镜，那是因为正气和阴精太虚的缘故。舌苔之所以能反映疾病，是因为它通过"胃气"与五脏六腑发生密切的关系，"胃气"就是脾胃的功能状态，它的生理和病理状态对于其他各脏的活动有非常重要的影响。中医对舌象的观察，包括观察舌质的颜色和性状、舌苔的颜色和厚薄，以及舌体的动态等。在临床中，由于舌象能比较准确地反映机体的生理病理状况，所以有人认为舌象是人体生理和病理状况的一面镜子。

王霞芳指出：察指纹是对婴幼儿(3 岁以内)望诊中独特的内容。指纹是指示指桡侧的浅表静脉，婴幼儿皮肤薄嫩，络脉显露才可望之。指纹分三关，自虎口向指端分别为风关、气关、命关。病情变化轻重，指纹的浮沉、色泽、部位皆可发生变化。具体归纳为："浮沉分表里，红紫辨寒热，淡滞定虚实，三关测轻重。”浮主表，沉主里；纹色鲜红，多为外感风寒；紫红则为邪热郁滞；纹色淡红，为内有虚寒；纹色青紫，多为瘀热内结；纹色深紫，为瘀滞络闭，病重；指纹色淡，推之流畅，主气血亏虚；指纹色紫，推之滞涩，复盈缓慢，主实邪内滞，如瘀热、痰湿、积滞等。纹在风关，病邪初入，病轻浅；纹达气关，病邪入里，病较重；纹进命关，示病邪深入，病情加重；纹达指尖，称透关射甲，多示病情重危。王霞芳指出：察指纹应结合患儿无病时指纹状况，及患病后的证候表现。纹证不符时，当“舍纹从证”。

二、继承师志，兢兢业业，忆恩师中医儿科泰斗董廷瑶

恩师已经安详地仙逝多年，迄今董师的音容笑貌仍时时浮现在脑际。40年的师生谊，到恩师晚年更显得浓浓师恩情。老师对吾辈的苦心栽培，循循善诱，言教身传，望徒成才，令我们终身受益，难忘师恩！在此叩拜谢师。

董师不但家传渊源，学识渊博，医术高超，被尊为中医儿科泰斗，而且医德高尚，医风严谨，临诊不问贫富贵贱，均一一细心视察，认真诊治，全心为患儿治病救护。他常说“医者仁心，才有仁术”。平素严肃的老师，面对患儿却十分慈祥和蔼，笑容满面，所以患儿对他都很亲切，笑呼老公公万寿无疆！老师也说：“小朋友对我的信任和亲切是我最大的安慰。”在80余年临床中，他救治了无数重病患儿，我们深深被老师崇高的医德医风所感动。师风长存！敬爱的老师，我们一定谨遵师训，终生全心全意地为患儿的康复服务。

我的老师毕生热爱中医事业，身体力行。为发扬壮大中医队伍，他连续在静安区举办中医带徒班和市卫生局的中医研究班担任班主任达10余届，并亲登讲台教学，培育了数百名高层次的中医人才，充实了全市各医院的中医科，提高了中医队伍的理论水平和临床医术疗效。董师在教学中谆谆嘱咐一定要熟读中医典籍及方剂，领悟《经》旨，渗透经义，理论指导实践，才不致耽误病情，成为真正能救死扶伤的中医师。记得由于我的怠惰，疏于书写论文，董师曾严厉地指责：如果不及时将临床实践中的经验体会总结成论文，则不能上升为理论，今后又怎能指导临床？都如你这样，中医就没有进步，中医事业就无法发展了。闻言使我面红耳赤，羞愧不已。从此，我立志摒弃其他娱乐，埋首苦读，集中精力勤奋学习写作，边写边改，往往经月才能写成一篇。董师却立即批阅，连夜还召我面授，红笔批注，指出不足之处，细致地提出修改意见。

望着白发苍苍已近九旬高龄的恩师专注关怀的神情，我不禁为之震撼：一代名医的老师为培养我这差生，苦心孤诣，耗费多少心血，不是期望中医儿科后继有人吗？我岂可懈怠，怎能辜负老师的殷切期望！资质差，起步晚，根底浅，我就复读经典、勤做临床，多写论文多修改，从基础起刻苦修炼。恩师看到我有点滴进步，即写信鼓励我，更坚定了我的学医信心。有如此的名师指导点化，我是万分珍惜，不但临诊要精心为患儿诊治，更要全面继承恩师丰富的学术理论；时不可待，努力收集资料总结成文，及时将老师临床确有实效的宝贵经验编写成文。一则可与全国广大同仁交流，名医经验的文字记载有益于中医学术继续繁荣，弘扬中医特色，提高后辈的诊疗水平，使中医药不断有所发展，更好地为广大患者服务；再则可流传于后世，使后学者可进一步探索董氏儿科的学术精髓，更有待于将来的中医精英从中继承而有发展创新，在 21 世纪使中医药走向世界，为全人类健康服务。

已在病榻上困顿受苦了近 2 年，日渐消瘦的恩师，却仍思路清晰，时刻关注着中医事业发展。每逢我去探望时，他总要问我些目前中医界的状况，常问董氏继承组年轻医生的学习与进步。他常说："中医学精深奥妙，内含科学哲理，必须精勤苦研，不可浅尝辄止。既要读书累卷，又要临床万千，反复思考，心领神会，方能明理、识病、辨证、求因、立法、选方、配伍、适量、知变，此九点乃吾数十年临床的主要学术论点，今交代于你们，你们千万要自强，切不可一知半解地应用于临床，误儿生命。"20 多年来在恩师的督教下，我们深知自身根基浅薄，必须矢志不渝，钻研学问，谨遵师训，不断提高自身学术修养及临床诊疗水准。携手合作编写出版了《幼科撷要》《百年百名中医临床家·董廷瑶》《董廷瑶医案》和《中华中医昆仑·董廷瑶卷》等专著数册。完成了"董氏指压法"的科研题，获得国家中国家中医药管理局、上海市科委及上海市卫生局三项科研成果奖。上海中医药大学附属市中医医院儿科于 2001 年被评为上海市中医儿科厌食特色专科。目前又设计了"小儿厌食症""开胃贴"和"董氏指压法的规范化"等几项研究课题，分别获得国家中医药管理局及上海市科委立题资助，正在继续进行中。中医科研困难重重，遥望彼岸艰辛跋涉，却是历史赋予我们的重大任务。

近几年我们在发展董氏儿科继承组的基础上，被获准为海派中医董氏儿科流派传承研究总基地，在此我向恩师尊告承诺：我们一定要精诚团结，谨遵恩师遗训，承上启下，薪火相传地把董氏儿科精湛学术经验毫无保留地传授给年轻的中医接班人，代代传授，愿后来居上推陈出新，使中医学瑰宝光耀四方，永葆青春，推进人类医药事业，为儿童健康保驾护航。

敬爱的恩师，您的事业已有后来继承人，我们永远怀念您！请安息吧！

三、我如何学成中医

只因自幼多病屡治不愈，受尽疾病折磨，辍学又失业，不能进入高等学府求学，痛苦万分，故立志要学习中医，以求索我屡患重病顽症的原因。首先要学得医术才能解惑自救，重获健康；其次正因体弱，所以必须努力学习掌握一门学识或技术，才能成为知识女性立足于社会、贡献于大众。但获得机会成中医学徒时我已是26岁，记忆力很差，又带病学医，心智迟钝，而中医经典都是古文，深奥玄妙，初次阅读根本无法读懂，老师却要求背诵，我是一点没有医学基础，无奈之下采取笨法，先死记硬背，早晚关上门一条条地读，一遍遍地背，次日再重复读，朗读出声，能读一遍，又听一遍，效果比默记好。以至于我6岁的小表弟被我关在门外听我读书声，就去问我妈：姐姐是不是在念经(佛经)？引得我妈笑了。就这样笨鸟先飞，多读多背，读到后来渐渐地有些领悟了。当老师讲课时我竟然能理解部分经义，尤其随师门诊、出诊时记录老师口述脉案方药时，遇到我诵读过的医典条文时，我突然会因熟悉而如同遇到老友般，不觉兴奋起来。如此不断激励我苦读经典，4年的理论学习正因采取了苦读硬记的笨法，才逐渐跟上了年轻聪慧、家学渊源的同学们，以优良成绩结业；临床实习2年也获得了各位名师的认可，可能也使我最敬爱的导师——董廷瑶留下了不差的印象，因此在以后的30年间我能2次正式拜到董师门下，学成为董氏儿科学术经验继承人。

从早到晚紧跟导师应诊，竟日不辍，边学边记，专心聆听患者诉说及导师口述的理法方药，一丝不苟，及时记录脉案，业余加以整理；随师出诊，遇疑难病例，自己先揣摩思考，再录老师脉案加以对照，复诊时观察疗效，找出自己与老师的差距和不足，存疑。再利用节假日登门访师，诚恳地问疑，请求解惑，每能恍然醒悟而开窍，事半功倍地获得真知。为有名师点化，暗自庆幸，感激之情油然而生，终生难忘。当老师忙碌或外出时，有病家要求我代诊，我抓住机会，很高兴地为其认真诊治，争取多临诊，多看病，增进知识，积累经验。

我深知：治学之道在于读书，所以重视学习经典。对《内经》先是通读，初学时因经文词义深奥，不甚理解，要求自己对较重要、又切合临床实际的经文，逐条抄下，多读、背诵、强记。因需学科目多、时间紧，只能通读，尚不能逐条剖析，艰深玄冥之处只能存疑，日后在临床实践中积累经验，逐渐有所领悟。

《伤寒论》为方书之祖，切合临床，老师严格要求精读，反复背诵，太阳篇基本能背出。论中文字虽有简漏或颠倒、难释，然一次一次重复诵读后，就有了一定的感悟，并且及时做好笔记，叩问老师。以后在临床上经常应用，大量的实践验证，辨证得当，疗效显著而迅捷，不但适用于外感病，还可广泛用治内伤杂病，药简力专而效宏，确有意想不到的佳效。《金匮要略》是论述杂病的理法方药，又以病种分篇，还包含妇人妊产、杂疗、食物禁忌等篇，内容相当丰富，证、脉、方、药集于同篇，检用十分方便，我就一篇一篇的诵读。尤其对西医学尚不能明了病因，或虽有明确诊断，却无相应的疗法和疗效的功能性病证及慢性顽疾，若能运用经文之义，辨证精确，证脉方药应用得当，常能霍然而愈，其效若神，令后辈医家肃然起敬。古圣仲景集几千年中华医药理论之大成，结合他大量的临床经验著成两部医典，都是经得起临床验证的宝贵经验，对后世中医临床一直起着重要指导作用。后世许多良方都是从此基础上衍生而成，故被尊为“群方之祖”，简称“经方”，即经典之方也；后世“温病学”在继承《伤寒论》基础上，着力补充了温热病的证法方药，弥补了前者之偏颇。而我所拜的名师又都是敬崇仲景的经方派，我每日随师临诊时，老师就引用经文，辨证求因，立法处方施治，病家服药后回来复诊，就能看到显著疗效，更加深了我对经文的理解和钦佩，直至牢记在心。

读经典既要精读熟记，又要理解活用，前者要打好理论基础，培养自学能力；后者要深思冥想，结合临床勤记，再下笔成文，做到眼到、口到、心到、手到。《论语》曰“学而不思则罔”。收集资料后如何使用，要求自己有思路。思路的形成，要有多方面的学识荟萃，否则思路就越来越狭窄。作为医生，一定要有独立思考的习惯，敏捷的思路，不能墨守成规，要活用古法，创立新规。

数十年勤学苦读，临诊学习钻研董氏精湛深奥的临床经验，发扬名家流派特色，终获董师认可，得其真传。我经过反复进修学习，日渐精通中医经典医论，提高了医疗水平，擅治小儿热病、哮喘、反复呼吸道感染、各型腹泻、慢性结肠炎、复发性肠套叠、癫痫、儿童多动综合征、抽动秽语综合征、血尿等疑难病症。临床擅用经方治疗小儿各型热病和一些病因不明性热病、久热、低热，常从伤寒六经或温病卫气营血辨证，以“开门逐盗”“祛邪退热”理论指导，立法制方选药，退热迅速，达到热清不再复升的境界。我对小儿哮喘、复感久咳、支气管炎等呼吸道顽病，注重“阴阳五行”“天人相应”“整体观”等理论指导；按患儿体质及病因病机，辨证分三期施治。形成“肺脾同病，治肺为先，健脾为要”“分证分期，内外兼治”等新学术论点。对小儿疳证、腹泻、慢性结肠炎等脾胃病，针对不同病因进行内外综合治疗，总结出确有疗效、实用性强的系列方药，以期传承下去推广应用，治愈更要预防患儿复发。

我创用的外治内服法治疗婴儿吐乳、小儿厌食、生长迟缓、智力障碍等疗效显著。我治现代常见的小儿厌食症，积累了多年临床经验，辨证分型论治，又为解决厌食儿服苦药难，筛选组成最常见证型的验方，进行剂型改革，研制出“开胃散”外敷穴位，结合针刺法，内外合治，功能健脾助运醒胃助长，经科研统计疗效达92.7%，达上海市领先水平，深受家长及患儿欢迎，从而成功创建了小儿厌食专科，并被评为上海市中医特色小儿厌食专科的学科带头，患儿家长辗转相告慕名而来求治，满意而归。我继续创新研究改制新型外敷剂，开发新药品，使用简便，价廉效尚，既达到醒胃思食目的，又避免患儿皮肤过敏的副作用。

四、关于小儿养护的观点

在小儿健康养护领域，我们继承董氏儿科流派特色，一贯重视脾胃，注重“天人相应”等论点，已著述《二十四节气儿童健康养护》有关儿童健康知识系列读物供家长阅读。今简要地概述体弱儿童的养护要点如下。

1. 节饮食，慎寒暖　小儿具有稚阴稚阳、脏腑娇嫩的生理特点，“五脏六腑成而未全……全而未壮”，尤其小儿脾胃发育未全，消化功能薄弱，而现代家长又过分强调营养，喂养过量过精，营养过剩而导致积滞、厌食、生长发育缓慢；反复感冒、咳嗽、支气管炎或发热等病症多发，反复患病。即《内经》所谓“饮食自倍，肠胃乃伤”是也。此乃婴幼儿所以容易引发消化系统及呼吸系统疾病的本因，临床多现“肺脾同病”。最常见的呼吸道病症反复发生，实际上是与家长喂养太过，损伤了幼儿脾胃，饮食不能完全被消化吸收，留滞于中，则痰湿内生，久而化热，此为内因；而家长宠爱养护不当，衣被过厚，寒暖失调，使幼儿经常汗出以散内热，导致肌肤毛孔疏松，卫外失司，外邪乘虚而入，出现感冒、发热、咳嗽，反复发病，久治不愈成为“复感儿”，即西医学的“反复上呼吸道感染”，常使家长担忧焦虑。我认为这类常见的顽固性病症，实际是肺系病症为病标，脾胃损伤乃是病本，提出“肺脾同病，治肺为先，健脾为要”的强身御邪防身、治未病的学术观点。但主要应以预防为先：家长对婴幼儿要“节饮食，慎寒暖”。倡导“若要小儿安，常带三分饥和寒”，即不要喂得太多或过分精细；衣被不宜过厚过暖，及时加减，穿得过暖则汗出过多，反使容易感冒；也不能太贪凉享受空调，使幼儿受寒凉而得病。

2. 运动锻炼，增强体质　幼儿体质寒热虚实各异，出生后应按自然界季节变化，饮食荤素搭配，营养均衡，不宜过饱；先天不足的体弱儿可以后天调养，根据不同年龄选择适当的体育运动，锻炼体格，可以健身强体，增强御邪抗病能力。崇尚《经》旨“天人相应”，人与自然环境息息相关，自然界的阴阳气候变化都会影响人体，儿童更要顺应自然界四时阴阳的变化规律，饮食有节，起居有常，寒暖适宜，才能健康成长。

3. 四季周期性防治结合　根据“天人相应”原理，夏季呼吸系统疾病缓解、稳定时，儿童气血荣卫通达，周流全身四肢百骸，此时进行穴位敷贴，药物易于吸收，扶助元气，使“正气存内，邪不可干”，正可预防秋冬季咳喘发作。又《内经》教示“冬不藏精，春必病温”，是指冬季人体阳气应内藏、阴精才能固守，是小儿吸收营养，贮存精华，增进健康的最佳季节。我们可以根据体弱儿童的病情，“量体裁衣”个体配制清滋膏，服用一冬，调理改善其体质。主要从肺、脾、肾三经施入，以益气健脾、培土生金、补肾固元为宗旨。如此夏季穴位敷贴，冬令膏方进补，四季周期性以脾胃为中心，滋养五脏六腑，均可明显改善患儿体质，提高免疫力。防治结合能使儿童健身强体，达到“治未病”的预防目的。

第三节　倪菊秀医话心得

一、寒性是哮喘患儿的敌人

哮喘的发作是由于体内有“夙根”，外邪引动内邪而发作。其外邪和内邪中，最重要的是寒邪。

寒冷刺激是哮喘的一个重要诱发因素。一般来说，哮喘在季节转换的时候容易发作，其中尤其以夏秋之交，秋冬之交为最。排除其他的空气和气候因素，气温的下降、天气的变冷是一个主要原因。

哮喘主要是在秋冬季节、天气寒冷的时节发作。但是目前，哮喘在炎热的夏季也容易发作，虽然没有冬季发作得那么普遍，也没有冬季发作得那么严重，多数患儿的表现就是长期咳嗽，经久不愈。这其中一个重要的原因就是空调，冷饮这些寒性的东西在起作用。我们在临床上对于此类患儿多数是采用温药进行治疗的，往往能收到很好的效果。这也是一个佐证。

一般来说，如果哮喘连续三四年不发作了，再发作的概率就很低了。有些患儿因此就放松了警惕，偷吃了冷饮，结果哮喘又发作了，只好再次捡起药物继续吃下去。这些活生生的教训在临床上很常见。

所以在这里给你提个醒，冷饮少吃，哪怕天气再热，气温再高，以减少寒性诱发哮喘的发作。

二、若要小儿安，须有三分饥和寒

很多人都很纳闷，现在的生活条件这么好了，为什么小孩还是养不好？现在的物质生活这么丰富了，为什么小孩还是像豆芽菜？现在的医疗条件比以前进步这么多，为什么小孩还是老是生病？以前吃不饱，穿不暖，小孩也没有这么虚，也没有这么容易生病。

除了其他原因，现在家庭对小儿过度喂养，过度穿衣有一定的关系。

先说吃。现在的生活条件是好了，物质生活比以前丰富了，各家各户储物柜里各种吃的东西都很多，健康的，不健康的，甜的，腻的，油炸的，都很多；餐桌上，鱼、肉、蛋总不会缺。然而现在丰富的物质生活并没有使小孩的体质更强壮。以前条件不好，缺吃的，小孩没有营养，长得不好，现在条件好，吃的东西多，小孩还是长不好。为什么？吃得过多，消耗太少！以前经济条件不好的时候，桌上的饭菜是抢着吃，现在是没有人吃。以前小孩会饿，现在小孩普遍不饿。现在的食品，营养价值都很高，小孩吃一两顿，就不愿意再吃了。因为消化不掉，没有饥饿感了。现在的家庭对小孩过分关心，生怕他们挨了一点点饿。只要小孩说饿了，必定吃的东西立马上来。这样好不好呢？不好。人体的肠胃是有节律性的，工作—休息—工作。每到吃饭的时候，有了饥饿感了，要吃东西了，肠胃就开始工作了。然后食物消化掉了，肠胃也开始休息了。但是现在吃的东西太多，胃肠基本没有得到休息。时间长了，胃肠功能就出现了紊乱，小孩没有胃口了。所以虽然现在吃的东西多，很多小孩都不肯吃饭，临床上患厌食症的很多。所以让小孩适当的饿一饿没有坏处，不是虐待他们，是帮助他们。我们主张让小孩饿一饿，不是刻意地让他们饿一两顿，是主张科学规律的饮食。比如每餐吃的不要太饱，吃饭时间不要太久，半小时左右，不要强喂，不要吃垃圾食品；两顿饭中间不要吃零食；注意荤素搭配。这样形成科学合理的饮食习惯。

再来说穿。很多老人都怕小孩着凉了，着凉了容易感冒咳嗽。这个观点本不假，但是现在有点过头了。一个个小孩包裹得严严实实。我曾经在临床见过一个小孩，穿很多衣服。我去拉她的手，捏她的衣袖捏了大半天，没有找到手在哪里，都是衣服。我仔细数了数，光上衣足足有10件之多，她整个人摔在地板上不会痛的。很多家长都怕冻坏了小孩，尤其是老年人更是如此。因为老年人的代谢低，产热相对少一点，所以老年人怕冷。但是小孩不同，小孩的代谢旺盛，产热高。那些穿得过多的小孩，手脚都是热乎乎的，但是后背都是汗。这种小孩一当风，很容易感冒。因为长期"捂"得太过严实的小孩，对外界温度变化的调节能力下降，耐寒能力下降，抵抗力下降，容易感冒。

所以我们要正确地对待小孩的吃饭，穿衣这些基本的生活问题。记住这句老话"若要小儿安，须有三分饥和寒"。

三、厌食患儿不要强行喂食

吃饭难，是很多小朋友都存在的情况，很多家长强制性给小孩喂食，一边打骂，一边强喂。吃饭这种本是享受性的事情反倒成了他们最恐惧的一件事。

每个家长都希望自己的孩子长得高高大大的，长得强壮点。所以"吃"就成了最重要的一件事。调查研究也表明吃得好的孩子体格发育确实也要好一点。但是这种单纯性的，强制性的喂饭有用吗？没有用！

首先，不是把饭菜吃下去了就算完事了。食物经过口腔咀嚼后进入胃，在胃里被初步消化后进入小肠。食物中的营养物质在小肠被吸收，没有被吸收的就成了残渣，从大肠排出。所以食物的消化、吸收是一个系统的过程，牵涉到较多的器官，不仅仅是胃的事情。片面地把饭菜"灌"下去之后，未必能全部被胃肠道消化吸收，超过消化吸收能力的部分最后只能是从大便里排走，并不能被人体吸收利用，也不能用来长身体。那些经常被强制喂食的孩子通常口气重浊，大便臭秽，这就是消化吸收不良的表现。所以并不是单纯“吃下去”就行了。

其次，这种强制性的喂食对人体还有害。长期的强喂会导致小孩出现消化不良，胃肠道功能紊乱，腹胀不适，严重者出现腹泻，呕吐。临床上对这种由于长期过度喂养而出现的消化道功能紊乱采取的治疗措施也是控制饮食。所以有句老话说得好，“若要小儿安，须带三分饥和寒”，就是这个道理。这句话强调的是不要吃得太饱，无论是主动还是被动的吃得太饱。

第三，强制性喂食容易引起吃饭的氛围紧张，影响小孩的心情。不良的心态也影响小孩的食欲。

其实吃饭是人的一种主动需求，并不需要你去强制执行，就像渴了要喝水，困了要睡觉一样，是身体的自身需求，并不需要人为干预太多——当然，有胃肠道疾病的情况除外。

很多家长以为，小孩吃饭的时候心不在焉，东张西望，对满桌五颜六色、色香味俱全的饭菜毫无兴趣，以为是小孩态度的问题，是小孩太懒，所以在吃饭的时候一再催促，大声呵斥。在催促和呵斥下，小孩往往也能再吃几口。这就更加重了家长以为小孩态度有问题的想法。其实情况并非如此。人体的胃就像一个能伸缩的口袋一样，打个比方，可以装 500 ml，也可以装 2 000 ml。当你装 500 ml 的时候，觉得没有吃饱，装到 1 800 ml 的时候刚刚合适，当你继续装到 2 000 ml 的时候，可能就会感觉有点不舒服。这个时候你再强迫喂养一下，再催促一下，也许还能再吃一点，装到了 2 300 ml，但是这个时候他(她)已经很不舒服了，有些小孩可能“哇”的一声，把前面吃的全部吐了出来。长期装到 2 300 ml 就会影响胃肠功能，引起消化不良。所以在小孩实在不能再吃下去的时候，不要再强迫喂食了，千万不要以为他(她)态度不好，主观太懒。此时在你强喂下，他(她)能再吃一点下去很可能是因为你的胁迫，或者仅仅是你作为大人的权威所致。

有些家长可能会问，我的小孩吃的本来就很少了，不强迫吃怎么办呢？前面说过，吃饭其实并不仅仅是灌到嘴巴，通过咽喉到达胃部就算完事。人体的消化系统，或者是整个人体就像一部机器，在吃饭问题上它是一部处理食物的机器。我们最需要做的就是提高这部机器的工作效率，而不是仅仅把食物塞满这部机器的入口。其实有时适当的饥饿也是提高这部机器效率的手段。其他手段还包括适当的运动，健脾开胃的药物，还有针刺四缝穴疗法等。

所以吃饭的时候，最好能让小孩自己吃，让他(她)自己决定吃桌面上的哪些食物，自己决定吃多少食物，你可以在一旁作指导。如果你还想让他(她)再多吃一点，可以适当喂食一下，不要太久，我们推荐不要超过半小时。

四、中医药也可以立竿见影

中医给人的感觉就是慢，疗效很慢，很多医生也默认这种情况，临床上似乎也是这样的。为什么会这样呢？是不是就是这样的呢？有几个原因。中医看的多半是慢性病。目前中医主要是在慢性病领域发挥作用，在急性病领域不发挥主要作用。很多疾病也确实是急不起来的，尤其是一些功能性的疾病更是如此，需要治疗很长时间。所以给人的感觉就是疗效来得慢——没办法，疾病本如此。另一种情况，就是中医对某些疾病不能起到根本治疗作用，只能对某些症状起到缓解作用。这种情况下，单纯中医治疗的时候疾病总是好好坏坏，很长时间都不能根本解决。这也给人一种中医很慢的感觉。还有一种情况就是中医对这个疾病根本就没有治疗效果。这种情况下治疗很长时间当然也不会有效果。这种情况下肯定给人一种感觉，中医很慢。其实是没有效果。但是中医到底是不是就是慢郎中呢？当然不是，确实有效果的时候，只要辨证和用药准确，立竿见影的效果通常也是能达到的。

第四节　董幼祺医话心得

一、漫谈小儿冬令进补

冬至来临，万物封藏，人体到了进补的佳期。小儿也不例外，只要调补得法，对防病治病，促进生长发育，有极其重要的意义。

那么对小儿如何进行调补、哪些人适宜调补、哪些人暂不宜调补，这是必须弄清楚的问题，不然适得其反，贻害匪浅。

小儿处在生长发育期，各脏器的功能尚未发育完善，而机体的营养物质的

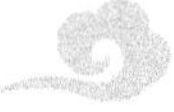

需求又较成人迫切，对外界气候的变化常不能完全适应，因此呼吸系统、消化系统的疾病容易反复发生，久之不但可引发他病，还能影响小儿的生长发育。故对平时容易发生感冒咳嗽、消化不良、营养不良、发育不良等小孩，进行冬令进补是十分必要的。

调补犹如量体裁衣，根据小儿机体的某些不足，或补气，或补血，或滋肾壮骨等，终使达到其“阴平阳秘”、正气充足。

如平素汗多易感，面白无华，胃口不佳，舌苔薄白小儿，当以调和营卫、益气固表为主。药可用：桂枝 2～3 g，炒白芍 6 g，生姜 2 片，红枣三枚，炙甘草 3 g，黄芪 10 g，炒谷芽 10 g。若汗多易感、舌红苔薄、口干喜饮，当以益气养阴为主，药可用：太子参 5 g，麦冬 10 g，五味子 3 g，浮小麦 10 g，川石斛 10 g，天花粉 10 g，生黄芪 10 g，鸡内金 6 g；若形体消瘦、头发稀疏、肋软外翻、盗汗较多、舌红苔少，当以滋阴壮骨为主，药可用：生地 12 g，山茱萸 6 g，怀山药 10 g，龙骨 10 g，制何首乌 10 g，太子参 5 g，石斛 10 g，茯苓 10 g。以上可连服 2 周左右。

一般小儿，亦可服用太子参 10 g，红枣 6～10 枚(每日剂量)煎汁服。可连服 15 日。平素有哮喘小儿可用黄芪 12 g，冰糖 12 g，款冬花 12 g，隔水炖服，连服 1 个月。有的家长喜欢给小孩服用参须，这亦需要区分，就年龄而言，以 5 岁以上为好。白参须性较平，适宜于阴分偏虚的小儿，如舌红苔薄，或舌苔花剥、口稍干喜饮等；红参须性偏温，适用于阳气虚的小儿，如舌苔薄白、形寒肢冷等，一般每日 3 g 加冰糖 12 g，隔水炖服，可连服 7～10 日。

5 周岁以上小儿有上述情况者，亦可选用膏方调补。所谓膏方，是调整人体阴阳平衡，既可提高机体的免疫功能，又可对所患的疾病进行治疗，因此只要辨证配方正确，其疗效是十分确切的，特别是许多容易感冒、营养发育不良的小儿更有其明显独特的效果。且膏方是根据每人不同情况制成，一料可以连服 1 个月左右，效果好、实惠而方便。

以上是小儿冬令调补的几种方法，临床均可选择使用。

至于感冒发热、咳嗽、消化不良以及患其他急性疾病的小儿，应当禁止服用调补之药，若要调补，亦需待疾病愈后，方可量证而施。

二、秋季小儿咳喘之防治

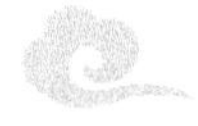

秋季来临，季节变化，寒温交叉，加之小儿正处在生长发育阶段，各个脏器

的功能尚未发育完善，抗病能力差，因此极易患上感冒咳嗽、气管炎之类的呼吸系统疾病，特别是体质薄弱的患儿，则更易反复感冒咳嗽，使之免疫功能低下，有的产生过敏体质，如晨夜流涕打喷嚏、咳嗽咽红、迁延不愈；有的演变发展成哮喘；有的常发生支气管肺炎；有的因经常生病而影响了脾胃的吸收功能，长期厌食，面色萎黄，形神不振，造成了营养不良等。这些都严重地影响了小儿的生长发育和家长们的工作生活，因此科学的预防和治疗就显得十分的重要与迫切。

要正确护养好孩子，家长们必须做到“未病先防、有病早治、治从根本”三个方面。古代医圣，对小儿的护养就有“若要小儿安，常带三分饥与寒”的明示，这就是说对小儿要寒温适宜、饮食适度。前人的经验之谈，后人定需细细品味。

1. 未病先防　一是要注意冷暖，小儿衣着要顺应气候变化而增减，特别是秋季晨夜稍凉，则需多穿衣服，白天气温升高或活动以后容易出汗，衣服就应减少，尤以小儿活动后多毛孔腠开，容易感冒，因此必须马上擦干换衣。二是注意劳逸结合，给孩子过分的紧张学习与劳累，心理压力加重，也会造成抵抗力低下；而必要的活动和适度的锻炼，则可使小儿身心得到健康发展与成长。三是饮食要注意营养搭配，荤素结合，多吃蔬菜、水果，不要一味予以高蛋白、高热量的食品，这样容易造成营养过剩反致营养不良，从而容易患上感冒咳喘。

2. 有病早治　就是小儿得病以后，必须及时治疗，但千万不要自主乱服抗生素或众多药物，这一方面药物有相互牵制作用，可影响药效，更严重的是药物的副作用会影响身体健康。西医对症治疗和中医辨证治疗都有很好的效果，特别是中医中药，只要辨证正确，常能收到见效快且副作用少的效果。

3. 治从根本　是针对容易反复感冒咳喘，抵抗力低下的患儿而言，此类患儿必须在感冒咳喘症状缓解和消失以后，根据个体不同的情况予以中药调补，以增强机体免疫功能，提高抗病能力，从而使向良心健康方向发展，这是治疗最为关键之处，也是最终效果的体现。但千万记住，自己不能贸然乱补，药不对症皆是毒，补品亦是如此。中药的调补可分为：肺气阴虚，症状可见，形体消瘦，口干喜饮，舌红苔薄，平时易于感冒咳嗽。药物可以太子参、麦冬、五味子等为主。肺气虚，症状可见，平时汗出较多，面色不华，晨夜流涕，打喷嚏较多，伴有干咳，白天则无症状(此大多为过敏体质)，药可用黄芪、党参、白术、防风等。肺脾气虚，症状可见平素汗多乏力，面色不华，胃口不好，大便松散不化，药可用黄芪、党参、白术、茯苓、甘草等，其他还可有肺肾虚等，只要调理合宜，应可见效，但这些必须在医生的辨证指导下进行治疗，相信在家长与医生的配合下，每个小儿定能健康成长。

三、小儿小溲短数论

小溲短数，即小便次数增多而尿量较少，在小儿临床，这可是常见之症，虽是小恙，但易于疏忽，今粗论之，以使同道和家长引起重视。

一般而言，小儿小溲短数之症有以下几种原因。

1. 肾气不足　小儿正处在生长发育时期，其脏器"成而未全，全而未壮"，因之功能发育不全，常可产生各种证候。如肾气不足则秘藏不固，易致小溲短数，此多见于体弱患儿、久病患儿。治疗若既无外邪所侵(感冒发热)，又无内积所伤(消化不良)，则当以调补肾气为主，如方用五子衍宗丸(菟丝子、覆盆子、枸杞子、五味子、车前子)加益智仁、桑螵蛸等，常可收到良效。

2. 膀胱湿热　此亦西医学称之为尿路感染，尿检中常可出现白细胞，临床多见舌红苔黄或腻，前阴或龟头红炎，小溲短数，有灼热或痛感，较小婴儿尿则易哭(疼痛之故)。此证的治疗当以清热利湿为主，方可选八正散(车前子、木通、萹蓄、大黄、滑石、甘草梢、黑栀子、瞿麦)为主，方中大黄，大便不秘结者当去之，可用制大黄，因其功效善行前阴；木通之药对症治之良效，但应中病即止，其症状轻者，亦可使用通草而代之。若病迁延，湿去而伤阴者，可见舌红少苔、便干溲短数之症，则又当以知柏地黄汤滋阴降火为主，用心辨证，其效必显。

3. 心经热盛　此为心热移于小肠，多见于先天心火旺者或高热以后，心火旺盛。临床可见，舌尖红或溃疡，烦躁不安，面色潮红，大便干结，肛周或龟头前阴炎红，小溲短数而赤，此证治疗当以清心火为主，使热从小溲而出，则心火可清，小溲转长。方可选用导赤散(小生地、木通、甘草梢、淡竹叶)为主。方内木通之用如前，心火旺舌尖溃疡者加川连；大便秘结者加生大黄，偏干者加制大黄；后阴红炎加金银花、知母；前阴或龟头红炎加黑栀子、芦根、车前草。若是治疗，必当有功。

4. **包皮过长或包茎** 包皮过长或包茎者，每致小溲余尿不尽，久之易使龟头炎红，痒而时想尿也。对此之治，若龟头见红炎者，当以清热利湿为主，八正之类可也；龟头不炎者，重则宜手术，轻者可每日用高锰酸钾释温水清洗，并用手轻轻将包皮上剥，或可渐渐使其恢复正常。此法亦可用以龟头炎红者。

以上 4 种情况，临床上不可不问，亦不可不查，否则虚实不同，贸然用之，贻害匪浅。

另有小溲白浊之症，此证在冬季尤为多见，所泻小便，白如米泔水，此多由消化不良所致，特别是冬季，小儿运动量减少，促使脾运减弱，乳食易积，气化失司，故治疗当以消食化气为主，方可选萆薢饮(川萆薢、石菖蒲、台乌药、益智仁)加山楂、谷麦芽、茯苓等，常可数剂而愈，若积去以后，再以异功为主以健运之，则其效更佳。

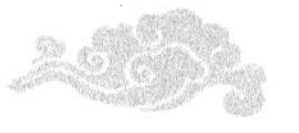

第八章 流派优势病种

第一节 小儿厌食症

中医古代文献虽无厌食病名，但有“恶食”“不思食”“不能食”“积滞”“疳积”等记载，其临床表现与本病相应相近，直至1985年出版的《中医儿科学》中方确立了小儿厌食症病名，其临床特征是以食欲减退或消失，厌恶进食，食量明显少于同年龄正常儿童；且病程持续在2个月以上；并排除其他器质性疾病。

王霞芳针对病因提出了六型分治的辨证论治法，并继承董廷瑶治疳经验，从董廷瑶治疳三验方化裁，通过临床验证，筛选组成六组主方。同时指出：小儿厌食症病因虽多，按病机转归总不离乎虚实，且多有虚实夹杂。病之初伤食积滞为因，多见实证，治宜理气消食导滞为主；若病程久长则多见虚证，治当益气健脾或养胃生津为要；若虚实兼见，则先去其实，后补其虚。

【诊断标准】

1. 西医诊断标准　参照《中药新药临床研究指导原则》(2002)和《中医病症诊断疗效标准》(1995)制定。

(1) 年龄在3～14岁(含3岁和14岁)。

(2) 长期食欲不振，见食不贪，入量较病前减少1/3～1/2以上，发病最短时间为2周；并排除其他系统疾病所致的厌食和神经性厌食。

(3) 体重增长停滞或减轻，有不良饮食习惯或喂养不当史。

2. 中医证候诊断标准

(1) 长期食欲不振，而无其他疾病。

(2) 形体偏瘦,面色少华,精神尚好,无腹胀。

(3) 有喂养不当史,如进食无定时定量,过食生冷、甘甜厚味、零食或偏食。

【纳入标准】

(1) 年龄 3～14 岁,性别不限。

(2) 符合西医厌食诊断标准,病程至少 2 个月。

(3) 符合中医厌食的诊断标准。

(4) 近 1 周内未使用过消食导滞中药及助消化药。

【排除标准】

(1) 年龄 3 岁以下,14 岁以上者。

(2) 不符合纳入标准,未按规定治疗无法判断疗效或资料不全影响疗效或安全性判断者。

(3) 合并严重佝偻病、贫血、呼吸、心脑肝肾等系统性疾病。

(4) 其他疾病引起的厌食症(包括神经性厌食症)。

(5) 过敏体质或对本药,或药物成分过敏者。

(6) 有局部皮肤感染及出血症患儿。

【中医病名】

小儿厌食症。

【中医治疗】

1. 六型辨证

(1) 湿食里滞证:厌恶进食,脘腹胀满,口臭,汗多,烦躁不宁,大便臭秽或干结便秘,舌苔厚腻或黄腻,脉沉带滑,或指纹紫红。针刺四缝穴黏液多而稠。良由喂养不当,饮食内伤,水谷无从化生精微,导致湿食积滞于内,以致脾火健运,胃难纳谷。治拟消导化滞,运脾燥湿。方选董氏开胃散加减:胡黄连、五谷虫、川厚朴、青皮、陈皮、茯苓、莱菔子、连翘、枳壳、炙鸡内金、谷芽、麦芽等。暑湿困阻则加藿香、佩兰、六一散、砂仁;若绞满微痛,大便秘结,则加槟榔、木香、枳实、小青皮等。

(2) 脾胃气虚证:不思进食,面色少华,精神萎软,少气懒言,食少便多,或大便夹不消化物,入水易散,舌淡胖嫩,苔薄白润,脉濡细软,或指纹淡红,未过风关,山根常现青筋。素体脾胃气虚,运化无权,不能及时腐熟水谷。治拟益

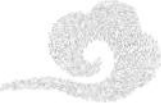

气健脾，助运醒胃。但又不可壅补，患儿运化力原弱，过补则更呆胃，姑宜补运兼施。异功散加味：党参、白术、茯苓、陈皮、甘草、砂仁、神曲、山楂、鸡内金、谷芽等。夏令兼感暑热加藿香、佩兰、黄连；腹痛便泄加煨木香、炒扁豆、炮姜；苔腻便烂加谷芽、炒薏苡仁等。

(3) 胃阴不足证：不饥不纳，食少饮多，面色萎黄，形体偏瘦，皮肤失润，大便偏干，小便短黄，烦躁不宁；舌红无苔或花剥少津，脉细小数，或指纹色红未过风关。素体阴虚，或热病耗津，或嗜食辛炙之品，胃阴耗伤，受纳失职，则不觉饥饿。治宜酸甘化阴，养胃生津。

(4) 营卫不和证：食欲不振，自汗盗汗，面㿠少华，汗出肢凉，易感外邪，睡时露睛，腹软便调，舌淡红苔薄润，两脉濡软，指纹淡红。患儿厌食兼见汗多反复感冒，乃因营卫不和则腠理疏松，易汗感邪，影响脾胃气机，睡时露睛亦脾虚之兆。治拟调和营卫，运脾醒胃。

(5) 肝胃不和证：嗳气作恶，不思饮食，面色青黄，或山根青筋显露，烦躁易怒，形体偏瘦，夜寐不宁，舌质偏红，苔多薄黄，脉弦，指纹青紫滞涩。患儿素体肝旺；或娇养任性，因情志不遂，所求不得；或环境改变；或强迫进食；或学习压力过火，令肝气郁结，横逆犯胃克脾，气机逆调则恶心烦躁易怒，纳运失常，影响正常饮食。治宜疏肝理气，降逆和胃健运。四逆散或柴胡疏肝散出入：柴胡、赤芍、白芍、炒枳壳、炙甘草、香橼皮、香谷芽、生麦芽等。脘胀嗳气加砂仁、豆蔻、小青皮、佛手；苔腻恶心加陈皮、竹茹；大便不畅加大腹皮、槟榔、火麻仁、炒莱菔子；夜寐不宁加茯神、柏子仁、辰灯心。

(6) 虫积型厌食：小儿年幼不注意个人卫生，导致腹内寄生虫孳生而厌食。临床可见小孩消瘦，脐周时痛，面色少华，面有虫斑，吮指咬甲，嗜异，夜间磨牙等症状。治疗当消积杀虫为主，杀虫化滞，调理脾胃可予开胃散外敷，加内服驱虫之中药，如胡黄连、使君子、苦楝根皮等，待虫积消去，宜健脾益气。同时教导家长小孩注意养成个人卫生习惯，以防病情反复。现代家长已相当注意培养孩子的清洁卫生习惯，故本型厌食发病率大为降低，在城市中很少见。

2. “董氏开胃散”外敷疗法　详情参见第四章第二节。

3. 穴位针刺法　详情参见第四章第二节。

【疗程】

4 周为 1 个疗程。

【疗效评价的指标体系】

1. 有效性的评价

(1) 相关症状：食欲，食量，口气，恶心，呕吐，腹胀，便秘。

(2) 相关体征：舌象，体重。

(3) 相关理化检查：胃泌素，胆囊收缩素，β-内啡肽，唾液淀粉酶等。

2. 疗效评价　参照国家食品药品监督管理局 2002 年试行的《中药新药临床研究指导原则》。

(1) 疾病疗效判定：① 临床痊愈：食欲与食量均恢复到正常水平。② 显效：食欲明显恢复，食量恢复到原有水平的 3/4。③ 有效：食欲有所改善，食量有所恢复，但未达到原有水平的 3/4。④ 无效：食欲与食量均无改善。

(2) 中医证候疗效判定：① 临床痊愈：中医临床症状、体征消失或基本消失，证候积分减少≥95%。② 显效：中医临床症状、体征明显改善，证候积分减少≥70%。③ 有效：中医临床症状、体征均有好转，证候积分减少≥30%。④ 无效：中医临床症状、体征无明显改善，甚或加重，证候积分减少不足 30%。

注：计算公式(尼莫地平法)为[(治疗前积分－治疗后积分)÷治疗前积分]×100%。

3. 安全性的评价

(1) 一般体检项目。

(2) 血常规、胃泌素、胆囊收缩素、β-内啡肽、唾液淀粉酶等检查。

(3) 必要时做肝、肾功能检查。

【诊疗方案的适用推广对象】

小儿厌食症患儿。

【中医护理】

(1) 忌辛香炒货、煎炸食品、冷饮、奶糖类。饭前勿食糖果饮料，夏季勿贪凉饮冷，不过食肥甘厚味，不妄加滋补。

(2) 纠正不良饮食习惯。饮食定时定量，荤素搭配。鼓励多食蔬菜、水果及粗粮，饭菜多样化，讲究色香味，以促进食欲。不能让小儿滥服补品、补药。注意饮食卫生。

(3) 注意生活起居及饮食环境，切忌横加斥责或强迫进食，让患儿保持良好的情绪。

第二节　婴儿功能性呕吐

婴儿吐乳症是指新生儿在哺乳或哺乳后所发生的吐乳现象，患儿呕吐频繁，1 日数次，量多自口鼻喷射而出，却无器质性及感染性病变，呕吐后神情舒畅，仍可再次哺喂，呕吐次数虽多，患儿却无病态，是属婴儿功能性呕吐。

王霞芳在继承董廷瑶的学术思想的基础上，对其独特的诊疗方法加以整理研究。王霞芳在临床上广泛应用董氏指压法治疗小儿功能性呕吐症，取得很好的疗效。

【诊断标准】

参照《实用儿科学》“胃食道反流病”及《中医儿科学》“呕吐”章节。

(1) 呕吐发作年龄：自出生后或满月后。

(2) 呕吐发生在喂奶后片刻或 1 h 左右，呕吐量多，每日数次，持续 1 个月以上。

(3) 排除器质性及感染性疾病。

(4) 部分患儿伴有营养不良或贫血。

【纳入标准】

(1) 符合上述症状的周岁以内频繁呕吐患儿。

(2) 符合西医诊断标准。

(3) 符合中医证候诊断标准。

(4) 家长或受试者监护人签署知情同意书。

【排除标准】

(1) 消化道器质性梗阻。

(2) 消化道感染。

(3) 全身性感染。

(4) 脑神经系统疾病。

(5) 小脑或前庭功能异常。

(6) 各种中毒等引发的呕吐。

(7) 药物引起呕吐。

【中医病名】

婴儿吐乳症。

【技术操作方法】

1. 器械准备　指剪、消毒洗手液。

2. 详细操作步骤　医者剪净指甲，双手清洗3次，右手示指呈弓状弯曲慢慢伸入患儿舌根部，迅速按压在“火丁”上(解剖位置为会厌软骨部位)，加压瞬间即退出，如此完成1次手法。

3. 治疗时间　患儿于进食2 h后方能施用本法，指压1 h后方能进食。

4. 关键技术环节　医者手指消毒，手法准确，视患儿月龄大小掌握指力适度。

5. 注意事项　注意患儿是否有兼证，如发热、口腔溃疡等，如有暂停治疗。

6. 可能的意外情况及处理方案　如有发生意外，则可能出现口腔黏膜损伤，用冰硼散有清热消炎作用，可防止黏膜损伤。

【疗程】

5日1次，3次为1个疗程。

【疗效评价的指标体系】

1. 有效性的评价

(1) 呕吐次数和呕吐量的改变。

(2) 实验室检查：血常规。

2. 疗效评价　参照国家食品药品监督管理局2002年试行的《中药新药临床研究指导原则》。

(1) 疾病疗效判定：① 临床痊愈：指压3次后或推拿3次后，顽吐止而不再复发。② 有效：治疗后，呕吐次减，量少，或偶有回乳。③ 无效：吐乳症状如前。

(2) 中医证候疗效判定：① 临床痊愈：中医临床症状、体征消失或基本消失，证候积分减少≥95%。② 显效：中医临床症状、体征明显改善，证候积分减少≥70%。③ 有效：中医临床症状、体征均有好转，证候积分减少≥30%。④ 无效：中医临床症状、体征无明显改善，甚或加重，证候积分减少不足30%。

注：计算公式(尼莫地平法)为[(治疗前积分－治疗后积分)÷治疗前积

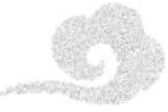

分]×100%。

3. 安全性的评价

(1) 一般体检项目。

(2) 血常规检查。

(3) 必要时做心、肝、肾功能检查。

【诊疗方案的适用推广对象】

吐乳症患儿。

【中医护理】

(1) 喂养小儿要"乳贵有时,食贵有节"。

(2) 呕吐较剧的患儿,应适当延长喂乳时间的间隔,或减少喂乳的量。

(3) 食物宜清淡而富有营养,不进有腥臭异味的食物饮料和药物。

(4) 哺乳时不宜过急,以防空气吞入。

(5) 哺乳后,将小儿竖抱,轻拍背部,使吸入的空气排出,然后再让其平卧。

第三节 小儿高热惊厥

金粟丹由羚羊角、钩藤、天麻及胆南星等组成,内服治疗小儿高热惊厥。已制定研究方案,进行临床试验研究。

【诊断标准】

参照《实用儿科学》第七版。

(1) 多见于6个月～5岁小儿。

(2) 惊厥常发生在发热24 h内,以高热为主。惊厥呈全身性,次数少,时间短,恢复快,无异常神经症。

(3) 排除中枢神经系统感染、中毒性脑病,以及可致惊厥的其他器质性或代谢性原因(颅内出血、占位病变、低血糖、低血钙等)。

(4) 惊厥易反复发作,部分患儿有高热惊厥及癫痫家族史。

【纳入标准】

(1) 符合上述诊断标准。

(2) 年龄在2～5岁。

(3) 惊厥病史在1年以上。

（4）过去1年发热及惊厥时体温记录详细完整。

【排除标准】

排除中枢神经系统感染、中毒性脑病，以及可致惊厥的其他器质性或代谢性原因（颅内出血、占位病变、低血糖、低血钙等）。

【中医病名】

小儿高热惊厥。

【中医治疗】

在小儿惊厥控制、热退1周后，服用金粟丹治疗，每日每月龄1丸，分3次服用。

【疗程】

2个月。

【疗效评价的指标体系】

（1）综合疗效：分别计算治疗前和治疗后惊厥/发热值，以治疗后减少50%（含）以上为有效，49%（含）以下为无效。

（2）最低惊厥体温：分别记录每例病例治疗前后最低惊厥体温，进行每例病例治疗前后比较，组间比较采取每例病例治疗前后的差值进行比较。

（3）惊厥发作次数。

【诊疗方案的适用推广对象】

高热惊厥患儿。

【中医护理】

（1）高热仍不退者可用50%乙醇或温水擦浴降温，亦可用冰袋等降温，以防抽搐。

（2）保持呼吸道通畅，痰涎壅盛者，随时吸痰，同时注意给氧。

（3）保持室内安静，避免过度刺激。

（4）抽搐时要禁食，抽搐停止后以流质素食为主，病情好转后，给予高营养，易消化食物。

第四节 脚气型泄泻

泄泻是一组多病原多因素引起的消化道疾病，为世界性公共卫生问题，在

我国属第二位常见多发病(仅次于呼吸道感染)。它的临床表现为大便次数增多、粪质稀薄如水,或飧泻不化、溏黏臭浊等。董廷瑶根据多年临床实践,对泄泻的病因病机及治疗具有独到之处。他认为泄泻的病因有很多,归纳起来大致有三个方面:一是外感时邪,主要是气候失调。如:夏秋季节感受暑与湿,冬春季节感受风与寒。二是内伤饮(乳)食。乳食失节有因母乳原因(乳母本身发热,或母乳中缺少维生素 B_1 等),或母乳喂养不当,太饥或过饱。饮食方面如饮食不洁,误食变质食物,餐具等不洁。三是脾胃虚弱,若先天不足者,其脾胃功能本弱;若后天失调者,皆由喂养不当,病后失调,寒凉药物攻伐伤及脾胃。

其中由于母乳中缺少维生素 B_1 引起的婴儿泄泻,因其病因的隐匿性往往容易误治而导致病情迁延难愈。由于哺乳引起的泄泻,使董廷瑶从母乳上寻找原因。关于母乳可致儿泻,《景岳全书·小儿则》中曾有引录薛氏之说。对这类患儿的乳母,进行蹲踞、踝膝反射等试验,发现内有隐性脚气病存在。从而推想母乳中维生素 B_1 缺乏,可能是这类泄泻的原因。

因母乳中缺少维生素 B_1 而导致婴儿体内硫胺素代谢异常,引起细胞氧化代谢受阻、供能受阻、功能障碍,进而导致一系列病理表现称之为婴儿脚气病。西医学中的婴儿脚气病,分成消化系统、神经系统、循环系统三种表现,以消化系症状为主者,可出现轻泻。董廷瑶认为,婴儿常以母乳喂养为主,若乳母摄入维生素 B_1 量长期不足,导致婴儿摄入量亦不足,可发为此病。从中医观点看,成人脚气病有干、湿之分,如乳母之隐性脚气病是湿性者,可有内湿留滞,乳中夹蕴湿邪,以此夹邪之乳哺乳,易致婴儿泄泻。因此董廷瑶把这类泄泻拟名为婴儿脚气型泄泻。

目前脚气型泄泻使用一般的中西药物治疗效果不大,容易反复不止,如停哺母乳,往往泻止,若继续又哺,泻即复发。维生素 B_1 在豆类、麦类、糙米等粗粮和动物组织中含量丰富,若母亲孕期多食精细农作物或菜类蒸煮烹调不当,导致本身需求量大的乳母摄入维生素 B_1 缺乏。在新加坡、我国香港、马德拉斯(印度城市)都曾有不同程度婴儿脚气病爆发的记载。维生素 B_1 缺乏发生在婴幼儿阶段,严重者会出现抽搐、拒食、呕吐、婴儿猝死等临床表现。婴儿维生素 B_1 缺乏引起泄泻尚属轻症,如能及早发现、及时治疗,不仅能解除患儿病痛,防止疾病迁延,更能减少家庭不必要的经济及心理负担,在临床上应引起对本病的重视。董廷瑶根据此类泄泻的病因病机，以异功散为主健脾消乳，并且暂停母乳，乳母肌内注射或口服维生素 B_1 治疗。如是治疗临床效果十分明显。

【诊断标准】

1. 西医诊断标准　参照1993年修订的《中国腹泻病诊断治疗方案》和中国中医药出版社董幼祺主编的《董氏儿科》制定以下标准。

(1) 大便性状有改变，呈稀便，水样便或黏液便。

(2) 大便次数比平时增多。

(3) 病程在2周以上，无脱水症状。

(4) 乳母踝膝反射迟钝，查体可见深、浅反射减弱等。

2. 中医证候诊断标准　参照国家食品药品监督管理局2002年试行的《中药新药临床研究指导原则》和中国中医药出版社董幼祺主编的《董氏儿科》制定以下标准。

(1) 证候：脚气型泄泻。

(2) 主症：泄泻迁延，大便松散不化，日次较多，夹有奶块。

(3) 次症：面色欠华，纳乳尚可，腹软溲通，舌苔薄净。

【纳入标准】

(1) 非母乳哺养患儿。

(2) 符合西医诊断标准。

(3) 符合中医证候诊断标准。

(4) 家长或受试者监护人签署知情同意书。

【排除标准】

(1) 年龄在周岁以上。

(2) 不符合本病诊断标准和证候诊断标准者。

(3) 合并有心血管、肝、肾和造血系统等原发疾病，精神病患儿。

(4) 过敏体质及多种药物过敏者。

【中医病名】

脚气型泄泻。

【中医治法】

健运脾胃，消运乳汁法。

方药：异功散为主。

党参 5 g,焦白术 6 g,茯苓 10 g,生甘草 3 g,陈皮 3 g,炒麦芽 10 g,广木香 3 g,炒山楂 10 g,车前子 6 g。

暂停母乳 1 周,哺以米汤或粥饭,加服煮熟苹果汁,乳母肌内注射维生素 B_1 0.1 mg,每日 1 次,持续 7 日;或口服维生素 B_1 0.2 mg,每日 3 次。

【疗程】

1 周为 1 个疗程。

【疗效评价的指标体系】

1. 有效性的评价

(1) 大便次数和性状的改变。

(2) 实验室检查:血、尿、大便常规。血清电解质。大便细菌培养和病毒检测。

2. 疗效评价　参照国家食品药品监督管理局 2002 年试行的《中药新药临床研究指导原则》。

(1) 疾病疗效判定:① 临床痊愈:大便次数、性状及症状、体征完全恢复正常,异常理化指标恢复正常。② 显效:大便次数明显减少(减少至治疗前的 1/3 或以下),性状好转,症状、体征及异常理化指标明显改善。③ 有效:大便次数减少至治疗前的 1/2 以下,性状好转,症状、体征及异常理化指标有所改善。④ 无效:不符合以上标准者。

(2) 中医证候疗效判定:① 临床痊愈:中医临床症状、体征消失或基本消失,证候积分减少≥95%。② 显效:中医临床症状、体征明显改善,证候积分减少≥70%。③ 有效:中医临床症状、体征均有好转,证候积分减少≥30%。④ 无效:中医临床症状、体征无明显改善,甚或加重,证候积分减少不足 30%。

注:计算公式(尼莫地平法)为[(治疗前积分-治疗后积分)÷治疗前积分]×100%。

3. 安全性的评价

(1) 一般体检项目。

(2) 血、尿、便常规检查。

(3) 必要时做心、肝、肾功能检查。

【诊疗方案的适用推广对象】

脚气型泄泻患儿。

【中医护理】

(1) 嘱患儿家长遵医嘱给患儿服药,不可随意增减剂量或中断治疗,服药后观察疗效和反应。

(2) 患儿暂停母乳 1 周,哺以米汤或粥饭,加服煮熟苹果汁。

(3) 乳母也要遵医嘱治疗,同时要注意食物的合理搭配与改善烹调方法,不吃加工过于精细的米、面及其制品,多吃些粗粮和杂粮。不用碱烹调加工食物,勿弃米汤和菜汤。不吃未经加热的生鱼、虾肉等食物。

(4) 密切观察患儿病情,重点观察大便、面色、精神状态等。

(5) 由于此病病程已长,病情反复,且需要乳母配合一起治疗,因此乳母在照顾患儿的同时自身要做好情志护理,保持情绪舒畅,有利于患儿的病情恢复。

第五节 过敏性紫癜

过敏性紫癜是一种常见的血管变态反应性出血性疾病,临床以皮肤紫癜、腹痛、胃肠道出血、关节肿痛,甚至尿血、便血等为主要表现。西医学认为,其免疫发生机制为 IgA 复合物沉积于皮肤、肠道及肾小球等部位,从而导致局部炎性反应,发展成皮肤白细胞破碎性血管炎,最终引起小血管坏死。在治疗上,西医目前尚无特效疗法,临床一般多补充维生素 C,应用抗组胺药物和钙剂、肾上腺皮质激素或免疫抑制剂、抗凝等支持治疗,其作用于该病发病过程中的某一环节,从而降低毛细血管通透性,减少皮肤黏膜出血。本病西药治疗疗程较长,愈合又常复发,同时激素、免疫抑制剂的副作用多不易为患儿及家长接受,对患儿的生活、学习等方面带来不少影响,甚至危害患儿的健康和生长发育。近现代中医临床对小儿过敏性紫癜的分型尚未形成统一,中药治疗往往从凉血着手,疗效亦不理想。

董廷瑶认为小儿过敏性紫癜的病因病机主要由内因和外因两大因素所致。内因为脾运失健,湿邪内阻。小儿稚阳未充,稚阴未长,脏腑功能发育尚未健全,脾尤为不足,易致运化失健而湿邪内滞。又以脾主四肢肌肉而统血,若外邪与湿热相搏,则可灼伤脉络,发为紫癜。外因为风邪袭表,灼伤脉络。小儿脏腑本弱,肺常不足,腠理未密,卫外不固,易为六淫之邪所侵袭。若风热之邪从口鼻而入，郁于皮毛肌肉之间不散，加之患儿素体蕴湿，则致气血相搏，灼伤脉络，而发为紫癜。故小儿过敏性紫癜发病多为外感风热之邪，与内之湿相搏。如其血溢于内，则便血、尿血；发于肌表，则为紫癜。

由于小儿紫癜的形成有内外之因，相互影响，互为因果，因此对本病的治疗，发作期以治其标为主，待缓解期则当治其本，使脏气清灵健复，使病不易复发。

根据本病的特点，发作期治疗以清热疏风、化湿和络为主，方以自拟方金蝉脱衣汤为主(连翘、金银花、防风、蝉蜕、薏苡仁、茵陈、猪苓、苍术、赤芍、红枣、郁金、桂枝)效果良好。方中以连翘、金银花、防风、蝉蜕清热疏风；茵陈、薏苡仁、猪苓、苍术清化湿浊；赤芍、红枣以和血脉；桂枝性温，力善宣通而散其邪气，但用量宜轻；郁金既能解郁理气以助化湿，与桂枝、赤芍、红枣合用又能调和营卫。诸药配伍，使热清湿化，血归经脉，则紫癜消退。

金蝉脱衣汤治疗风热夹湿型过敏性紫癜在临床运用取得了较好的疗效，本项目的相关理论及应用已经陆续通过多种形式推广，起到了很好的学术辐射作用，本方还在宁波及上海等多家中医院广为应用，产生了良好的社会效益和经济效益。

【诊断标准】

1. 西医诊断标准　参照第七版诸福棠《实用儿科学》，人民卫生出版社。

(1) 可触性紫癜。

(2) 发病年龄<20 岁。

(3) 急性腹痛。

(4) 组织切片显示小静脉和小动脉周围有中性粒细胞浸润。

以上 4 条标准中(1)加其他 1 条或以上者即可诊断为过敏性紫癜。

2. 中医诊断标准　参照 2016 年《实用中医儿科学》，中国中医药出版社。

(1) 发病多较急，紫癜多见于四肢及臀部，对称分布，形态不一，压之褪色，可伴皮肤黏膜水肿、腹痛、便血、尿血、关节肿痛等。

(2) 皮肤外症状可伴发或等于紫癜出现。

(3) 血小板计数及出凝血时间等正常。

(4) 血清 IgA 可升高。

【纳入标准】

(1) 符合过敏性紫癜的西医诊断标准。

(2) 符合中医诊断标准者。

(3) 年龄在 3～14 岁。

(4) 未使用任何药物治疗,或经过治疗无效或反复者。

(5) 家长或受试者监护人签署知情同意书。

【排除标准】

(1) 不符合小儿过敏性紫癜中、西医诊断标准者。

(2) 年龄小于 3 岁或大于 14 岁。

(3) 除外菌血症、败血症、感染性心内膜炎、弥散性血管内凝血、溶血、血小板减少性紫癜等出血性疾病。

(4) 重度营养不良或伴有其他全身性疾病患儿(如血液系统疾病、心脏病、肝脏病等)。

(5) 过敏体质者及多种药物过敏者。

【中医病名】

紫癜。

【中医辨证分型】

参照新世纪教材《中医儿科学》和中国中医药出版社董幼祺主编《董氏儿科》。

风热夹湿证:起病较急,紫癜分部于下肢、臀部、足背或足踝,亦可见于手背上肢,多两侧对称,颜色鲜红,大小形态不一,点状或片状,可有瘙痒,可伴有发热、咽痛、腹痛、关节痛等症状,舌红苔薄黄,脉浮数或濡数。

【中医治法】

清热疏风,化湿和络法。方药:金蝉脱衣汤。

连翘 10 g,金银花 10 g,防风 5 g,蝉蜕 3 g,薏苡仁 15 g,茵陈 10 g,猪苓 10 g,苍术 5 g,赤芍 6 g,红枣 3 枚,郁金 6 g,桂枝 2 g。

方药加减:邪伤肺卫而致咳嗽不爽者,加桑叶 10 g、浙贝母 10 g、黄芩 5 g 等清宣肺热之品。热毒盛者,去桂枝加生地 12 g、牡丹皮 6 g、黄连 1.2 g、黄芩 5 g 等清热凉血之药。兼阴血不足者,加冬青子 10 g、墨旱莲 10 g、生地 12 g 等以滋养肝肾。血尿者,加白茅根 15 g、大蓟 15 g、小蓟 15 g 等以凉血和络。腹痛便血者,加地榆炭 10 g、荆芥炭 10 g、白芍 6 g、甘草 3 g 等以止血制痛。兼积者,加炒山楂 10 g、鸡内金 10 g 以消积和胃。

【疗程】

1个月为1个疗程。

【疗效评价的指标体系】

1. 有效性的评价

(1) 主要症状及体征：皮肤青紫斑点的发病部位、色量变化、腹痛、关节痛、便血、血尿及舌苔的变化等情况。

(2) 实验室检查：血、尿、便常规检查。

2. 疗效判定标准　参照国家中医药管理局发布的《中医病证诊断疗效标准》。

(1) 治愈：紫斑紫点及全身症状消失，实验室指标恢复正常。

(2) 好转：皮肤青紫斑点明显减少，全身症状减轻，实验室指标有改善。

(3) 未愈：皮肤青紫斑点、全身症状及实验室指标均无变化。

3. 安全性的评价

(1) 一般的体格检查：主要是体温、脉搏、呼吸、血压等生命体征的变化。

(2) 血、尿、便常规检查。

(3) 肝、肾功能检查。

【诊疗方案的适用推广对象】

风热夹湿型过敏性紫癜患儿。

【中医护理】

(1) 中药汤剂宜温服，按规定时间、用量服用。

(2) 皮肤紫癜较多、局部肿痛、尿血患儿应卧床休息，减少活动。恢复期患儿可适当活动，但避免过劳或剧烈活动。

(3) 病室内保持温湿度适宜，定时通风换气，注意季节变化，以防复感外邪。

(4) 患儿宜食清淡、易消化、富含维生素类食品，忌食辛辣刺激性及海鲜发物，如牛羊肉、鱼、虾蟹等，以免助热化火，加重病情；忌食容易引起过敏反应的食物，如奶类、蛋类、肉类、豆制品、菌类等；忌食温补、辛辣刺激性助火胜湿之品，如洋葱、韭菜、生葱、蒜、姜等；忌食小食品、饮料、饼干、方便面、面包等含有添加剂、调味剂的食品。

(5) 密切观察皮肤紫癜的部位、色量变化，以及腹痛、关节痛、便血、血尿及舌苔的变化等情况。

(6) 做好卫生宣教和指导，小儿过敏性紫癜易复发，需详细向家长及患儿说明预防本病复发的注意事项及健康饮食的重要意义，重视情志护理，消除患儿及家长紧张焦躁的心理，使其树立信心，以良好健康的心态配合治疗。

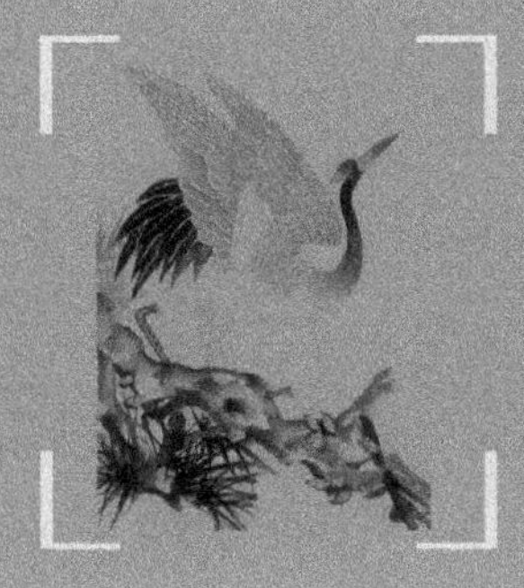

下篇

现状与创新

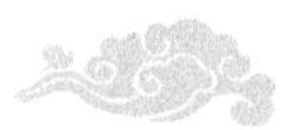

第九章 流派发展与创新

第一节　上海中医药大学附属市中医医院总基地

一、董氏儿科流派代表性传承人及继承人简介

（一）代表性传承人

王霞芳　上海中医药大学附属市中医医院主任医师，上海中医药大学兼职教授，“全国名老中医王霞芳传承工作室”导师，“海派中医董氏儿科流派传承研究总基地”负责人，上海市名中医，上海市中医特色小儿厌食专科学科带头人，世界中医药学会联合会儿科分会名誉会长，第三、第四批全国老中医药专家学术经验继承工作指导老师。

（二）继承人

封玉琳　上海中医药大学附属市中医医院主任医师，硕士生导师，世界中医药学会联合会儿科分会理事，上海市中医药学会中医儿科专业委员会委员，上海市中医药学会第一届学术流派分会副主任委员，海派中医董氏儿科学术流派传承总基地秘书，全国名老中医王霞芳传承工作室负责人。

林洁　上海中医药大学附属市中医医院主任医师，硕士生导师，上海市中医药学会儿科分会委员，上海市医学会第四届医疗鉴定专家库成员，海派中医董氏儿科学术流派传承总基地秘书，全国名老中医王霞芳传承工作室成员。

林外丽　上海中医药大学附属市中医医院副主任医师，上海市中医药学会中医儿科专业委员会委员，海派中医董氏儿科学术流派继承人，王霞芳传承

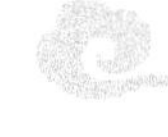

工作室成员。

汪永红　复旦大学附属儿科医院中医科主任医师，硕士生导师，现任上海市中西医结合学会儿科专业委员会秘书，世界中医药学会联合会儿科专业委员会理事，上海市中华中医药学会儿科分会委员，海派中医董氏儿科学术流派继承人，王霞芳传承工作室成员。

李华　上海交通大学附属儿童医院中医科主任医师，世界中医药学会联合会儿科专业委员会第二届理事，第五届上海市中西医结合学会儿科专业委员会委员，海派中医董氏儿科学术流派继承人，全国名老中医王霞芳传承工作室成员。

丁惠玲　上海交通大学附属儿童医院中医科主任医师，上海市中西医结合学会儿科专业委员会委员，上海市中医药学会第九届儿科专业委员会委员，海派中医董氏儿科学术流派继承人，王霞芳传承工作室成员。

陈伟斌　上海中医药大学附属岳阳中西医结合医院主任医师，硕士生导师，上海市中西医结合学会儿科专业委员会副主任委员，上海市中医儿科专业委员会委员，全国中西医结合儿科专业委员会委员，海派中医董氏儿科学术流派继承人，王霞芳传承工作室成员。

吴岚莹　上海市中西医结合医院儿科主任医师，“上海市高级西学中研修班(第三批)”学员和“王霞芳全国名老中医传承工作室”成员，海派中医董氏儿科学术流派继承人，全国名老中医王霞芳传承工作室成员。

吴文　上海中医药大学附属龙华医院儿科副主任医师，2005 年参加上海市卫生局举办的“西学中高级研修班”，海派中医董氏儿科学术流派继承人，全国名老中医王霞芳传承工作室成员。

夏以琳　上海中医药大学附属市中医医院主任医师，硕士生导师，海派中医董氏儿科学术流派继承人。

陈家树　上海中医药大学附属市中医医院副主任医师，海派中医董氏儿科学术流派继承人。

陈雯　上海市静安区中医医院主治医师，海派中医董氏儿科学术流派继承人，王霞芳传承工作室成员。

郭爱华　上海交通大学附属儿童医院中医科主治医师，海派中医董氏儿科学术流派继承人，王霞芳传承工作室成员。

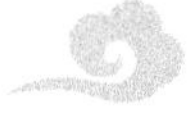

徐文斐 上海中医药大学附属市中医医院主治医师，海派中医董氏儿科学术流派继承人，王霞芳传承工作室成员。

李一凡 上海中医药大学附属市中医医院住院医师，海派中医董氏儿科学术流派继承人，王霞芳传承工作室成员。

何媛 上海中医药大学附属市中医医院硕士研究生，海派中医董氏儿科学术流派继承人，王霞芳传承工作室成员。

钟臻 上海中医药大学附属市中医医院信息工程师，王霞芳传承工作室成员。

二、所获荣誉

代表性传承人王霞芳，享受国务院特殊津贴，为上海市名中医、全国老中医药专家学术经验继承工作指导老师、重点学科中医儿科学带头人、上海市三八红旗手、上海市卫生局三八红旗手。

三、发表的论文

在董氏儿科上海中医药大学附属市中医医院总基地全体成员的共同努力下，整理、归纳、总结了流派奠基人董廷瑶及代表性传承人王霞芳的学术思想、临床经验，以及董氏儿科流派的用药特色等，已公开发表相关论文 151 篇及小儿常见疾病的防治科普文章多篇，使流派特色得以更好地传承与发扬。

四、出版的著作

(1) 王霞芳，吴岚莹.二十四节气儿童健康养护[M].上海：上海市儿童健康基金会，2016.

(2) 夏以琳.让你的孩子更健康[M].上海：世界图书出版公司，2016.

(3) 封玉琳，林洁，林外丽，等.王霞芳儿科临床传承撷英[M].北京：中国中医药出版社，2015.

(4) 董幼祺，王霞芳，封玉琳，等.中华中医昆仑・董廷瑶卷[M].北京：中国中医药出版社，2011.

(5) 王霞芳，林外丽，封玉琳，等.跟名师做临床——儿科难病[M].北京：中国中医药出版社，2011.

(6) 封玉琳.中医药适宜技术社区推广与应用[M].上海：上海科学技术出版社，2010.

(7) 汪永红，林外丽.王霞芳论治小儿脾胃病[M].上海：上海中医药大学出版社，2008.

(8) 邓嘉成，王霞芳.董廷瑶医案[M].上海：上海科学技术出版社，2003.

(9) 王霞芳，邓嘉成.中国百年百名中医临床家——董廷瑶[M].北京：中国中医药出版社，2001.

(10) 宋知行，王霞芳.董廷瑶《幼科撷要》[M].上海：百家出版社，1990.

五、科研立项

(1) 王霞芳，董氏儿科中医流派学术经验传承——董氏儿科基地建设(二期)，上海市卫计委项目，2014—2016 年。

(2) 王霞芳，海派中医流派传承研究基地——董氏儿科基地建设(一期)，上海市卫计委项目，2012—2014 年。

(3) 林洁，改良董氏开胃贴治疗小儿厌食症的临床前研究，上海市科委课题，2017 年 6 月—2020 年 9 月。

(4) 陈雯，中医儿科专科建设，上海市卫计委项目，2016 年 10 月—2018 年 9 月。

(5) 陈伟斌，通过气道炎症监测探讨儿童哮喘“分期辨证三步序贯疗法”方案(项目编号 15401971000)，上海市科委课题，2015 年 7 月—2018 年 7 月。

(6) 李华，培土生金法治疗小儿反复呼吸道感染后脾虚综合征临床规范化研究，上海市科委课题，2015 年 10 月—2018 年 9 月。

(7) 李华，肺脾同治法治疗儿童慢性咳嗽(痰湿阻肺证)的临床评价研究，上海市科委课题，2014 年 7 月—2017 年 9 月。

(8) 李华，“温阳补益”中药穴位敷贴防治儿童哮喘的临床规范化研究，上海市卫计委课题，2014 年 9 月—2016 年 8 月。

(9) 陈伟斌，基于胃肠动力学的董氏指压法治疗小儿积滞临床疗效观察(项目编号 2014LP102A)，上海市科委课题，2014 年 7 月—2017 年 7 月。

(10) 林洁，董氏开胃散的工艺优化、质量控制研究及治疗小儿厌食的临床规范化研究，上海市卫生局课题，2012 年 1 月—2014 年 12 月。

(11) 小儿哮喘的中医药分期论治随机化对照研究，上海市中医药三年行动计划重大研究项目，2012 年 10 月—2014 年 12 月。

(12) 林洁，董氏开胃散治疗小儿厌食的临床再评价研究，上海市科委课题，2011 年 10 月—2014 年 9 月。

(13) 陈伟斌，董氏指压法(指压“火丁”)治疗小儿脾胃病，上海市卫生局课题，2011 年 9 月—2014 年 9 月。

(14) 丁惠玲，名老中医王霞芳治疗儿童多动症的学术经验研究(编号 2010S11)，上海市卫生局课题，2011 年 4 月—2014 年 3 月。

(15) 封玉琳，董氏指压法治疗婴儿吐乳症的推广应用，上海市卫生局课题，2011 年 1 月—2013 年 12 月。

(16) 李华，应用王霞芳宣肺通络平喘汤治疗小儿哮喘发作期(寒热夹杂型)临床研究，上海市卫生局课题，2011 年 1 月—2012 年 12 月。

(17) 李华，健脾消积法配合针刺四缝穴治疗小儿厌食症的临床研究，上海市嘉定区科委课题，2008 年 11 月—2011 年 11 月。

(18) 汪永红，董氏儿科传人王霞芳治疗脾胃病的经验总结和研究，上海市卫生局课题，2005 年 3 月—2007 年 3 月。

(19) 王霞芳，封玉琳，董氏指压法治疗婴儿吐乳症的临床规范化研究，国家中医药管理局课题，2001 年。

(20) 王霞芳等，董廷瑶老中医诊治婴儿吐乳(火丁按压法)专长的临床研究及机制探讨，国家中医药管理局课题，1985—1989 年。

六、开发特效药方

包括开胃散(开胃贴)治疗小儿厌食症、宣肺通络平喘方以及防感散治疗小儿反复呼吸道感染。

七、获奖情况

董氏儿科上海中医药大学附属市中医医院总基地获国家中医药管理局科技进步三等奖、上海市科委医药科技三等奖、上海市闸北区卫生科技成果奖及中国中西医结合学会科学技术二等奖等荣誉。

八、特色技术及特色制剂

1. 特色技术

(1)“火丁”指压法治疗小儿吐乳症、胃食管反流及功能性消化不良呕吐症。

(2)针刺四缝穴法治疗小儿厌食、疳积等症。

上述特色技术已在上海市多家中医医院、中西医结合医院、社区卫生服务中心进行多次推广应用,反响良好。

2. 特色制剂 董氏开胃散外敷治疗小儿厌食症,专利正在申报中。

九、总结行业标准2项

总基地总结整理的“厌食”“鹅口疮”等规范已于2012年被中华中医药学会收录在《中医儿科常见病诊疗指南》里,成为国家行业标准。

第二节 上海市静安区中心医院分基地

一、董氏儿科代表性传承人及继承人简介

(一)代表性传承人

倪菊秀 副主任医师,上海市静安区中心医院董氏儿科主任和学科带头人。基层名中医,静安区卫计委师承培养项目中医儿科学科指导老师,上海中医药学会儿科专业委员会副主任。

(二)继承人

李战 硕士研究生,毕业于上海第二医科大学(今上海交通大学医学院)。现任上海市静安区中心医院中医儿科主治医师,静安区卫生计生系统专业技术骨干。师承董氏儿科专家倪菊秀。

许莉 本科,毕业于上海中医药大学,现任上海市静安区中心医院中医儿科主治医师,师承董氏儿科专家倪菊秀。

沈佳颖 本科,毕业于上海中医药大学,现任上海市静安区中心医院中医儿科主治医师,师承董氏儿科专家倪菊秀。

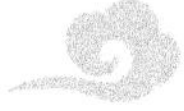

罗春蕾 硕士，中医学、中药学双学位，现任上海市静安区中心医院中医儿科主治医师，毕业于上海中医药大学，师承董氏儿科专家倪菊秀。

二、发表的论文

在董氏儿科静安区中心医院分基地全体成员的共同努力下，整理、归纳、总结了流派奠基人董廷瑶及代表性传承人倪菊秀的学术思想、临床经验，以及董氏儿科流派的用药特色等，已公开发表相关论文27篇，将流派特色更好地传承与发扬。

三、科研立项

(1) 小儿疳证的临床研究，上海市静安区卫生局课题，1998—2000年。本课题主要研究内容为小儿疳证的辨证分型及治疗方法、疗效分析。

(2) 小儿疳证(疳气型)单病种质量控制标准，上海市卫生局课题，2002—2004年。本课题主要研究和制定小儿疳证(疳气型)的诊疗规范，疗效评价标准。

(3) "董氏针药"对儿童厌食症的作用研究，上海市卫生局课题，2004——2007年。本课题主要研究以针刺四缝穴和"苏脾饮"为基础的"董氏针药"对小儿厌食症的治疗方法，疗效评价方法，治疗效果，作用特点。最终本项目从科研上证明了针刺四缝穴疗法和董氏儿科治疗小儿厌食症、奶痨的方药"苏脾饮"对小儿厌食症的治疗作用，明确了其作用特色。

(4) 针灸结合心理行为支持对儿童多动症的作用研究，上海市卫生局课题，2006—2010年。本课题主要研究针刺疗法和心理行为疗法对儿童多动综合征的治疗作用。后由于种种原因，课题研究中断。现临床仍在不断收集病例。

(5) "紫贝止咳汤"对儿童呼吸道支原体感染的作用研究，上海市卫生局课题，2008—2011年。本课题主要研究以董氏儿科经验方"小儿止咳糖浆"为基础的"紫贝止咳汤"对儿童呼吸道支原体感染的作用。最终研究发现，紫贝止咳汤对儿童呼吸道支原体感染有较好的协同治疗作用，可以较快地改善症状，加快炎症渗出吸收，减少副作用。

(6) 敷贴类纳米中药制备的关键技术开发，上海市科委课题，2001—2004

年。本课题为合作课题，上海交通大学医学院附属新华医院为第一完成单位。本课题主要研究砂仁挥发油纳米脂质体的制备及其对儿童厌食症的治疗作用。

(7) 精简补肾固表颗粒治疗小儿反复呼吸道感染的新药临床前研究，国家中医药管理局课题，2004—2007 年。本课题为合作课题，上海中医药大学附属市中医医院为第一完成单位，上海市静安区中心医院负责部分病床研究。

(8) 辛夷挥发油纳米滴鼻液制备的关键技术开发，2003—2006 年。本课题为合作课题，课题负责单位为上海交通大学医学院附属新华医院。本课题主要研究辛夷挥发油纳米滴鼻剂的制备，及其对儿童过敏性鼻炎的治疗作用。

(9) 海派中医流派董氏儿科，上海市卫计委课题，2011—2014 年。上海市静安区中心医院董氏儿科为项目分基地。

(10) 董氏儿科传承和创新研究，上海市静安区卫计委课题，2015 年 10 月—2018 年 9 月。本课题主要研究董氏儿科在上海市静安区中心医院的发展传承和创新。

(11) 上海市基层名老中医专家倪菊秀传承研究工作室，上海市卫计委中医药发展办公室项目，2015 年 12 月—2018 年 12 月。本项目主要是倪菊秀主任工作室的建设。

(12) 上海市静安区师承培养项目，上海市静安区卫计委项目，2016 年 11 月—2018 年 10 月。本项目主要是加强师承培养导师倪菊秀和学生李战的学术传承。

四、获奖情况

(1) “小儿疳证的临床研究”获静安区科委第六届科技进步奖三等奖(2000)。

(2) “‘董氏针药’对小儿厌食症的作用研究”获上海第八届医学科技奖三等奖(2010)。

(3) “敷贴类纳米中药制备的关键技术开发”获上海市科委科技进步奖二等奖(2006 年，第四完成单位)。

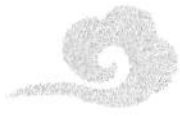

第三节　宁波中医院分基地

一、董氏儿科代表性传承人及继承人简介

（一）代表性传承人

董幼祺　担任世界中医药学会联合会儿科专业委员会顾问，中华中医药学会儿科分会副主任委员，中国中医药研究促进会小儿推拿外治专业委员会副主任委员，中国民族医药学会儿科分会专家委员会专家，中国中医药研究促进会综合儿科分会顾问，全国中医药高等教育学会儿科教学研究会常务理事，《中华中医药杂志》编委，浙江省中医药学会常务理事、儿科分会副主任委员，全国名老中医药专家学术经验继承工作临床医学中医师承专业研究生导师，浙江中医药大学研究生导师，宁波市非物质文化遗产协会会长，宁波市中医药学会副会长、儿科专业委员会主任委员，中华医学会宁波市分会儿科专业委员会副主任委员，董氏儿科诊疗研究所主任，宁波市医学会医疗事故技术鉴定专家库成员，宁波市市级机关党工委健康教育巡讲团讲师，宁波市首批市级健康教育巡讲团讲师，宁波市中医药进农村进社区讲师团讲师等职。同时为宁波市第七至第十三届政协委员，宁波市第四至第六届青联副主席、浙江省青联委员。

（二）继承人

董继业　为中国民族医药学会儿科分会常务理事、中国中医药研究促进会综合儿科分会理事。

夏明　为浙江省中医药学会儿科分会委员、宁波市中医学会儿科分会副主任委员。

郑含笑　为浙江省中医药学会儿科分会青年委员、宁波市中医学会儿科分会委员。

王赛飞、刘飞霞、毕美芬、秦萍　为浙江省中医药学会儿科分会委员、宁波市中医学会儿科分会委员。

丁瑾、潘冰、王佳芳、周琼、朱燕、姚力、王咪娜、胡歧芳　为宁波市中医学会儿科分会委员。

二、所获荣誉

董幼祺为国家级非物质文化遗产董氏儿科传承人，享受国务院政府特殊津贴，为全国卫生系统先进工作者、国家级名老中医传承工作室建设项目专家、全国老中医药专家学术经验继承工作指导老师、上海中医药大学附属市中医医院、上海市名老中医诊疗所特聘专家、浙江省名老中医传承工作室建设项目专家、浙江省卫生系统优秀共产党员、浙江省名中医、浙江省中医研究院研究员、宁波市名中医、宁波市重点学科中医儿科学带头人。获第四届中国医师奖、浙江省青年自学成才奖、浙江省青联“七五”建设出成果作贡献纪念奖、宁波市有突出贡献奖专家、宁波市劳动模范、宁波市卫生系统优秀共产党员、宁波市十大名医、宁波市第二届白求恩式医务工作者、宁波市卫生系统创先争优群英谱、宁波市青联“七五”建设出成果作贡献积极分子(3 次)、宁波市第六届青年联合会优秀委员等荣誉称号。

三、发表的论文

在董氏儿科宁波中医院分基地全体成员的共同努力下，整理、归纳、总结了流派奠基人董廷瑶及代表性传承人董幼祺的学术思想、临床经验，以及董氏儿科流派的用药特色等，已公开发表相关论文 60 篇及科普文章多篇，将流派特色更好的传承与发扬。

四、出版的著作

董幼祺主编的著作如下。

(1) 董廷瑶儿科医案精选[M].北京：人民卫生出版社，2012.

(2) 中华中医昆仑・董廷瑶卷[M].北京：中国中医药出版社，2011.

(3) 董氏儿科[M].北京：中国中医药出版社，2010.

(4) 中华中医药学会儿科分会第 28 次全国中医儿科学术大会暨 2011 年名老中医治疗(儿科)疑难病临床经验高级专修班论文汇编[C].2011.

参与编撰的相关著作 7 部，国家级教材 7 本。

五、科研立项

(1) 董氏指压法治疗婴儿吐乳症技术推广，2016 年度浙江省中医药科技

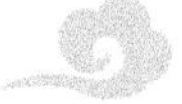

计划项目。

(2) 董氏儿科学术思想及临证经验研究,2014 年度浙江省中医药科技计划项目 A 类。

(3) 升清运脾汤联合西医补液治疗小儿病毒性腹泻湿热兼伤阴型的疗效评价,2013 年度浙江省中医药科技计划项目 A 类。

(4) 镇海地区儿童性早熟的流行病学调查及中医治疗对策,2012 年度浙江省中医药科技计划项目 A 类。

(5) 固本防惊汤预防小儿高热惊厥复发的疗效观察临床研究及机制研究,2009 年度浙江省中医药科技计划项目 A 类。

六、开发特效药方

董氏儿科宁波中医院分基地根据小儿特点,充分发挥中医治未病的特色,感冒流行期间防治甲型 H1N1、防治手足口病,主持研究纯中药防感香囊(透热祛邪,醒脾开胃);冬病夏治预防咳喘贴(温经通络,散寒祛邪);湿疹外洗方(清热燥湿,祛风止痒);退热泡脚方(疏风解表散邪)等,并在此基础上,进行及时的总结和提高。2002 年为宁波市引进了"冬令膏方"调治门诊,受到老百姓的热烈欢迎。

七、获奖情况

"固本防惊汤预防小儿高热惊厥复发的疗效观察临床研究"获中华中医药学会科学技术奖三等奖(2015);中国中医药出版社出版的《董氏儿科》获中华中医药学会学术著作奖二等奖(2015);"固本防惊汤预防小儿高热惊厥复发的疗效观察及机制研究"获浙江省科学技术奖三等奖(2014);"精简补肾固表方治疗小儿反复呼吸道感染的方—证—效研究"(国家中医药科学技术研究专项)(与上海中医药大学附属市中医医院合作)获中华中医药学会科学技术奖二等奖(2011);"精简补肾固表方治疗小儿反复呼吸道感染的方—证—效研究"(国家中医药科学技术研究专项)(与上海中医药大学附属市中医医院合作)获上海市中西医结合科学技术奖二等奖(2011);"固本防惊汤预防小儿高热惊厥复发的疗效观察及机制研究"获宁波市科学技术奖二等奖(2013);"固本防惊汤预防小儿高热惊厥复发的疗效观察及机制研究"获浙江省中医药科学技术奖二等奖(2013)。

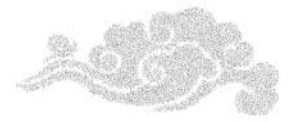

附
董氏儿科大事记

1798 年 董云岩出生，能医治病，惠及乡里。董氏儿科起源于此。

云岩之子董丙辉(生、卒无从考证)，家谱记载，品重儒林，名誉乡里，为董氏儿科的发展打下了良好的基础。

1857 年 董水樵出生，志在岐轩，功深《灵》《素》，橘井之深，杏仁之精，芳名远播。在民国《鄞县通志》中亦记其名。

1903 年 董廷瑶出生。

1910 年 董廷瑶 7 岁，延请秀才老师教读经史子集。

1918 年 董廷瑶 15 岁，始读《素问》《灵枢》及汉唐方书，并随父侍诊。

1919 年 董维和出生，弱冠之年即随父董廷瑶于左右，临诊抄方，阅读医书，得益匪浅。

1924 年 董廷瑶突遭土匪绑架，藏匿于奉化深山，被勒索巨款，终以 8 000 银元赎回脱险。其时董氏深悉乡居不宁，并尊母命移居宁波城内，悬壶行医，并撰写《匪窟十日记》刊登于当时的《时事公报》，连载 15 日，其惊险曲折的经历轰动乡城，亦更以其精湛医术、高尚医德，而渐名扬甬城。

1926 年 董廷瑶与吴涵秋等人成立了鄞县中医公会。次年更名为宁波中医协会，担任该会的执行委员兼常务委员、经济科长。

1929 年 国民党政府歧视中医，突然通过“废除旧医以扫除医事卫生之障碍案”，并制定了消灭中医 6 条措施。消息传来，激怒全国中医界和社会各界，并于 3 月在上海召开了全国中医代表大会，董廷瑶、吴涵秋、王宇高作为宁波代表出席了大会，会间又组成请愿团赴南京抗争，在全国中医界的努力和社会各界的支持下，最终取得胜利。为中医事业的生存和发展，董氏之功不可磨抹。

1933 年　11 月，董廷瑶参加鄞县(现宁波)中医公会第三届执监委员会。

1937 年　抗日战争开始，董廷瑶避难到上海定居，并开业行医。是年 12 月，王霞芳出生于上海。

1938 年　董廷瑶在上海中医门诊所挂牌。

1940 年　倪菊秀出生。

1941 年　9 月，董维和考入上海中国医学院。

1943 年　7 月，董维和毕业，为该院第十七届毕业生。8 月，董维和毅然回甬，在宁波东马弄 2 号开设儿科诊所，并在当时的中医师公会担任编辑委员。

1951 年　董廷瑶会同施梓桥、沈跃先等医生组建了静安区中心医院中医科，并亲任主任，兼任中医儿科主任，是静安区中心医院中医儿科创始人，创办中医带徒班，亲任班主任，教研组长，亲编教材，共举办了 5 届，培养了近 200 位中医骨干。

1953 年　5 月，董维和组织成立了宁波鼓楼联合诊所(现为海曙区鼓楼医院)任副所长。同年，董幼祺出生。

1956 年　董廷瑶被推选为新城区(静安区前身)第三届人大代表，并历任静安区第三、第四、第五、第六、第七届人大代表。

1958 年　为响应政府号召，董廷瑶放弃了收入丰厚的个人开业行医，进入静安区中心医院(当时叫新城区中心医院，后来江宁区中心医院和新城区中心医院合并成静安区中心医院)工作，开启了为人民服务，为中医药事业发展服务的生涯。是年，上海地区儿童麻疹大流行，在市卫生局的要求下，董廷瑶积极参与到救治工作中，并取得了很好的临床疗效。患儿的病死率由流行之初的 10%下降到 0，为此董廷瑶受到了上海市卫生局的表彰。

1962 年　上海市卫生局举办名中医带徒班，公开招生，贯彻师承教育，王霞芳有幸获静安区内科名医黄曼夷、夏谓英的首肯，收为弟子，报考了静安区卫生局举办的中医带徒班。从此开始了正式求学中医之路。

1968 年　倪菊秀被组织安排跟随董廷瑶学习，自此开启了倪菊秀和董廷瑶 40 余年的师徒关系。

1973 年　董幼祺受宁波市卫生局派遣赴上海随祖父董廷瑶学习中医儿科，并参加上海静安区中医班的学习。

1976 年　董幼祺回甬。

1977 年 6 月，静安区中心医院专门成立了董廷瑶学术经验整理小组。整理组成员有董廷瑶本人，医教科科长，学生等八九人。是年，董廷瑶当选为上海市政协委员，上海市农工民主党市委委员。同年，董幼祺调入新成立的宁波市中医院工作，一直至今。

1978 年 由董廷瑶、徐蔚霖、徐仲才、王玉润、朱瑞群等老前辈分工负责的上海市中医儿科年会胜利召开，盛况空前。是年，王霞芳考入电视大学医学专业，系统学习西医知识，4 年后毕业。

1977—1978 年 董廷瑶两次被评为静安区先进工作者。

1979 年 董廷瑶被聘为上海市高级技术职称评定委员会委员。

1980 年 董廷瑶被聘为上海市中医文献馆馆长，期间创办了《杏苑》杂志，开办了上海中医研究班，兼任上海市中医研究班班主任，此研究班共举办 5 届，另还兼任上海市中医门诊部顾问、《上海中医药杂志》顾问。

1980—1981 年 董幼祺又赴上海随祖父董廷瑶进修 1 年，由于勤奋好学，深得祖父之真谛。

1981—1983 年 王霞芳参加了由上海市中医文献馆承办的中医研究班。

1982 年 董廷瑶被聘为上海市中医门诊部顾问。

1983 年 董廷瑶编著《幼科刍言》，由上海科学技术出版社出版，荣获上海市卫生局、研究院著作奖二等奖。是年，董廷瑶被聘为上海中医研究院专家委员会委员，并被评为市级先进工作者。

1984 年 董廷瑶被评为上海十大名医之一，中央卫生部拍摄《杏林春色》录像资料，此录像保留了其医学生涯的珍贵资料。同年，王霞芳调入上海市中医门诊部儿科，并正式组成董氏儿科继承小组。

1985 年 倪菊秀受当时市卫生局委托，担任黄浦区卫生学校所办推拿班中医儿科教学工作，共计两学期。

1988 年 董廷瑶被聘为上海中医学院客座教授。是年，宁波地区遭受洪水灾害，他捐款 5 000 元，获得了宁波市人民政府的荣誉奖状。

1990 年 12 月，董廷瑶编著《幼科撷要》，由百家出版社出版，荣获上海市科技进步三等奖，其研究的国家中医药管理局课题“董廷瑶老中医诊治婴儿吐乳症(火丁按压法)的临床研究及机理探讨”荣获国家中医药管理局科技进步三等奖、上海市科委科技进步三等奖、上海市卫生局中西医科技进步三等奖。

12 月，董廷瑶被中央二部一局核准为首批 500 名全国老中医药专家学术经验继承工作指导老师之一，并确立王霞芳为学术经验继承人。

1991 年　2 月，倪菊秀被评为上海市静安区优秀中青年拔尖人才；10 月，董廷瑶获得国务院颁发的政府特殊津贴和证书。

1992 年　6 月，倪菊秀荣获 1990—1991 年度上海市“十佳中青年医师提名奖”。

1996 年　4 月，董幼祺被宁波市卫生局评为 1995 年度市卫生系统白求恩式医务工作者。

1997 年　董廷瑶又将自己节俭的 10 万元捐给市农工民主党，作为发展中医药的奖励基金(已建立董廷瑶中医奖励基金，2 年 1 次颁发给在临床医教研方面有杰出成绩的中青年医师)；此外还捐款给上海的爱心活动等。

1998 年　上海市妇联给倪菊秀颁发陈香梅妇女基金奖。

1999 年　3 月，王霞芳被评为 1997—1998 年度上海市三八红旗手及上海市卫生局三八红旗手称号。同年 4 月，王霞芳和倪菊秀荣获国务院颁发的政府特殊津贴和证书；是年，应美国加利福尼亚州中医师联合总会邀请，倪菊秀赴美国旧金山参加加利福尼亚州中医师联合总会举行的学术会议，并作专题讲座。倪菊秀在会上介绍了中医在儿科方面的治疗作用，并重点介绍了新生儿及小儿黄疸的中医药防治经验。

2000 年　10 月，倪菊秀主持的课题“小儿疳证的临床研究”荣获静安区第六届科技进步奖三等奖。

2001 年　适逢董廷瑶行医 80 周年，并诞辰 100 年(按照中国传统，生日做九不做十，时年实为 99 虚岁)之际，静安区中心医院领导班子遂于 7 月 4 日为董廷瑶举办行医 80 周年暨诞辰 100 年庆典大会。时任上海市副市长左焕琛及上海市卫生局、静安区政府、静安区卫生局等各级领导到会前来为董廷瑶祝寿，全院领导集体和中医科全体成员悉数参加。同年，王霞芳、邓嘉成主编《中国百年百名中医临床家・董廷瑶》并出版。

2002 年　5 月 29 日，在静安区中心医院隆重举行“董氏中医儿科”挂牌暨倪菊秀收徒仪式。时任静安区副区长瞿钧，市中医药学会秘书长施志经，以及市、区卫生局相关领导出席活动。

2003 年　王霞芳被确定为第三批全国老中医药专家学术经验继承工作指

导老师，邓嘉成、王霞芳主编《董廷瑶医案》，并出版。

2007 年 批准成立上海中医药大学名中医王霞芳工作室，王霞芳被聘为教授；10 月，董幼祺被宁波市人民政府授予宁波市白求恩式医务工作者；11 月，王霞芳荣获全国首届中医药传承高徒奖，董幼祺荣获第四届中国医师奖。

2008 年 1 月，董幼祺被授予宁波市有突出贡献专家荣誉称号；8 月，王霞芳、董幼祺被确定为第四批全国老中医药专家学术经验继承工作指导老师；9 月，汪永红、林外丽主编《王霞芳论治小儿脾胃病》，并出版。10 月，董幼祺被评为浙江省名中医。

2009 年 4 月，董幼祺被宁波市人民政府评为宁波市名中医；9 月，王霞芳荣获中华中医药学会儿科发展突出贡献奖并担任世界中医药学会联合会儿科分会名誉会长。连任 2 届。

2010 年 王霞芳赴美国旧金山参加第 81 届国医节庆祝活动并进行了讲学；9 月，倪菊秀主持的课题“董氏针药对小儿厌食症的作用研究”荣获上海市第九届医学科技奖三等奖，同年，董幼祺、董继业编著的《董氏儿科》出版。

2011 年 董幼祺、王霞芳主编的《中华中医昆仑・董廷瑶卷》出版。

2012 年 上海市卫计委启动了海派中医流派建设重大项目，最终董氏儿科被确立为首批 13 个海派中医流派之一，并批准建设全国名老中医王霞芳传承工作室。是年，王霞芳被授予上海市名中医，同年 3 月，董幼祺荣获国务院颁发的政府特殊津贴和证书。董幼祺、董继业编著《董廷瑶儿科医案精选》。12 月，董幼祺被国家中医药管理局授予全国卫生系统先进工作者。12 月 28 日，“董氏儿科”流派传承基地建设启动大会胜利召开。来自全国各地的 100 多名专家学者参加了本次大会，并为“董氏儿科”的传承发展献言献策。上海市卫生局、中发办领导出席了本次大会，王霞芳为海派中医董氏儿科流派传承研究总基地的负责人。

2013 年 1 月，王霞芳被评为“第四批全国老中医药专家学术经验继承工作优秀指导老师”；4 月，董幼祺荣获 2010—2012 年度宁波市劳动模范称号；9 月，董幼祺当选为世界中医药学会联合会儿科专业委员会第二届理事会顾问；10 月，董幼祺当选为中华中医药学会儿科分会第七届委员会副主任委员。

2014 年 11 月，宁波市中医院董幼祺成功申报“董氏儿科”为国家级非物质文化遗产。

2015 年　倪菊秀基层名老中医专家传承研究工作室成立。同年，倪菊秀被评选为静安区卫计委师承培养项目中医儿科学科指导老师，李战被确立为倪菊秀师承培养学生。是年，王霞芳、吴岚莹主编《二十四节气儿童健康养护》，并出版。6 月，封玉琳主编《王霞芳儿科临床经验撷英》，并出版。8 月，董幼祺被评为宁波市卫生名医奖（中共宁波市委）；12 月，董幼祺主持的项目"固本防惊汤预防小儿高热惊厥复发的临床研究"荣获中华中医药学会科学技术奖三等奖；董幼祺等主编的《董氏儿科》荣获中华中医药学会学术著作奖二等奖。

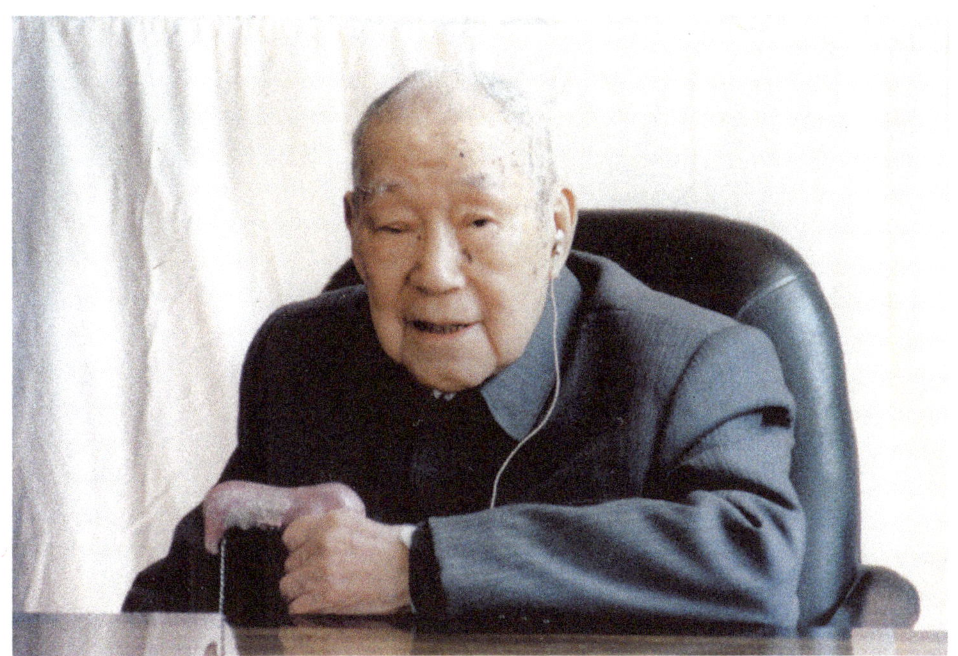

董廷瑶

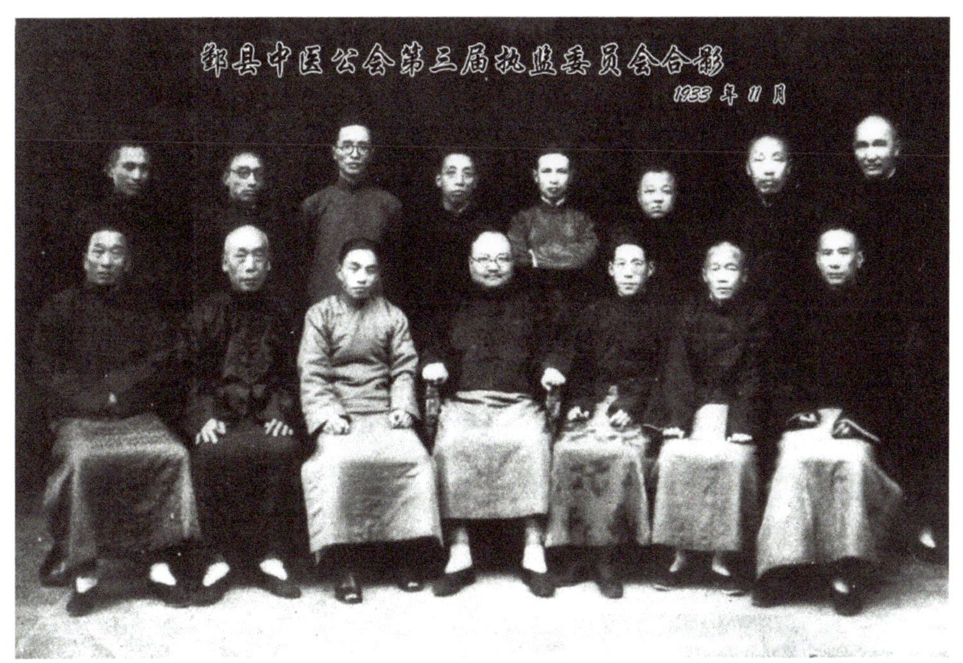

鄞县（现属宁波）中医公会第三届执监委员会（前排左五为董廷瑶），1933 年 11 月摄

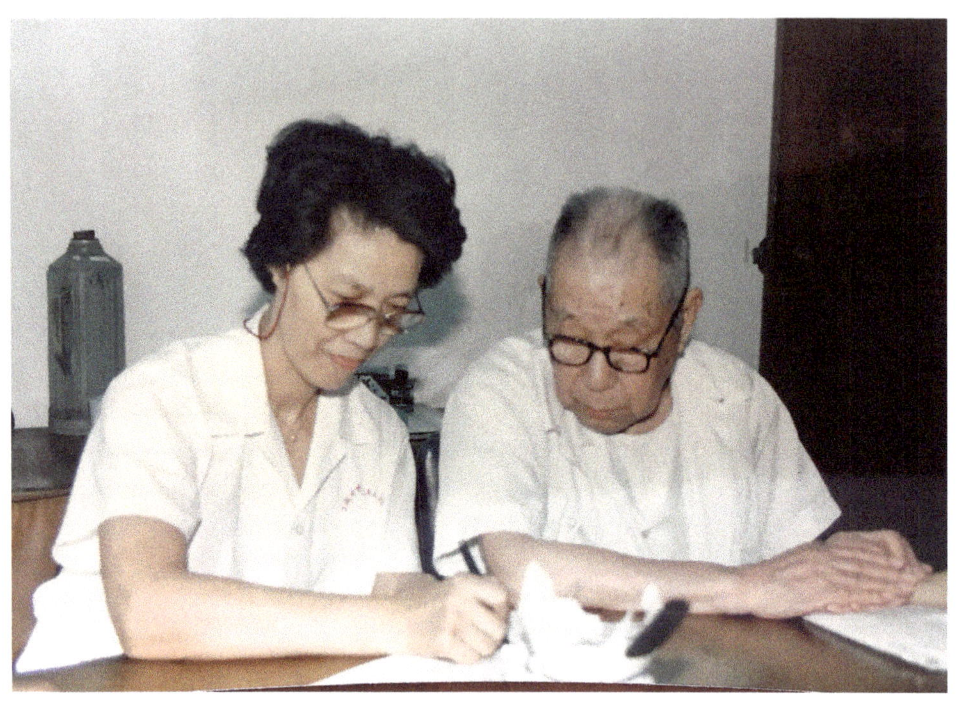

董廷瑶指导王霞芳

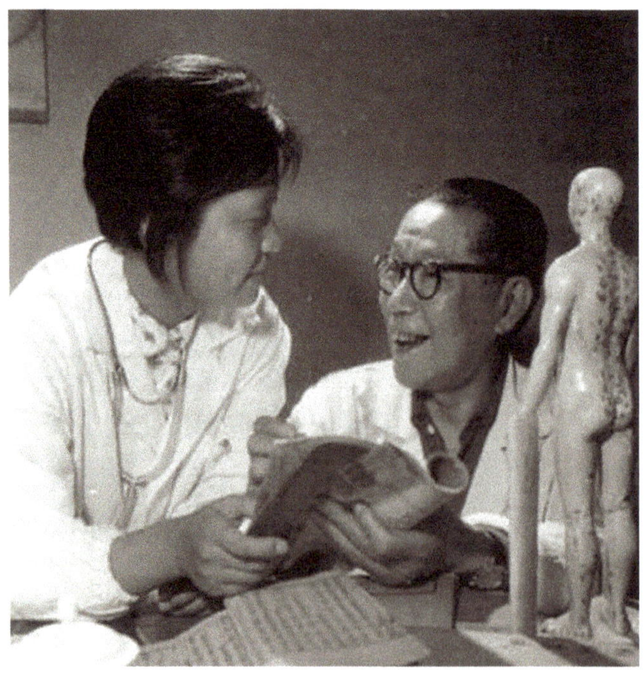

倪菊秀向董廷瑶学习

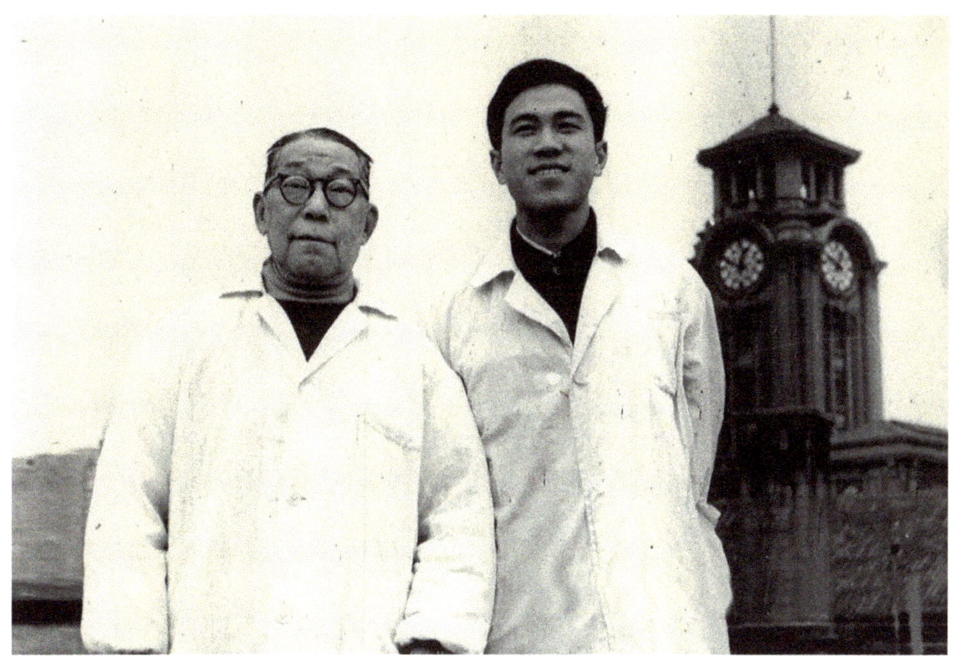

董廷瑶与董幼祺

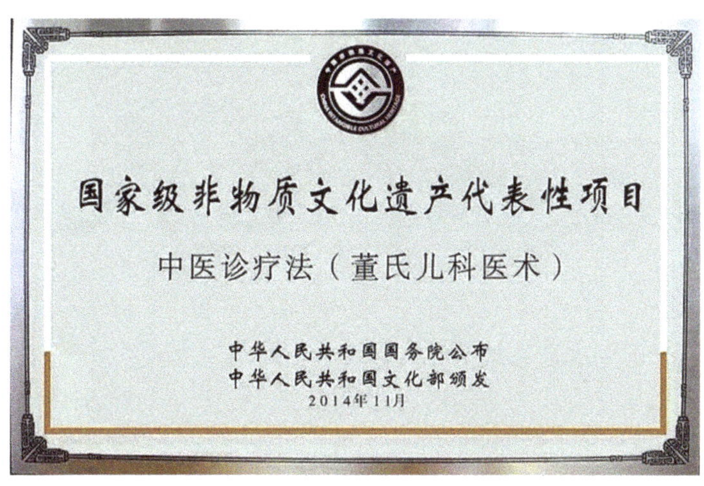

国家级非物质文化遗产代表性项目

中医诊疗法（董氏儿科医术）

中华人民共和国国务院公布
中华人民共和国文化部颁发
2014年11月

国家级非物质文化遗产代表性项目——中医诊疗法（董氏儿科医术）铭牌

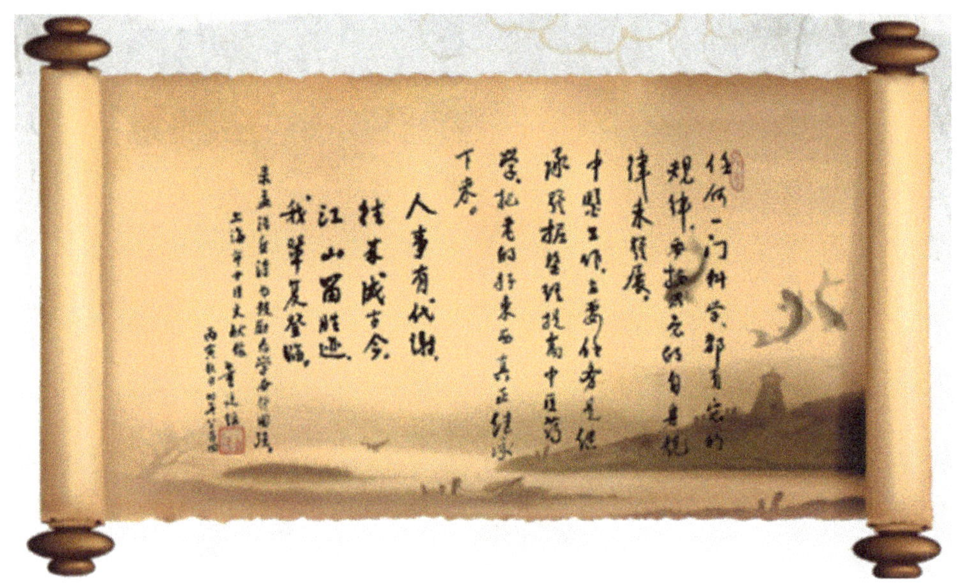

董廷瑶墨宝

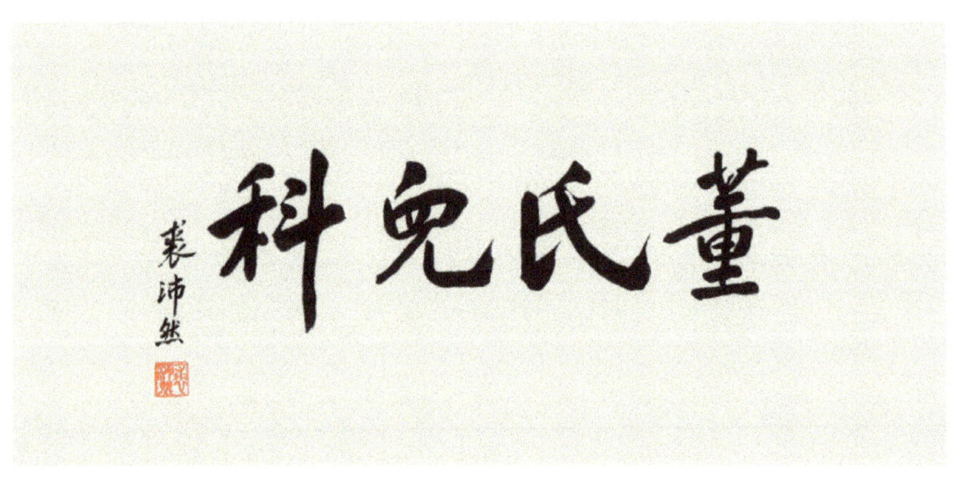

“国医大师”裘沛然题词

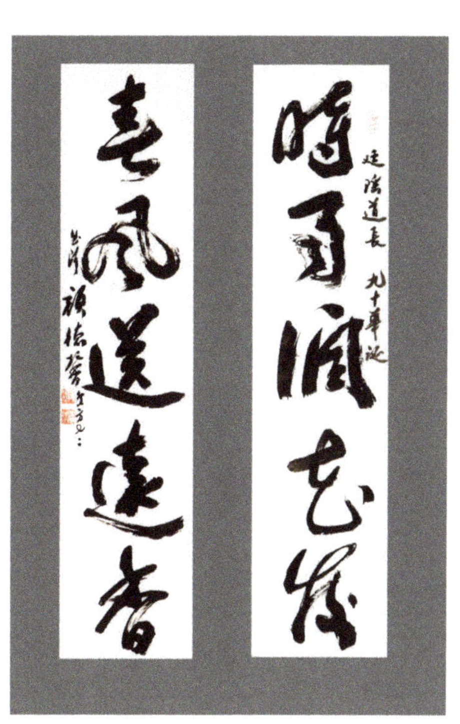

“国医大师”颜德馨题词

庄炎林先生《六六赠言》

原全国侨联主席庄炎林先生的《六六赠言》诚为我人修身养性之良好格言，愿与人共勉。

(一) 世事六然：凡事由其自然，遇事处之泰然，得意之时淡然，失意之时坦然，艰辛曲折必然，历尽沧桑悟然。

(二) 人生六是：权利是一时的，财产是后人的，健康是自己的，知识是有用的，情谊是珍贵的，声誉是长远的。

(三) 身心六炼：认识修炼意义，进行修炼实践，养成修炼习惯，坚持锻炼身体，不断磨炼意志，获得修炼成果。

(四) 人品六为：大公无私为圣人，公而无私为贤人，先公后私为善人，先人后己为良人，公私兼顾为常人，损公肥私为罪人。

(五) 行为六利：有利国家，有利民族，有利人民，有利集体，有利社会，有利于人。

(六) 为人六乐：进取有乐，知足常乐，先苦后乐，自得其乐，助人为乐，与众共乐。

霞芳主任 惠存 抄赠

八五叟广山江育仁 庚辰秋初

儿科大师江育仁给王霞芳的赠言

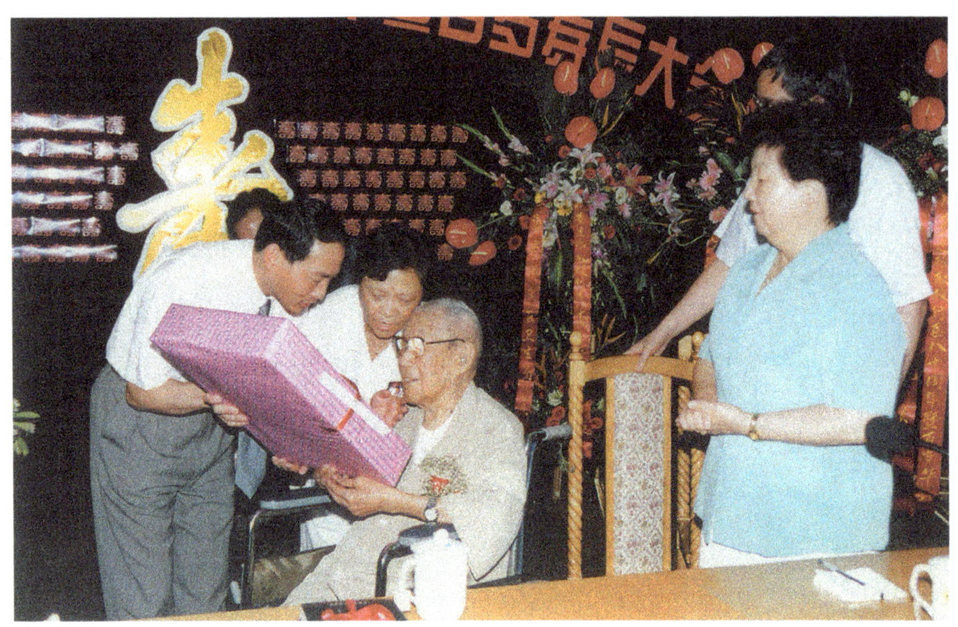

董廷瑶行医 80 周年暨百岁寿辰大会

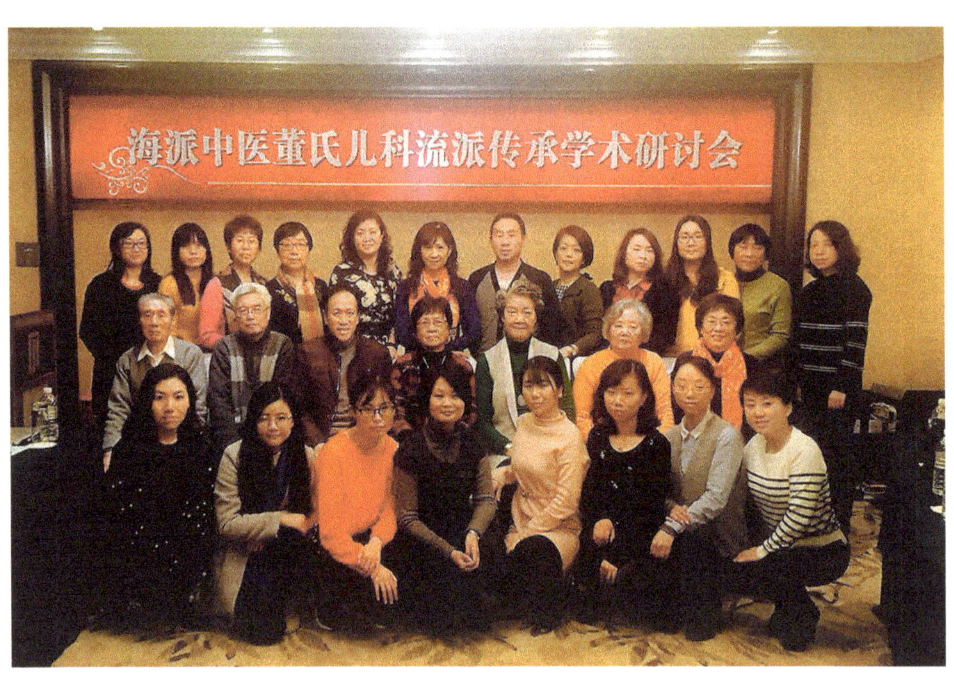

董氏儿科流派传承学术研讨会

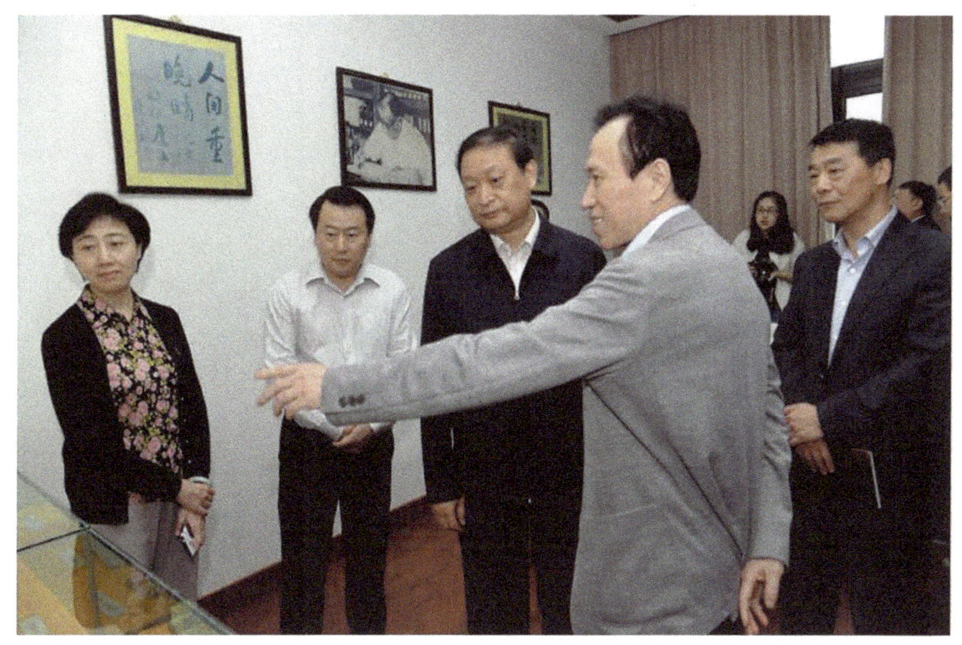

国家卫计委副主任、国家中医药管理局局长王国强，医政司司长蒋健等在浙江省、市领导陪同下调研董氏儿科宁波传承研究基地

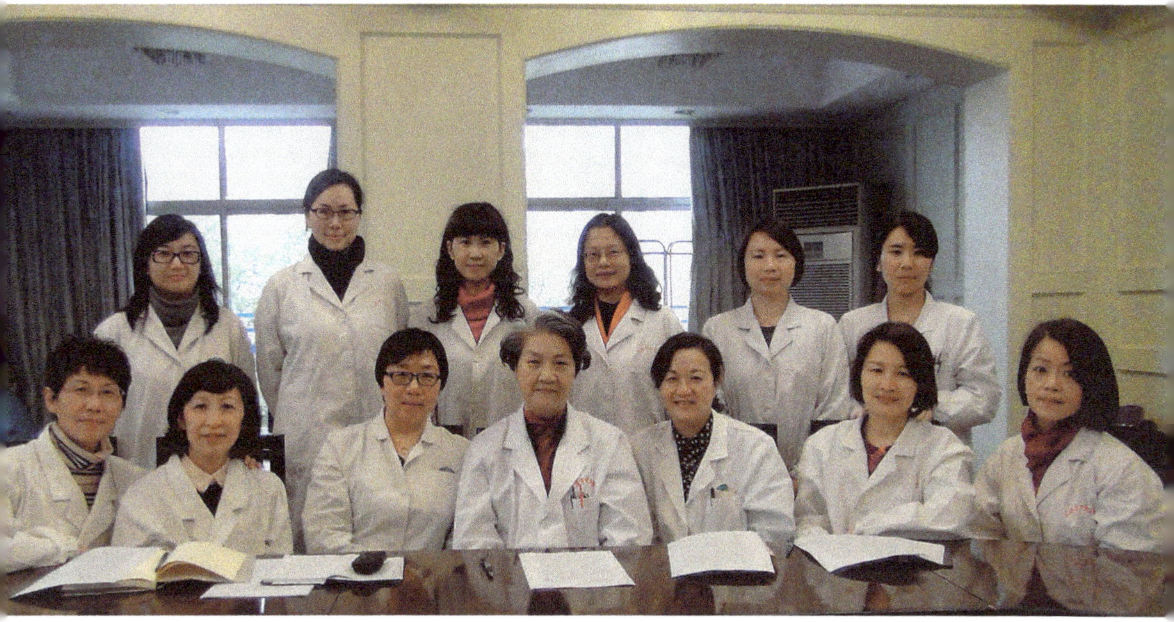

上海中医药大学附属市中医医院传承团队

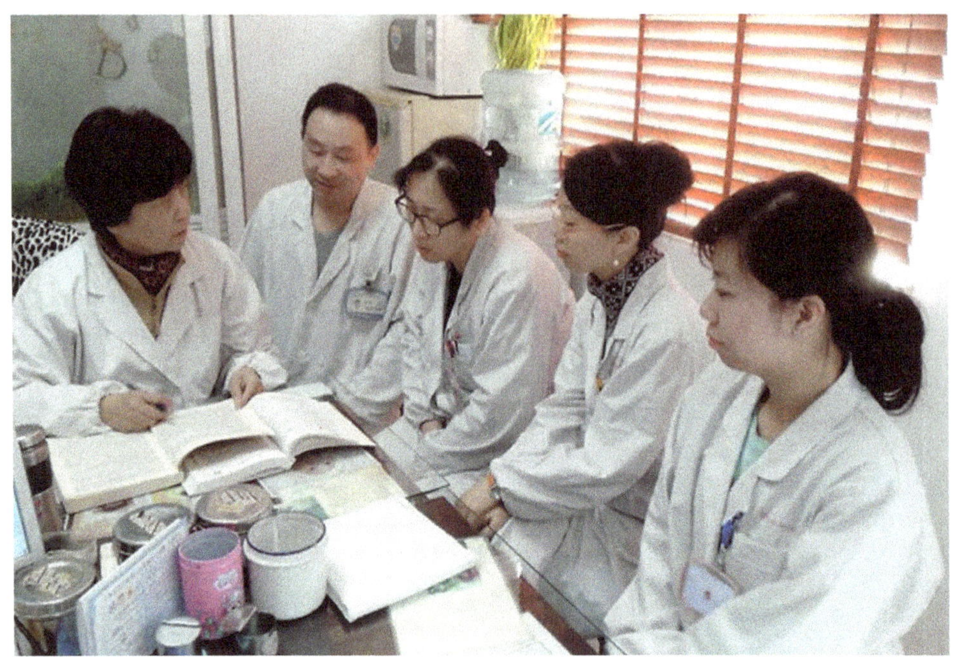

上海市静安区中心医院传承团队

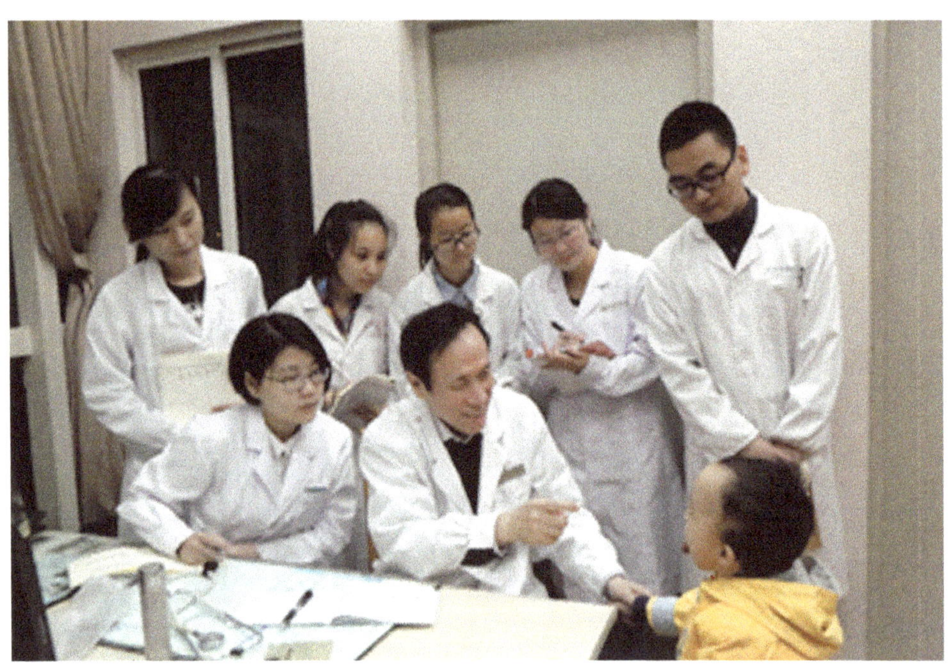

宁波市中医院传承团队

www.ingramcontent.com/pod-product-compliance
Ingram Content Group UK Ltd.
Pitfield, Milton Keynes, MK11 3LW, UK
UKHW062005290726
14090UKWH00022B/1396

9 787547 837566